술의 오만과 그대의 편견

천성수 · 이금선 공저

계축문화사

머리글

흔해서 귀중하지 않거나 소중하지 않은 것은 이 세상에 없습니다. 한 장의 꽃잎에도 신비로움이 숨어있고 한 줌의 흙에도 이루 다 말할 수 없는 오묘가 숨어 있습니다. 하물며 사람에게야...

이 글을 쓰면서 신비로움으로 가득한 세상, 우리가 살아가는 이 세상 가운데 특히나 오묘하고 특별한 존재인 사람에 대하여 많은 생각을 하게 되었습니다. 때론 너무도 많고 흔해서, 길가다 스치는 많은 인연들... 또 매일 들려오는 사고와 재난 앞에서 속수무책으로 스러져가는 사람들... 원인도 이유도 모른 체 그렇게 살아가는 이 세상의 수많은 생명에 대해 생각하게 되었습니다. 그리고 스스로 많은 반성의 시간들을 가져보았습니다. 바쁘다는 이유로 타인의 고통에 무감각해지고 인간의 존엄성을 가벼이 생각하지는 않았는지... 그리고 이런저런 핑계로 관심을 덜 가지고 관계를 소홀히 하지는 않았나 하는 생각도 문득 떠올랐습니다.

인간 존엄에 대하여 미력한 힘이나마 보태고자 시작한 일의 결과를 보게 되어 뿌듯합니다. 혹독한 산고를 치르고 태어난 아가마냥, 흡사 그 산고를 치러낸 어미마냥 여기 귀중한 책 한 권이 세상에 빛을 보게 됨으로 인하여 행복한 마음을 금할 길이 없습니다.

우리들 주위에 너무도 흔하게 존재해 있고 쉽게 손닿을 수 있는, 그래서 우리가 너무나 간과하고 있는 술에 대한 많은 정보들을 담았습니다. 지난 20여 년 동안 연구한 알코올에 관한 지식들과 주옥같은 외국의 많은 연구물들을 바탕으로 글을 꾸며 보았습니다. 관련 분야에서 일하는 전문가들뿐 아니라 일반 독자들에게도 쉽게 다가갈 수 있도록 설명을 쉽게 풀이하였으며, 누구에게나 일어날 수 있는 개인적인 문제들과 사회적인 관심이슈들을 수록하였습니다. 방대한 내용을 다루다 보니 단락별로 글을 정리하여 체계를 나누어서 다소 딱딱한 느낌을 지울 수 없으나 이 또한 정리를 위한 서랍의 역할로 보아주셨으면 합니다. 술이 미치는 영역이 너무나 넓고 넓어서 글의 첫 문장을 기술한 후, 캐내면 캐낼수록 고구마 줄기처럼 땅 속 어딘가에서 다루어야 할 영역들이 새로

이 발견되어 내용을 추가하고 또 수정하고 보완해온지 벌써 7년이 흘렀습니다. 그 과정에서 외국의 어려운 문헌을 번역하고 자료를 정리해준 한국알코올문제연구소의 최송화, 김규나, 김진아 연구원에게 깊은 감사를 드립니다.

우리가 먹고 마시는 음식과 음료들이 곧 내 몸을 형성하고 정신적인 모든 활동과 기능을 가능하게 한다는 사실은 가장 기본적이면서도 필수적인 명제입니다. 넘쳐나는 식·음료들 중에서 어떤 먹거리와 마실 것을 선택하는 것은 어쩌면 많은 정보의 홍수 속을 헤매 다니는 것과 흡사하지는 않을는지. 너무도 무분별하게 산재해 있고 과도하게 많은 연고로 올바른 선택을 위해서는 별도의 시간과 노력이 소요되어야 하는 풍요 속의 빈곤을 느끼고 있지는 않은지... 이 책을 출판하리라 결심하게 된 동기가 바로 이것입니다. 이 한 권으로 모든 것을 다 설명하기에 너무나 부족하지만, 전 세계에서 이루어지고 있는 연구 내용을 가능한 모두 다루고자 노력하였습니다.

고상하고 점잖은 사람이 절도 있게 행동하지 못하도록 만드는 것이 술이고, 현명한 판단력을 굽게 하는 것이 술이며, 행복한 가정을 무너뜨리고 사회를 어둡게 만드는 측면이 있는 것이 술입니다. 수많은 사람들이 술로 인해 정신적, 육체적, 사회적, 그리고 경제적인 문제들로 고통을 받고 있습니다. 다른 남용 물질들과의 연계가 용이해서 그만큼 가중된 피해를 고스란히 떠안고 살아갈 수밖에 없습니다. 이에 비하면 술의 긍정적인 측면은 베일에 가려진 아픔의 상처를 싸매어 드러나지 않게 한 것과 같다고나 할까요. 너무도 부드럽고 아름답게 치장된 겉모습일 뿐이지요. 이 글은 문제를 서술하기보다는 이유와 원인, 그리고 메커니즘을 설명하는데 초점을 두었습니다. 도덕이나 윤리의 강조가 아닌, 과학적 메커니즘을 이해함으로써 독자들이 쉽게 납득할 수 있도록 내용을 구성하였습니다.

술의 감추어진 오만과 사람의 술에 대한 편견을 이해하고, 독자 스스로 현명성을 형성할 수 있다면, 필자의 더할 나위 없는 즐거움이 될 것입니다.

불과 며칠 사이에 무채색의 도시가 봄빛의 수채화로 가득함에 경탄하며
그 봄빛 가득한 계절에......

2013년 5월

천 성 수·이 금 선

차 례

제1편 인체와 알코올

제2편 알코올 중독

제3편 음주와 정신장애

제4편 알코올과 질병

제5편 음주 취약계층의 알코올 문제

제6편 진단과 대책

제 1 편

인체와 알코올

제1장 알코올에 대한 일반적인 특징

제1절 알코올의 약리작용

1. 알코올의 개념과 성질

술이란 에탄올(ethanol)을 1% 이상 함유한 음료를 총칭한다. 양의 동서를 막론하고 오늘날은 음주에 대해 매우 관대하다. 역사 이래 술은 우리의 생활과 문화에 중요한 역할을 담당해 왔고, 그 효과를 개선하는 중에 서기 8세기경 '제버'라는 아랍인이 포도주의 발효 중에 생기는 불순물을 없애기 위한 실험을 하다가 그 정수 액을 분리시켜 내었는데 그것이 최초의 정제된 에탄올이었다.

에탄올은 두 개의 지방족 탄소 고리 즉, 에틸기($CH_3CH_2^-$)와 하나의 수산화기(−OH)로 이루어진 화학물질(CH_3CH_2OH)이다〈그림 1-1〉. 수산화기는 물에 잘 녹는 성질(친수성)을 띠며 에틸기는 기름에 잘 녹는 성질을 띠기 때문에 물과 기름 어디에나 잘 섞인다. 에탄올의 이러한 특징은 약리 활성을 나타내는데 중요한 역할을 한다. 에탄올은 무색으로 유쾌한 향과 작열감을 느끼게 하

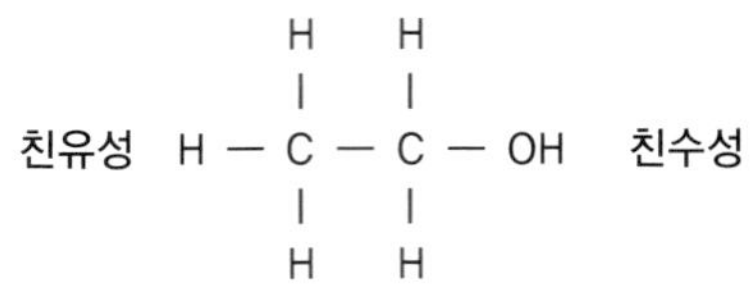

그림 1-1. 에탄올의 화학 구조

는 맛을 나타내고, 휘발성이 강하며 빙점(−114℃)이 매우 낮고 물에 비해 끓는 온도(78.5℃)가 낮으며, 비중은 0.789로 물에 비해 가볍다(정재훈, 2000).

에탄올은 미생물들이 생명을 유지하는데 필요한 에너지를 얻기 위해 당을 산화하는 과정 즉, 설탕을 이스트로 자연 발효시키는 반응에서 생성된 산물이다. 특히 과일의 발효에 의해 쉽게 생성된다〈그림 1-2〉.

자연 발효의 경우 발효 효소에 의해 에탄올이 생성되다가 에탄올의 농도가 12% 이상이 되면 에탄올에 의해 효소활성이 억제되어 발효가 자동적으로 제한된다. 그래서 자연 발효에 의해 만들어지는 알코올 음료는 에탄올 농도가 12%를 초과하지 못한다. 에탄올 함량이 12%를 넘는 술은 다른 과정을 통해 에탄올 함량을 높인 것이다. 술은 그 종류에 따라 알코올 함유량이 다르고, 에탄올 함유량이 많을수록 독한 술이며, 에탄올 섭취량에 따라 취기 즉 생리활성이 달라진다. 일반적으로 술 생산량 또는 소비량 등의 술의 양은 에탄올 총량을 기준으로 나타낸다. 술은 식품으로 분류되기도 하지만 에탄올(이하 알코올)은 중

표 1-1. 술의 종류와 알코올 함량

종류	용량(cc)	알코올농도(%)	순알코올량(g)
맥주	334	4.5	12.0
와인	700	13.0	72.8
청주	180	15.5	22.2
소주	180	20.0	28.4
브랜디	700	40.0	224.0
위스키	750	43.0	258.0

추신경계 등에 심각한 영향을 미치는 향정신성 약물이며 중독성이 강한 독성 물질이다(정재훈, 2000).

$$\text{Glucose} + 2\text{Pi} + 2\text{ADP} \longrightarrow 2\text{Ethanol} + 2CO_2 + 2\text{ATP}$$

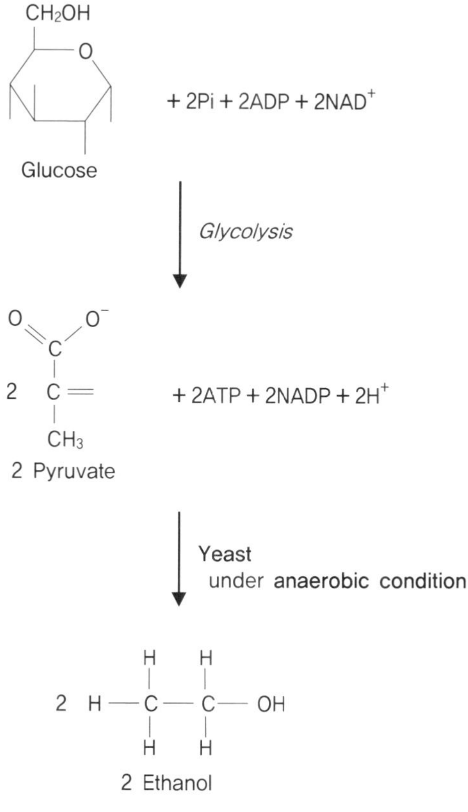

그림 1-2. 알코올 발효

2. 알코올의 체내 대사과정

술을 마시면 알코올은 위·장관을 통해 신속하게 거의 완전히 흡수된다. 앞서 언급한 바와 같이 물과 지방에 대한 양쪽성 친화력을 갖고 있기 때문에 세포막을 쉽게 통과한다. 다른 약물과는 달리 섭취량에 따라 차이는 있지만 대부분이 위에서 흡수되고 남은 양은 소장에서 완전히 흡수된다. 흡수율은 섭취된 알코올의 양과 농도, 마시는 속도와 위 내용물의 구성성분에 따라서 달라진다. 일반적으로 공복 상태에서 술을 마시면 30분 이내에 알코올이 혈 중 최고농도에 도달한다. 음주 전이나 음주 시 유제품과 같은 지방함량이 높은 음식물을 섭취하면 흡수가 지연된다. 알코올은 휘발성이 있기 때문에 흡입에 의해 폐를 통해서도 흡수될 수 있고, 미량이지만 피부나 점막을 통해서도 흡수가 가능하다(정재훈, 2000).

흡수 후 알코올은 체내 수분 분포와 유사한 양상으로 분포된다. 분포 속도도 매우 빠르다. 체내 수분 양이 남성에 비해 여성이 적기 때문에 동일 양의 알코올을 섭취한 경우 여성의 혈중 농도가 더 높고, 그 독성도 더 강하게 발현된다. 체내 특정 부위로의 분포율은 알코올을 수송하는 혈관 분포 정도에 따라 다르다. 혈류량이 많은 뇌, 간, 폐 및 신장 등의 장기 조직에서는 빠른 속도로 분포되며, 혈류량이 적은 근육 등의 조직에서는 상대적으로 천천히 분포된다. 알코올은 뇌-혈액 관문(brain-blood barrier, BBB)이나 혈액-태반 관문(blood-placental barrier)과 같은 신체 내 특정 보호 관문들도 신속히 통과하여 뇌 조직이나 태아의 혈액 순환계로 들어가 영향을 미친다.

위·장관을 통해 흡수된 알코올의 대부분은 간문맥 혈관을 거쳐 간으로 들어가서 간세포들과 접하게 된다. 섭취된 알코올의 약 90%는 간에서 분해, 대사된다. 밝혀진 바에 의하면, 간으로 이행된 알코올은 1차적으로 적어도 두개의 효소계에 의해 간에서 대사된다〈그림 1-3〉. 그 중 가장 중요한 효소가 아연 의존성 알코올탈수소효소(alcohol dehydrogenase)이다. 에탄올은 알코올탈수소효소에 의해 아세트알데히드(acetaldehyde)가 된다. 알코올탈수소효소는 간 이외에 위나 뇌에서도 발견되었다. 이 효소는 세포질에 존재한다. 이 효소반응을 통해 알코올에서 유리된 수소이온은 보효소인 NAD^+와 반응하여

NADH가 형성된다. 일반적으로 이 효소에 의해 일어나는 효소 반응은 시간과 알코올의 농도에 상관없이 진행되며 오직 대사 속도는 간의 무게에 비례한다(정재훈, 2000). 일반적으로 정상 성인이 이 효소로 대사시킬 수 있는 알코올의 양은 시간당 7~12g으로 소주 1잔 정도에 해당한다. 간 세포 내에 NADH가 너무 많아지면 많은 문제들이 야기된다.

알코올 섭취가 증가하여 혈 중 100mg/dℓ 이상이 되면 알코올탈수소효소 외에 다른 효소계가 대사 반응에 참가한다. 이때 관여하는 효소계가 마이크로좀에탄올산화계(MEOS, cytochrome P450 IIEI) 이다. MEOS는 보효소로서 $NADP^+$

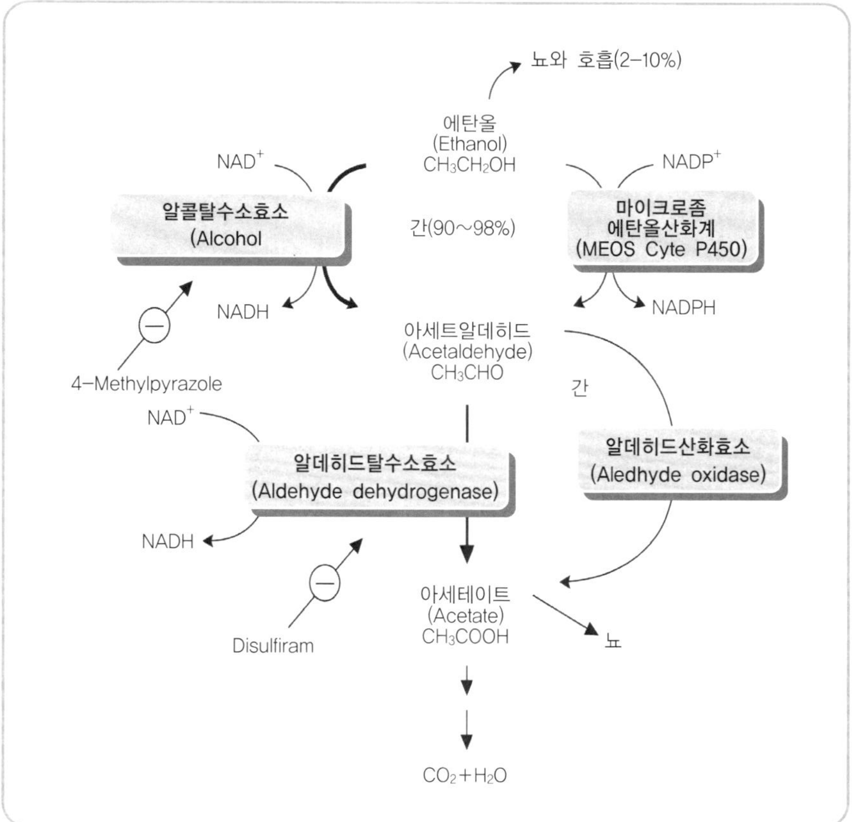

그림 1–3. 에탄올(에칠알코올)의 대사 및 배설 경로

를 사용하여 NADPH를 생성한다. 만성적으로 알코올을 섭취하면 MEOS의 활성이 증가하여 알코올 대사율을 증가시킨다. 이 MEOS는 알코올 뿐만 아니라 다른 약물도 대사시키는 효소계이며 이 효소계는 수면제의 일종인 바비튜레이트(Barbiturates) 등에 의해서도 활성화 될 수 있다. 그러므로 알코올을 장기적으로 섭취하는 사람이나, 수면제를 오래 복용해 온 사람은 알코올 대사율이 높아져서 알코올의 생리작용이 약화될 수 있다. 이 과정에 관여하는 효소는 활면소포체에 주로 존재한다. 그러나 이 반응은 알코올 대사의 주요 경로가 아니다. 알코올은 간에서 마이크로좀의 수산화(microsomal hydroxylation)와 탈메틸화반응(demethylation)을 차단함으로써 다른 약물의 대사를 방해할 수도 있다(정재훈, 2000).

알코올의 1차 대사산물인 아세트알데히드는 아세트알데히드탈수소효소(acetaldehyde dehydrogenase)에 의해 아세테이트(acetate, 초산)로 대사된다〈그림 1-3〉. 아세테이트는 CoA와 결합하여 여러 반응을 거쳐, 이산화탄소(CO_2)와 물(H_2O)로 대사된다. 아세트알데히드탈수소효소는 미토콘드리아에 분포하며, 간 조직 중 아세트알데히드 농도가 100~350μM/L가 될 때까지는 NAD^+를 보효소로 이용하며 이 효소에 의해 아세트알데히드가 아세테이트로 대사된다. 이 효소는 디술피람(Disulfiram)[1]이라는 약물에 의해 억제된다. 디술피람에 의해 아세트알데히드탈수소효소가 억제되면 체내에 대사되지 못한 아세트알데히드가 쌓이게 되고 이로 인해 혈관확장, 홍조, 불쾌감, 심계항진, 구역질, 구토, 어지러움 및 두통 등의 아세트알데히드로 인한 독성이 발현된다. 유전적으로 이 효소의 활성이 낮은 사람도 술을 마시면 이와 동일한 증상이 나타난다. 이 효소의 결핍 현상은 특히 동아시아인들에게서 많이 볼 수 있다(정재훈, 2000).

정상적으로 섭취된 알코올의 90~98%는 간에서 대사된 후 아세테이트나 이산화탄소와 물로 배출된다. 나머지는 분해되지 않고 소변으로 배설되거나, 폐를 통해 공기 중으로 배출된다. 일반적으로 소변 속의 알코올 함량은 혈중 농도의 약 130%이고 배출된 공기 중의 함량은 0.05%이다. 호흡기를 통해 배출되는 알코올의 양을 측정하여 대개 음주운전 단속의 법적인 근거로 삼고 있지만 이 방법은 술을 마신 후 즉시 시행하더라도 혈중 알코올의 농도와는 차이가 있을 수 있다.

1) 일반적으로 술 끊는 약으로 알려져 있음

제2장 알코올의 작용

제1절 알코올의 작용기전과 독성

알코올은 특정 수용체에 작용하기보다는 신경 세포막에 용해되어 중추신경계에 대한 작용을 나타낸다. 알코올은 물과 기름 양쪽 친화성을 갖기 때문에 신속히 지질과 단백질의 소수기를 분리시킨다. 이러한 특징은 마취제와 매우 유사하다. 알코올이 신경세포막의 지질 환경을 변화시켜 중요한 세포의 기능들을 억제한다. 아민(amine), 아미노산(amino acid) 및 아편양 수용체, 나트륨/칼륨 의존성ATP분해효소(Na^+/K^+ATPase), 아데닐릴씨클레이즈(Adenylyl cyclase, cAMP 생성효소), 아세틸콜린분해효소(Acetylcholine esterase)와 PI 특이성포스포라이페이즈C(PI specific phospholipase C, IP_3와 DG 생성효소) 같은 효소 및 미토콘드리아의 전자전달계 및 칼슘이온통로와 같은 이온통로 등에 영향을 줌으로써 생리반응과 기능의 변화를 유발한다. 이러한 작용들은 신경세포의 전기 전도와 화학 전달 과정에 영향을 준다. 예를 들어 가바–벤조다이아제핀–클로라이드 아이오노포어 복합체(GABA–benzodiazepine–chloride ionophore complex)와의 상호작용에 관여하여 가바(γ–aminobutyric acid, GABA)에 의해 항진되는 염소 이온의 세포 내 유입을 증가시킨다. 이로 인해 신경세포의 과분극이 유도되고 신경기능이 억제된다. 반면, 흥분성 신경전달에 관여하는 NMDA 수용체가 알코올에 의해 억제되고, 지능, 학습 및 기억 등에 관여하는 NMDA 수용체의 자극에 따른 칼슘 이온의 유입도 알코올에 의해 억제된다. NMDA 수용체에 대한 작용은 알코올 중독, 태아알코올증후군(Fetal Alcohol Syndrome), 워니케-코르사코프(Wernicke-Korsakoff) 증후군 및 대뇌신경퇴화(cerebellar degeneration) 등과 관련이 있다(정재훈, 2000).

알코올은 세포막의 지질점도를 감소시켜 세포막의 유동성을 증가시키고 세포막의 기능성 분자들에 영향을 미친다. 또한 저농도의 알코올은 도파민성 신경계에서 신경흥분을 항진시키지만 고농도에서는 억제시킨다. 최근의 보고에 의하면 알코올에 의해 발생되는 아세트알데히드가 신경조직에서 내인성 아민들과 반응하여 이소퀴놀린(Isoquinoline) 계열의 독성알칼로이드(TIQ, Salsolinol 등)를 생성시켜 독성을 유발할 수 있다고 한다(정재훈, 2000).

간에서는 $NAD^+/NADH$ 비율의 불균형을 유도하여 세포독성을 유발하고, 만성적 섭취에 의한 MEOS 유도 등을 통해 문제를 야기시킨다. 또한 비타민이나 아미노산 등의 영양 결핍(티아민 결핍 등)을 초래하여 간 손상을 유도하고, 지질 축적이나 간세포 내 특정 단백 축적에 의해서도 간 손상을 일으킨다.

알코올 중독과 관련하여 신경전달물질인 도파민의 관련성이 제기되고 있다. 도파민성 신경 영역의 혈류량 감소가 확인되었고, 세로토닌성 신경 관련성도 보고되었다(Modell, J. G., and Mountz, J. M., 1995 ; Volkow, N. D., et al., 1993). 알코올 갈망 현상은 대사활성의 증가와 관련이 있다는 보고가 있다(Volkow, N. D., et al., 1997).

인간에게는 일상의 삶에 대해 행복과 불행을 느끼게 하는 정서적 반응이 있다. 물론 이들 기전을 간단하게 설명하기란 결코 쉽지 않다. 그러나 도파민설이 이 기전을 가장 잘 설명해 주고 있다. 도파민은 뇌에서 가장 중요한 신경전달물질 중 하나이다. 도파민은 크게 다섯 가지 중요한 기능을 한다. 복합적인 운동신경을 조절하고, 생각과 지각을 가능하게 하며, 애정을 느끼게 하고, 호르몬을 분비시킨다. 그리고 즐거움과 쾌락을 느끼게 하고 정서를 조절하는 기능을 한다. 도파민은 삶의 동기를 부여하고 정신적 보상을 유발시키기 때문에 우리의 삶에 있어서 없어서는 안 될 매우 중요한 물질이다. 평범한 사람들에

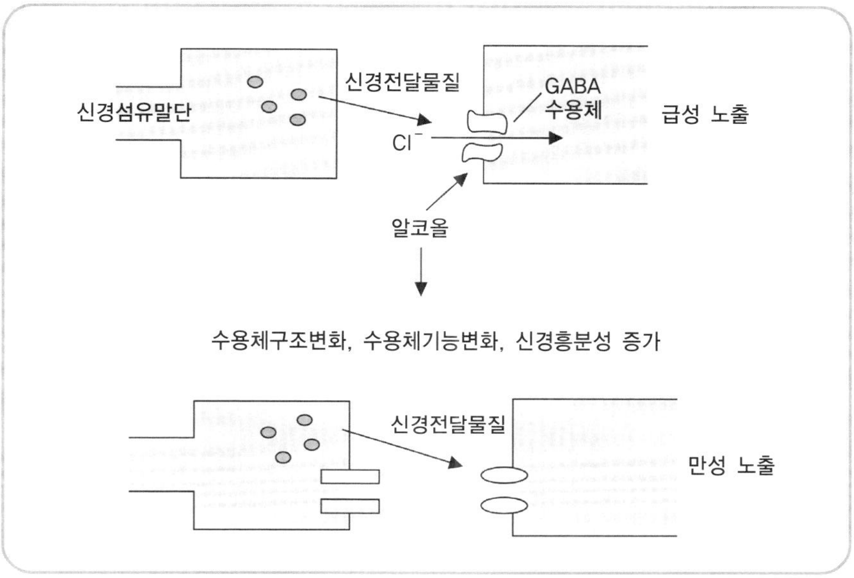

그림 2-1. 가바 수용체를 경유한 알코올의 작용기

게는 도파민 반응이 매우 정상적이어서 삶의 희로애락을 있는 그대로 느끼며 삶을 영위한다. 그러나 우울증, 치매, 파킨슨병 등 정신적 장애를 앓고 있는 사람에게는 도파민의 양이 현저히 감소되어 있어, 일상적인 반응을 잘 하지 못한다. 나이가 들어갈수록 도파민 반응은 약화된다. 그래서 사춘기 시절의 풍부한 정서적 반응에 비해서 나이가 들어갈수록 기쁨을 느끼는 정도가 점차 줄어들게 되는 것이다.

도파민뿐만 아니라 엔돌핀, 세로토닌 등도 뇌 속에서 부분적으로 유사한 기능을 담당한다. 엔돌핀은 몰핀이나 헤로인과 같은 유사한 정신작용을 일으키는 신경전달물질 중 하나이다. 그래서 엔돌핀을 내분비성 아편이라고 한다. 세로토닌은 감정, 수면, 체온, 식욕 등을 조절하는 기능을 하며, 도파민을 활성화시켜 알코올의 쾌락-보상시스템에 영향을 미친다.

술을 마시게 되면 뇌신경 세포줄기의 말단(시냅스)부위에서 세로토닌, 엔돌핀, 그리고 도파민 등이 유리된다. 그래서 알코올은 기분을 좋게 만들어주며,

신체가 이완되고 나른하게 도취되는 느낌을 갖도록 해준다. 대뇌의 변연계는 술을 마셨을 때의 좋은 느낌을 기억하고 있기 때문에 사람들로 하여금 술을 갈망하게 한다. 그런데 알코올에 의해 도파민이 유리된 경우, 술을 마시지 않은 날에는 도파민의 양이 평소보다 감소되어 있는 반면 아드레날린과 같은 스트레스 호르몬의 양이 증가되게 된다. 그래서 술을 마시지 않은 날에는 우울감과 불쾌감이 평소보다 더 심하게 나타나, 뇌의 변연계가 기억하고 있는 알코올의 쾌락-보상시스템에 의해 술을 갈망하게 되는 것이다. 이와 같은 상황이 악순환적으로 반복되면서, 도파민과 엔돌핀 등의 양은 점점 줄어들고, 스트레스 호르몬은 점점 증가하면서 뇌 속의 화학적 조건들이 바뀌게 된다. 상황이 이렇게 되면 어떤 다른 보상으로도 대체될 수 없으므로 반드시 술을 마실 수밖에 없게 된다. 술을 갈망하게 되면 술이 들어갈 때까지 어떤 다른 일들에 집중할 수 없다. 알코올의 대사과정에서 생성되는 CYP2E1이 뇌세포를 죽이기 때문에 사람의 뇌는 돌이킬 수 없는 심각한 상황에 빠지게 된다. 이 과정은 우리가 생각하는 것보다 매우 빠르게 진행된다.

제2절 알코올과 중추신경계

알코올은 일차적으로 중추신경계를 억제시키는데, 그 억제 정도는 섭취된 알코올 양에 비례한다. 이 때 신경 억제는 흥분성신경 뿐만 아니라 억제성신경도 억제한다. 따라서 사람에 따라 억제성신경의 억제에 의해 흥분적인 행동이 나타나기도 하고 흥분성신경의 억제에 의해 진정효과가 나타나기도 한다. 소량의 음주로도 행동의 흥분이 일어날 수 있는데, 이러한 흥분은 사회적, 심리적인 억제 기능의 저하에 의한 것이다.

앞서 설명한 것처럼 알코올은 물과 기름에 아주 잘 녹는다. 그래서 인지질로 두텁게 보호되어있는 뇌혈관일지라도 술을 막아내지 못한다. 알코올은 뇌를 직접 자극하기 때문에 술을 마시면 평상시에 느끼지 못했던 기분을 느끼게 되고, 지각능력과 사고능력이 현저히 떨어지게 된다. 처음에는 뇌의 바깥 부분인 피질에서부터 영향을 받기 시작하는데 소량의 술을 마시더라도 자신감이 현저히 생겨나게 된다. 그것은 피질에 있는 억제기능을 담당하는 중추가 술에 의해 점령을 당했기 때문이다. 위험을 인식하고 이에 대처하는 능력, 그리고 도덕적으로 행동하는 능력이 영향을 받기 때문에 위험을 인식하지 못할 뿐 아니라 평소보다는 훨씬 더 대담한 행동을 하게 되는 것이다. 아무리 사회적으로 품위 있는 사람이라 할지라도 길거리에서 함부로 소변을 보며, 지나가는 여성에게 희롱을 하면서도 도덕적인 가책을 느끼지 못하는 것이다. 심지어 자신의 능력을 판단하지 못하여 물속으로 뛰어들기도 한다. 술을 마시면 이처럼 대부분의 억제 중추가 억제되어 피질 활동이 항진됨으로써 자제력이 없는 것처럼 흥분적인 행동을 하게 된다.

알코올에 의한 진정효과는 수면을 유도할 수 있기 때문에 많은 사람, 특히 노인들이 수면을 위해 사용하고 있지만 장기적인 사용은 수면형태와 주기를 변화시키고, 수면무호흡증을 유발하고, 내성에 의한 불면증을 유발한다(Vitiello, M. V., 1997). 이로 인해 불면증은 악화되고 피로감이 심해지게 된다. 알코올의 혈중 농도와 관련된 일반적 행동과 심리적인 효과를 정리하면 다음의 표 2-1과 같다.

혈중 알코올 농도가 상승하면 중추 신경계가 억제되어 행복감, 수다, 공격성, 행동조절 능력 상실 등이 두드러지게 나타난다. 혈중 알코올 농도가 점점 더 높아질수록, 긴장 완화의 상태는 억제 기능이 감소되고, 발음이 불분명해지며, 정신의 예민성이 떨어지고, 반사 기능이 감소한다. 그리고 마침내 혼수상태에 빠지며 호흡정지로 사망에까지 이르게 된다.

알코올의 중추신경계에 대한 작용의 결과로 술을 마시면 말이 또렷하지 못하고, 운동기능의 협응이 안되어서 섬세한 일을 하지 못하게 된다. 보행 시 비틀거리는 증상이 있으며 주의력과 기억력의 장애가 와서 심하면 필름이 끊겼다(Breakout)는 표현을 하기도 한다. 싸움을 하거나, 판단력을 잃게 되고, 사회적 · 직업적 기능장애가 나타난다. 심리적인 징후로써 기분이 불안정하고 변덕스러우며, 자제력이 저하되어 성적인 행동이나 공격적인 행동을 억제하기 어렵고, 말이 많아진다. 술을 마시게 되면 황홀감을 느끼거나, 긴장을 해소한다거나, 심리 상태가 적극적 또는 공격적으로 변한다거나 하는 결과를 얻을

표 2-1. 혈중 알코올 농도와 심신상태

혈중 알코올 농도	단 계	심신 상태
0.02–0.03% (맥주 1잔)	임상전단계	두드러진 변화는 없고 약간 기분이 좋은 상태
0.05–0.06% (맥주 2잔)	도취단계 (Euphoria)	이완감, 푸근함을 느낌, 자극에 대한 반응 시간이 조금 늦어짐, 민첩한 근육운동이 안 됨
0.08–0.09%		시각, 청각의 저하 ; 균형감, 언어기능의 저하 ; 다행감이 생김, 자신감이 커짐 ; 운동조절능력 저하
0.11–0.12%	흥분단계 (Excitement)	신체균형을 잡기 어렵게 됨 ; 정신적인 활동능력과 판단이 떨어짐
0.14–0.15%		신체와 정신의 조절기능이 현저히 떨어짐, 기억과 이해 불능
0.20%	혼란기 (Confusion)	운동조절 능력상실(움직이기 위해서는 남의 도움이 필요) ; 정신활동의 혼란, 현운, 언어 장애, 동통 역치 증가, 환각, 환시
0.30%	인사불성기 (Stupor)	거의 인사불성 상태에서 심신을 겨우 가눔
0.40%		비자발적 구토와 수면, 보행과 기립 불가, 의식이 없게 됨
0.50%	혼수 (Coma)	깊은 혼수상태
0.60%	사망기	호흡부전으로 사망할 수도 있음

More specifically, the table titled 'Stages of alcohol intoxication' is from K.M. Dubowski one of the leading experts on the medicolegal aspects of alcohol use in the United States

수 있으므로 스트레스를 해소하기 위해 술을 마시는 경우들이 많다. 그러나 연구들에 의하면 소량의 술을 마시는 경우만 스트레스가 해소될 수 있다고 한다. 과다한 알코올은 신체에 더 많은 스트레스를 가한다.

장기적으로 술에 영향을 받은 사람의 뇌는 위축이 나타나는데, 주로 기억과 관련된 전두엽심부, 운동조절과 균형에 관여하는 소뇌부위의 위축이 두드러지게 나타나며, 이 영역들에서 신경세포수의 감소, 신경세포연결의 감소, 혈류량 감소 및 대사속도의 감소가 뚜렷하다(Rosenbloom, et al., 1995 ; Sullivan, et al., 1995). 평생 술을 섭취한 노인일수록 이러한 현상은 더욱 가중되어 나타난다.

제3절 알코올과 뇌

1. 알코올 중독의 메커니즘

알코올은 중독을 유발시키며, 근원적으로는 뇌에 영향을 끼침으로써 술을 끊을 수 없게 한다. 알코올중독 예방과 치료를 하는데 있어서 뇌 기능 메커니즘에 관여하는 알코올의 영향을 이해하는 일은 필수적인 부분이다.

알코올 중독의 발현 및 징후의 기저인 특정한 정신적 과정에는 습득, 주목, 감정, 인식 등이 포함된다. 일반적인 뇌는 환경을 감지하기 위하여 이러한 기능들을 지속적으로 조정하고 생존을 목적으로 환경적 자극의 중요성을 평가하여 행동적인 반작용을 나타낸다. 이러한 활동은 뇌의 각 영역의 효율적 상호작용을 필요로 한다. 뇌의 내부에서 이루어지는 (1) 시냅스 수준에서의 신경세포 개체(뉴런들)간의 정보 전달, (2) 각 뇌 영역들의 통합 활동 시스템, (3) 세포 수준의 뉴런 내의 신호화 과정 등 세 가지 상호작용의 고찰을 통하여 뇌에 미치는 알코올의 영향을 이해할 수 있다.

1) 시냅스에서의 알코올의 작용 : 뉴런 간의 상호작용 변화

뇌 내부의 각 뉴런들은 수많은 다른 뉴런들과 상호작용을 한다. 신경전달물질이라 불리는 화학적 전달자에 의하여 정보가 전달되며, 이 정보는 한 뉴런에서 방출된 후 다른 뉴런의 바깥 세포막에 위치한 수용기라는 특별한 단백질에 의하여 도약된다. 상호작용을 하는 뉴런들 사이에는 시냅스라는 미세한 틈이 존재한다. 시냅스에는 많은 신경전달자들이 있는데 이들은 각각 특정한 수용기에 속해있다. 각 수용기는 다양한 하위형식으로 존재한다. 각각의 하위형식은 동일한 신경전달자에 대하여서도 각기 다른 반응을 나타내며, 다른 뇌 영역 또는 동일한 뉴런 내부에서 다른 위치를 차지할 경우에도 동일한 신경전달자에 대하여 다양한 효과를 나타낸다. 한 뉴런이 단지 하나 또는 두 개의 신경전달자만을 방출하는 경우에도 각기 다른 수용기를 지니고 있을 가능성이 있다. 다른 뉴런으로 받은 정보에 대한 한 뉴런의 반응은 동시에 도착하는 잠재적인 상충 메시지들 간의 복잡한 상호관계에 의존하게 되는 것이다(Charness, 1990).

알코올의 가장 강력한 영향 중 하나는 (1) 글루타메이트(glutamate) 수용기의 NMDA 하위형식에서 신경전달 glutamate의 흥분 활동을 감소시키는 것과 (2) 가바(gamma-aminobutyric acid ; GABA) 수용기 내부의 신경전달 GABA의 억제 행동 유발에 의한 뇌 행동 범위를 감소시키는 것이다(Diamond, Gordon, 1997). 이러한 영향은 알코올의 진정 효과를 주장하는 이론을 뒷받침하기도 한다.

NMDA와 GABA 수용기는 이온 채널과 연결되어 있다. 즉, 세포막을 통과하는 구멍을 열어 특정 이온이 세포로 들어감으로써 세포의 전기적 균형에 영향을 미치게 된다(Harris, 1999). 알코올 연구가의 관심을 끄는 또 다른 신경전달물질은 도파민, 세로토닌(5-H), 그리고 오피오이드 펩티드라 불리는 대체제 중 한 물질이다. 이러한 신경전달물질들은 이것들이 속해있는 뉴런의 활동을 조절하기 위해 수용기와 함께 작용한다.

도파민의 복합적인 운동신경 활동 조절 역할은 오래 전부터 알려져 왔다. 도파민은 또한 동기화에 중대한 역할을 하기도 한다(보상 자극에 대한 추구). 알코올은 뇌의 한 영역(nucleus accumbens)에서 나타나는 도파민 방출을 유발시킴으로써 중독을 발현시킨다(Rassink, Pulvirenti, Koob, 1992 ; Brodie, Pesold, 1999). 오피오이드 펩타이드(Opioid peptides)는 모르핀이나 헤로인 등과 유사한 정신 작용을 일으키는 신경전달물질 중 하나이다. Opioid peptides는 고통 조절을 포함하여 광범위한 정신 기능에 영향을 끼치는 다른 신경전달물질과 연계되어 있다. 혈액 내 특정 opioid peptides의 높은 수준은 도취감과 같은 감정과 연관된다. 알코올은 opioid peptides의 활동에 영향을 끼치며, 이는 알코올의 보상적 영향력을 증가시킨다(Roberts, et al., 2000). 오피오이드 수용기의 기능을 억제하는 약제인 날록손(naloxone)은 측좌핵(nucleus accumbens)에서의 도파민 방출을 억제한다. 이 약제는 실제로 동물 실험에서 알코올 소비를 억제하는 결과를 나타내었다(Benjamin, Grant, Pohorecky, 1993).

세로토닌은 감정조절, 수면, 체온, 식욕 및 기타 정신 기능 조절과 연관되어 있다. 특정 세로토닌 수용기의 하위형식이 유전학적으로 변경된 쥐에 관한 실험들은 음주 수준에 관한 세로토닌의 역할을 시사하였다. 알코올이 발생시키는 특정 세로토닌 수용기 하위형식의 활성화는 nucleus accumbens에서의 도파민 활성화를 자극하며, 잠재적으로 알코올의 보상적 영향력을 유발한다. 기타 세로토닌 수용기들은 내성과 금주, 중독에 관한 잠재적 역할을 수행한다(Valenzuela, 1997).

2) 알코올과 신경회로 : 정보로에서의 우회

중독 발현과 관련하여 알코올의 NMDA 수용기와 GABA 수용기의 억제 기능을 보고한 1980년대 후반의 발견 이후, 많은 알코올 연구가 기타 특정수용기와 알코올에 의해 영향을 받을 가능성이 있는 이온 채널을 정의하는데 초점을 맞추었다. 이러한 발견은 다양한 뇌 영역의 활동을 통합한 신경 소통(neuronal communication)의 행로에 미치는 알코올의 영향에 관한 연구에 도움을 주었다.

3) 강화와 신경적응(Reinforcement and Neuroadaptation)

중독 발현에 관한 두 가지의 주요 경로는 강화와 신경적응이다. 강화는 보상자극(알코올과 기타 다른 약물에 의한 도취감 생성 등)이 유발될 때 또는 불쾌한 상태(불안 등)가 행동학적 반응의 가능성을 증가시킬 때 나타난다. 신경적응은 알코올의 출현에도 불구하고 뇌가 정상적 기능을 지속하려는 시도로써 보상적 적응을 지시하는 것이다. 필수적인 동시 발생 현상인 강화(Reinforcement)와 신경적응(Neuroadaptation)은 약물에 관한 최초의 격렬한 단기적 반응과 중독의 특징인 만성적인 장기적 갈망 모두의 기저에 나타난다. 어떤 신경적응적인 변화는 영구적이어서, 오랜 금주에도 불구하고 중독 재발의 원인으로 작용하는 지속적 불쾌감을 양산할 수 있다(Koob, et al., 1993). 신경적응의 일반적인 징후 중 하나는 심각한 금단증상이다. 반복적인 알코올섭취에 대한 반응인 보상 메커니즘으로 전체적인 NMDA 기능 증가에 의한 NMDA 수용기의 알코올의 억제를 극복하려는 시도를 한다. 알코올이 이 수용기에서 사라지면, 제한되지 않은 자극 전달과 제한된 억제 전달의 복합체가 심각한 금주증후군을 발현하게 되는 뇌의 과민화가 발생된다(Littlemmonti, 1998). 어떤 뇌 손상은 힘겨운 알코올 금주기에 발생하게 되며 이러한 증상에 따른 고통은 금주 현상이 반복될수록 증가 된다(Becker, 1998). 금주는 신체의 스트레스 반응의 원인으로써, 혈중 스트레스 호르몬인 콜티졸(cortisol)을 증가시킨다. 과도한 cortisol 수준은 해마(hippocampus)의 신경세포의 수를 감소시키며 에너지 신진대사를 변화시키고, 감정 및 지적 장애를 촉진한다(Alheid, Heme, 1998).

신경적응성은 일반적으로 내성 과정이 약물의 민감한 영향에 대항하는 반대 적응으로 발생된다. 그러나 신경적응성은 또한 반복된 약물 투여에 따른 약물 영향에 대한 반응이 증가하게 되는 민감화가 포함된다. 만약 민감화가 알코올과 다른 기타 약물(alcohol and other drug ; AOD)의 소비 증가를 유발한다면(동기화 상태), 이는 아마도 중독을 발생시킬 것이다. 내성이 AOD의 지속적인 노출과 동시에 발생할 가능성이 높은 반면, 민감화는 간헐적이고 반복적인 AOD에의 노출과 동시에 발생할 가능성이 높다(Robinson, Berridge, 1993).

알코올 중단에 따른 괴로움은 동기적 영향을 포함한다. 알코올의 활동과 관련된 신경학적 구조에는 전두엽의 피질과 확장된 편도 내에서 분리된 실물의 형태인 일반적 신경계 회로가 포함된다(Adinofe, et al., 1998).

확장된 편도는 세포의 구조 및 기능과 유사하게 뇌 정면부 기저 가까이에 위치한 몇 개의 작은 구조체와 신경 접속체의 복합물에 의존한다. 이 시스템은 증강 및 보상의 중심 역할을 하는 뇌 영역과 광범위하게 연계된다(Diamond, Gordon, 1997)

금주기 동안 스스로 알코올을 섭취하도록 훈련된 쥐는 확장된 편도 내부의 가바, 도파민성과 세로토닌성(GABAnergic, dopaminergic, serotonergic) 기능에 신경화학적, 신경약리학적 변화를 나타냈다. 확장된 편도에 둘러싸인 중요한 구성요소 중 하나는 측좌핵(nucleus accumbens)으로, AOD에 보상적 특징을 보여 왔다. 또 다른 연구는 중독에 관한 모든 실질적 약물투여에 대한 반응으로, nucleus accumbens 내관 내부의 선택적 dopaminergic 전달 활동을 보고하였다.

4) 알코올과 분자생물

신경 상호간의 작용은 심각한 내성, 신체적 금단증상, 알코올의존, 알코올중독 등 일시적인 특징들을 예상할 수 있게 한다. 그러나 이러한 과정들을 단독으로 연구하는 것은 음주 중단 후 몇 년 내에 음주 재발을 초래하게 되는 원인이 될 수도 있는 통제되지 않은 갈망과 같은 장기적 알코올중독의 징후에 대한 완전한 이해를 제공하지는 않는다. 알코올의 만성적 영향들에 대한 기본 원리는 세포 밖의 화학적 전달자들에 의한 수용기 활동들의 세포의 내적 생화학적 반응인 세포간 신호체계(intercellular signaling)라 불리는 과정을 포함한다.

5) 정상 신호체계(Normal Signaling)의 측면

세포간의 신호체계(intercellular signaling)는 기억 과정과 유사하게 알코올에 대한 세포의 최초 반응과 신경 기능의 지속적 변경이 연계되는 것을 돕는다. 이러한 과정은 수용기의 구성부분이나 외부 신경 세포막의 구조적 성분과 같은 특정 단백질의 통합을 유도하는 유전자 활동을 포함한다. 이러한 변화는 뉴런 간 정보 흐름을 강화하여 신경 전달체 활동과 알코올 관련 활동을 연관시켜준다.

Intercellular signaling은 복합적인 상호 작용 과정으로써, 이에 관한 일반적 발견은 단백질 인산화 효소의 조절기능이다. 인산화는 인산염 그룹을 분자에 부착시키는 과정을 일컫는다. 인산화는 조절적 효소 활성화와 이온 채널의 기능 변경, 특정 유전자 발현 요인의 활성화를 유발한다(Diamond, Gordon, 1997).

많은 신호화 경로에는 두 번째 전달자라 블리는 분자들이 포함된다. 이 분자들은 장기적인 과정과 마찬가지로 단기적 과정을 조절한다. 어떤 G 단백질들은 특정 칼슘이온채널 기능에 영향을 미침으로써 만성적인 알코올 노출에 따른 알코올 민감도 변화에 영향을 미친다. 칼슘은 그 자체로 두 번째 전달자(Secondary Messenger)의 기능을 할 수 있으며 신경 전달물질의 방출을 포함하여 다양한 신경 활동을 자극한다.

6) 단백질 인산염에 미치는 알코올의 영향

일부 단백질 키나아제(인산화 반응의 촉매가 되는 효소 : kinase)는 신경 세포막의 내부 표면에 위치한 다른 단백질 키나아제와 달리 뉴런 내부에 위치하여 기능 조절을 위한 수용기 구조를 화학적으로 변경시킨다. 특정 키나아제들은 다양한 NMDA와 GABA 수용기 기능에 관여하는 알코올의 영향을 조절한다(Diamond, Gordon, 1997).

알코올 중독에 관한 키나아제의 역할은 유전학적 엔지니어링(공학)의 기법으로 연구되었다. 눌변이(Null mutant)와 녹아웃(knockout ; KO) 쥐 등의 일반적 유전자를 활동하지 않는 유전자로 대체하였다. 쥐의 이식 유전자는 자연적 유전자와는 다른 기능을 하는 외부 유전자를 영구적으로 부착한 것이다.

Schuckit는 알코올 중독자의 아들에게 나타나는 알코올의 행동학적 영향에 대한 최초의 낮은 감수성은 향후의 알코올 중독 위험 증가와 연관되며, 내성의 조기 발현을 유발시킬 수 있다고 보고하였다(Schuckit, 1998). 쥐의 GABA 수용기와 연관된 특정 키나아제의 유전자 결핍은 Schuckit의 인간을 대상으로 한 연구에 근거를 제공하였다(Weiner, 1997).

쥐의 키나아제 녹아웃(knockout) 현상은 해마(hippocampus)의 NMDA 수용기의 기능을 억제함으로써 알코올에 관한 내성 발현을 저해하여, 알코올의 진정작용에 대한 감수성을 증가시키고 공간 지각력을 감소시킨다. 이에 관한 한 근거는 키나아제가 알코올 감수성 수준을 통제하기 위하여 NMDA와 GABA의 활동을 조절한다는 점이다(Yagi, 1999).

제3장 인체리듬과 알코올

제1절 일주리듬과 알코올

1. 일주리듬

1) 일주리듬의 일반적 특성

우주의 가장 큰 특징 중 하나는 낮과 밤의 주기가 존재한다는 사실이다. 대부분의 생물들은 매일 이 주기에 따라 운동적이며 생리적인 반복을 경험하게 된다.

신체의 정교한 시간관리 시스템은 자연 현상을 통하여 행동 및 생리학적 변화에 따른 매일의 변화를 주관하는 리듬을 생성한다. 이 시간관리 시스템 혹은 생체시계는 유기체가 낮과 밤에 따른 물리적 변화를 예견하고 준비하도록 도움으로써 24시간 동안 '시기적절한 행위'가 행해지도록 유도한다. 또한 생체시계는 체내의 시간적 구조화를 유도하고 각 기관들의 공동 작용에 따르는 내부적 변화를 가져온다. 유기체의 외부환경과 내부환경이 조화를 이루는 것은 유기체의 유지와 생존에 있어 매우 중요하다. 이러한 리듬을 주관하는 생체시계는 뇌의 소뇌핵에 위치한다. 신체의 시간관리 시스템에 관한 메커니즘은 정확히 규명되지 않은 상태이나, 여기에는 유전자가 중대한 역할을 수행하는 것으로 여겨지고 있다. 또한 정상적인 일주리듬이 음주 등의 요인으로 저해를 받는 경우, 수많은 정신적, 신체적 무질서 및 안정성과 수행성, 생산성의 저하가 초래될 수 있다(Vitaterna, Takahashi, Turek, 2001).

반복되는 밤과 낮의 변화는 생체내의 운동적 리듬과 생리적 리듬의 변화를 주관한다. 리듬의 변화는 양쪽 뇌 사이의 시신경 교차상핵(suprachiasmatic nuclei)이라 불리는 곳에 위치한 생체시계에서 일어난다. 일주기는 자연적으로 생성된 생체시계로 인하여 형성되며 약 24시간의 간격을 나타낸다. 또한 일주기는 외부 시간과 동시에 일어날 수도 있지만 이것이 없이도 유지된다. 체내시계는 유전자의 정렬과 전신의 다양한 생리적 대사에 따른 규칙성이 부호화된 단백질과 같은 물질들로 이루어져 있는 것으로 나타났다. 신체리듬의 붕괴는 건강과 신체기관 유지에 손상을 초래할 수 있다(Vitaterna, Takahashi, Turek, 2001).

생체리듬에 관한 연구는 1950년대의 Colin Pittendright에 의한 초파리의 일주리듬에 관한 연구와 Jurgen Aschoff에 의한 인간의 일주리듬에 관한 연구가 진행되었는데 이것이 시간생리학의 기초연구로 볼 수 있다. 어느 정도 점진적 독립성이 나타나기는 하나, 비슷한 시기의 Nathaniel Kleitman의 수면 단계 정의와 같은 수면 연구 영역 또한 시간생물학의 범주에 속한다(Demment, 2000). 이러한 초창기의 연구 업적들은 진보를 더해가며 오늘날까지 이어지고 있다(Vitaterna, Takahashi, Turek, 2001). 생체리듬 연구의 근원은 1700년대에 식물엽의 동작에 관한 특성을 기술한 프랑스 과학자 Mairan의 연구까지 거슬러 올라간다. Marian은 햇볕에 노출되어 있지 않은 실내의 관상용 식물의 잎들이 일어서고 내려앉는 동작이 매일 반복되는 사실을 발견했다. 이 발견은 그 움직임이 단순히 태양에 의해서가 아니라 식물의 내부시계에 의해 조절되고 있다는 점을 시사하였다(Vitaterna, Takahashi, Turek, 2001).

Mairan의 발견은 일주 주기의 중요한 특성인 자기 유지 본능의 예시라 볼 수 있다. 대부분의 자연적인 일간리듬(diurnal rhythm)은 물리적 환경인 외부적 시간지표가 전혀 없는 실험실에서도 계속되었다. 외부 환경에 의한 24시간의 지표가 전무한 상황에서도 일주리듬이 나타나는 현상을 자율 가동이라 부른다. 자율 가동이란 일주리듬이 외부 환경에 속하는 어떤 사이클 변화와도 양립하지 않음을 의미하는 용어이다. 엄밀히 말하여 일간리듬은 대조적인 환경 조건 하에서도 지속성이 나타남에 따라 24시간의 변화에 따른 단순한 반응과 구별될 수 있을 때까지는 일주주기라 일컬어져서는 안 된다. 그러나 실제적으로는 일간리듬과 일주리듬은 거의 구분되지 않는데, 대부분의 일간리듬에서 일주리듬이 발견되었기 때문이다. 일주 사이클과 환경적 자극이 동시화된 형식의 일주리듬에도 확실한 차이가 나타나지는 않는다(Vitaterna, Takahashi, Turek, 2001).

밝음과 어두움이라는 사이클이나 다른 외적 시간지표가 없는 상태에서도 리듬이 지속되는 현상은 어떤 종류의 내적 시간관리 메커니즘이나 생체시계가 분명히 존재한다는 점을 나타낸다. 그러나 어떤 관찰자들은 리듬성의 지속에 특정한 원인이 있는 것이 아니라, 지구의 축에 따른 자전에 의해 발생하는 자유로운 사이클이 그 리듬을 생성한다고 말한다(Ascchoff, 1960). 그러나 자유로운 지구자기에 의한 신호가 리듬을 지속하게 할 것이라는 가설은 일주기의 두 번째 특징에 의해 반박될 수 있는데, 이는 이러한 사이클이 24시간 동안 일어나기는 하지만 완전히 정확한 24시간 주기가 지켜지는 것은 아니라는 점이다. 만약 리듬이 외부요인에 따라 움직인다면, 리듬은 정확히 24시간에 맞추어 유지될 것이다. 그러나 이러한 부정밀함이 바로 리듬성의 중요한 특징인 것이다. Pittendright가 나타낸 바와 같이, 24시간 주기에서 보여지는 편차는 내적 시간 관리시스템이 명암에 따라 지속적으로 조절될 수 있는 실질적인 수단이다(Pittendrigh, 1960). 이 지속적인 적응성은 시간과 시기의 조절이 더욱 정확성을 띨 수 있도록 하는데, 이는 아주 미세한 변화가 리듬성이 정확한 양상으로 '재조정(reset)'되는 것을 가능하도록 하기 때문이다(Vitaterna, Takahashi, Turek, 2001).

일주리듬의 세 번째 특징은 이것이 명암과 같은 외적 시간지표와 동시화되거나 혹은 변화될 수 있는 가능성이 있다는 것이다. 이러한 일주리듬은 외적 시간지표 없이도 지속될 수는 있지만(리듬이 외부 환경에 의해 움직이는 것은 아니라는 의미이다) 일반적으로는 현존하는 외부적 시간지표에 의해 조정된다. 따라서 만약 외부 지표에 변화가 있으면(타임 존을 지나는 여행 등), 리듬성은 새로운 지표에 따라 조정이 된다. 이러한 조정 능력을 동조(entrainment)라고 지칭한다(Vitaterna, Takahashi, Turek, 2001).

적응이 사이클에 변화를 가져오는지와 그것이 개별적 '재조정' 현상에 의해 형성되는지는 정확하지 않지만, 이러한 논쟁에 관한 실험 결과로 근본적 사안들이 발견되었다. 예를 들어, 유기체의 빛에 대한 반응이 그것이 나타나는 사이클의 단계에 따라 달라진다는 점이 밝혀졌다(Pittendrigh, 1960). 어떤 사람이 정상적으로는 어두워야 할 시기의 초반에 빛에 노출되는 사건은 반응의 연장을 가져오며, 반대로 어두워야 할 시기의 후반에 빛에 노출되면 반응이 빨라지게 된다. 이러한 반응상의 차이점은 단계 반응곡선으로 나타낼 수 있다. 이 곡선은 유기체가 단순히 밤과 낮의 사이클에 따라 변화하는 것이 아니라, 24시 주기가 아닌 사이클 혹은 다른 종류의 명암에도 적응한다는 사실을 보여준다. 또한 단계 반응곡선은 적응이 주기의 변화에 의해서보다는 개별적인 '재조정' 현상에 의해 형성될 것이라는 의미를 함축한다(Vitaterna, Takahashi, Turek, 2001).

유기체가 지속적인 빛에 노출되어 있을 경우, 빛에의 노출 시기 외에도 빛의 강도 역시 사이클 주기를 변화시킬 수 있다. 실제로, 보다 높은 강도의 빛에 노출되는 것은 어떤 생물의 주기는 길어지게, 어떤 생물의 주기는 짧아지게 만들 수 있다. 이는 '아스코프(Ascoff)의 규칙'이라 불린다(Aschoff, 1960). 궁극적으로는 동일한 현상에 대하여 두 가지 양상의 메커니즘이 생성되며, 이 메커니즘은 Aschoff의 규칙을 빛에 대한 단계적 반응곡선으로 예상하여 설명해 놓은 연구 결과물에서 확인할 수 있다.

명암 사이클이 모든 유기체의 중대한 차이트게버(Zeitgeber : 생체시계에 영향을 주는 요소)로 작용하기는 하나, 사회적 상호작용과 활동, 운동, 온도 등 기타 요소 역시 주기 단계를 변화시킬 수 있다. 일주주기에 대한 온도의 영향은 온도 변화가 주기 진행상에는 큰 변화를 일으키지 않으면서도 주기 단계에 영향을 미칠 수 있다는 점에서 특히 흥미롭다. 이는 주기 변화가 일반적인 경우보다 이른 시간이나 늦은 시간에 시작된다 하더라도 여전히 동일한 기간을 유지할 것이라는 것을 의미한다. 또한 온도 변화에 대한 안정성을 확보하기 위한 체내 시계의 속도조절 능력은 생체시계가 환경 변화를 예견하고 조절하는 아주 중요한 능력인데, 이는 온도 변화에 따라 속도가 빨라지거나 느려지는 시계는 유용하지 못하기 때문이다. 다른 한편으로, 대부분의 생리적 대사

과정은 온도 변화에 의해 속도가 빨라지거나 느려지기 때문에, 온도 조절은 보다 복잡한 개념이다. 이러한 수수께끼는 체내시계의 속성에 관한 단서를 제공했는데, 이는 일주리듬에 유전적 기반이 존재한다는 점이다. 이 단서에 따르면 유전적 과정은 단순한 생화학적인 반응으로서의 온도 변화를 보다 강하게 저지하도록 만든다(Vitaterna, Takahashi, Turek, 2001).

일주주기에 관한 마지막 두 가지의 특성 역시 리듬 형성에 대한 중요한 단서를 제공한다. 두 가지 특성 중 첫 번째는 자연 도처에 편재해 있는 리듬성이다. 일주리듬은 동일한 특성 혹은 빛에 관하여 동일한 단계 반응곡선을 나타내듯이 광대한 생리적 대사와 유기체 환경 내에서도 정렬되어 있다는 것이다. 다른 특성 하나는 일주리듬이 세포질 단계에서도 일반적 수준을 나타낸다는 점으로써 단세포 유기체의 리듬성 역시 그보다 훨씬 월등한 포유류의 리듬성과 아주 비슷하기 때문이다. 이 두 가지 사실은 특정 유전자의 활동 사이클이 시간관리 메커니즘을 형성할 것이라는 점을 시사한다(Vitaterna, Takahashi, Turek, 2001).

2) 일주리듬의 생리적 이해

단세포 유기체에 관한 연구들로 일주주기 발생 시스템의 세포적 속성이 드러나기는 하였지만, 고등 유기체의 일주기 형성기는 유기체의 특정한 구조적 세포 속에 위치한다. 이러한 구조에는 곤충의 뇌 내 특정 부분과 무척추동물 및 척추동물의 눈, 비포유류 척추동물의 뇌 내 송과선 등이 있다. 포유류의 경우, 일주시계는 시상하부 전면(anterior hypothalamus)이라 불리는 뇌 기저에 위치한 SCN(suprachiasmatic nucleus) 신경 세포의 두 클러스터에 위치해 있다(Vitaterna, Takahashi, Turek, 2001).

SCN의 역할은 1970년대 초, 쥐의 SCN의 손상이 내분비계와 행동상의 일주리듬을 방해하고 붕괴시킨다는 획기적인 발견에서 드러났다(Klein, Moore, Reppert, 1991). 또한 동물의 손상된 SCN을 다른 동물의 SCN으로 대체시킴으로써 일주리듬에 관한 더 많은 사안들이 발견되었다. 마침내, 리듬 시스템을 조절하는 SCN의 일주기 형성 조절자로서의 역할이 햄스터에게 행해진 동일한 실험으로 인해 확증되었는데, 이 실험에서는 SCN을 이식하지 않은 햄스터 보다 SCN을 이식한 햄스터의 체내 시계적 리듬들이 더욱 잘 회복되는 것으로 나타났다. SCN이 포유류의 일주리듬에 관한 주요 조절 부위라는 발견으로 연구의 방향을 제시해 준 것이다. 즉, 24시간 주기의 시간적 조절은 SCN에 관한 연구로써 규명될 수 있는 것이다(Vitaterna, Takahashi, Turek, 2001). 그러나 근래에는 일주리듬이 SCN에 상관없이 단독적으로 폐, 간, 그리고 배양균 접시의 기타 조직에서도 지속되고 있다는 놀라운 사실이 발견되었다(Yamazaki, et al., 2000). 이 발견은 신체 대부분의 세포와 조직에 일주기에 기초하여 스스로의 활동을 변화시킬 수 있는 능력이 내포되어 있을 것이라는 점을 시사한다. 그러나 이 발견이 24시간 내내 끊임없는 변화를 보이는 세포 및 조직, 전체 기관을 조화시켜주는 주기 형성 주관자로서의 SCN의 역할을 퇴색시키지는 않는다. 기타 신경 세포에서 활동하거나 혈액을 통해 다른 기관으로 분배되기도 하는 SCN에 의한 신호를 포함한 상호작용이 생리학적 메커니즘을 이루고 있다(Sttokan, 2001).

SCN의 손상이 수많은 생체리듬에 영향을 미친다는 점은 명백하지만, SCN 손상이 수면에 미치는 영향은 보다 불분명하다. SCN의 손상이 수면의 전반적 상태 및 패턴을 붕괴시키는 것은 확실하나 동물들의 수면량과 수면요구에는 최소한의 작용만을 하는 것으로 나타났다(Mistlberger, Bergman, Rechtschafeen, 1987). 이러한 이유로 인하여 연구자들은 수면이 다음과 같은 두 가지 기본적이고 독립적인 메커니즘에 관여한다는 가설을 내놓았다. (1) 수면 경향을 조절하는 일주시계 (2) 빠른 기상 시간의 지속성에 대항하는 억제적 조절. 그러나 이후에 행해진 다람쥐원숭이에 관한 연구로 SCN의 손상이 수면의 양에 영향을 미칠 수 있다는 사실이 발견되었다. 나아가 쥐의 일주 사이클에 미치는 두 유전자를 교체하는 실험으로 이러한 변화가 수면 질서에 영향을 미친다는 점도 밝혀지게 되었다(Naylor, et al., 2000). 이 두 가지의 연구결과는 억제적 작용과 일주기의 조절이 이전에 생각되었던 것보다 더욱 긴밀한 상관관계를 가지고 있을 것이라는 흥미로운 가능성을 보여주었다(Vitaterna, Takahashi, Turek, 2001).

3) 일주리듬의 분자유전적 이해

앞서 거론한 바에 따르면, 일주시계의 특성들로 인하여 체내 신경조절기의 메커니즘인 유전자 내 특정 유전자의 활동주기에 변화가 일어난다. 이 가설은 유전자의 활동과 정상적인 시계 기능을 하고 있는 유전자의 단백질 부호화로 뒷받침된다. 그러나 다음과 같은 전혀 다른 실험적 접근으로 분자적 일주시계의 구성요소들이 밝혀지게 되었다. 초파리와 진균류의 DNA에 다양하고 가변적인 변화를 생성시키기 위한 화학 운반체를 주입함으로써 생성된 변종 유기체는 비정상적인 리듬을 보였다. 이 돌연변이 유발 접근으로 기간(Period)과 빈도(Frequency)에 따른 첫 번째 일주시계 변종이 정의되었다. 유기체의 변종을 전달하는 유전자는 1980년대에 복제(clone)화 되었다. 그러나 포유류에서는 이러한 역할을 하는 유전자가 아직 발견되지 않은 상태였다(Vitaterna, Takahashi, Turek, 2001).

1977년에 이러한 돌연변이에 의해 발견되었던 변종유전자가 포유류 최초의 일주시계 유전자로 복제화 되었다(King, Takahashi, 2000). 1990년대 초반에 연구자들에 의해 마침내 쥐에게서 동일한 변이유전자를 변별해내기 위한 접근이 시작되어 1994년에 Clock이라 불리우는 첫 번째 쥐의 일주 돌연변이(Circadian mutation)에 대한 기록이 가능하게 되었다(King, Takahashi, 2000). 대체된 Clock 유전자인 *Per*와 *Frq* 유전자 변종 모두 자유로운 리듬기의 영향을 받았으며, 대조적 환경 조건하에서는 일주리듬 지속이 상실되는 원인으로 작용하였다(King, Takahashi, 2000 ; Lowrey, Takahashi, 2000).

쥐의 Clock 유전자의 발견으로 포유류의 일주시계 유전자로 정의될 수 있는 항목이 단기간에 괄목할 만큼 증가하였다. 그러나 어떤 일주시계 유전자는 초파리 시계(*Drosophlia* Clock) 유전자 나열의 동질성에 기초되어 정의되어져 왔으며, 변이에 기여된 행태학적인 연구에 기초된 일주시계의 기능을 가지기 위한 사항까지는 확인되지는 않았다. 그럼에도 불구하고, 이러한 연구결과들은 오늘날 유전자 표현(gene expression)의 피드백 사이클을 기반으로 한 조절자로서의 명확한 정보를 제공해 줄 수 있다(Vitaterna, Takahashi, Turek, 2001).

2. 일주리듬과 음주

1) 알코올, 일주리듬, 체온

알코올과 신체 일주리듬의 복합적 연관성에 관한 연구는 시간약리학이라고

통칭된다. 이 영역은 알코올연구 분야와 중요한 연계성을 가지는데, 알코올이 체내 시계에 미치는 영향에 관하여 이해하는 것은 알코올 남용과 의존의 치료를 위한 약제 개발 및 행동적 중재 방안을 연구하는데 도움을 줄 수 있기 때문이다. Wasieleiski와 Holloway(2001)는 알코올과 신체의 일주리듬이 일주리듬의 지표인 체온과 어떻게 상호작용을 하는지에 관하여 연구하였다. 이 연구는 알코올의 민감성 및 음주 선호도에 관한 측정을 수행함으로써 알코올과 일주리듬이 밀접한 관계를 맺고 있다는 점과 알코올로 인한 일주리듬 기능상의 변경이 중요한 신경 조절기관에 직접적인 영향을 미친다는 점을 발견하였다.

심각한 장기 음주 및 금주는 다양한 시간생물학적인 결과를 생성한다. 시간생물학적 결과들은 생리 작용과 호르몬 작용, 동작 기능에 이르기까지 매우 광범위하다. Rosenwasser는 알코올이 신체의 시간관리 회로에 미치는 신경화학적인 효과에 주목하였다. 연구는 알코올이 동물의 일주리듬에 미치는 영향이 항우울제 약물로 인해 나타나는 영향과 유사하다는 것과, 금주 중인 사람의 일주리듬에 작용하는 알코올의 영향이 우울증 환자에게 작용하는 알코올의 영향과 비슷하다는 사실을 발견하였다. 이러한 연구결과는 알코올이 일주리듬의 신경 조절기에 항우울제와 동일한 작용을 할 수 있다는 가능성을 내포하고 있다. 또 다른 이론으로 알코올이 일주기의 신경 조절기에 미치는 영향은 일주 시스템의 범위 내의 세포작용 중 한 부분에 중요한 화학적 변화가 발생됨으로 초래된다는 점을 규명하였다(Rosenwasser, 2001).

다양한 생리작용 및 신체 기능은 뇌의 중추신경계에 위치한 체내 시계와 연관되어 있다. Earnest는 임신 중의 음주가 태아의 체내 시계에 영구적 손상을 입힐 수 있으며 이 손상으로 인하여 태아기에 알코올에 영향을 받은 사람들이 흔히 겪게 되는 감정적 무질서 및 행동 장애가 초래될 것이라고 가정하였다. 현재까지 이 가설은 우선적으로 동물 모델에 적용되었다. 이 연구는 뇌가 개발되고 있는 중요시기에 알코올에 노출된 쥐가 그러한 경험이 없는 쥐보다 짧은 수면 주기를 보임으로써 알코올이 체내 시계 붕괴를 가져온다는 점을 나타내었다. 또한 알코올에 노출된 동물은 짧은 수면 주기의 잦은 변화로 인한 파편적 동작을 나타내었다(Earnest, Chen, West, 2001).

일반적인 음식물 섭취와 마찬가지로 알코올 섭취도 일주리듬의 영향을 받는다. 예를 들어, 야간에 가장 활동적으로 움직이는 설치류의 경우 음식물 및 알코올이 포함된 음료를 일반적으로 활동이 둔한 시간대에 섭취하는 것으로 나타났다. Hiller-Sturmhofel과 Kulkosky(2001)는 일주기 중 음식 섭취 패턴을 조절, 주관하는 메커니즘과 요인에 관하여 연구하였다. 한 예로, 뇌의 송과선에서 생성되는 멜라토닌 호르몬이 일주기에서의 알코올 소비패턴 조절에 관여하는 것으로 나타났다. 또한, 특정 동물에게 시행한 알코올로 인한 일주기 변화 및 일상의 무질서에 대한 실험도 일주기에 미치는 알코올의 영향을 보여주었다.

2) 일주리듬과 건강

대부분의 생리학적 기능과 행동학적 기능은 행동 기능에 나타나는 리듬 원리를 기반으로 하고 있으며, 이러한 리듬 원리에 따라 극적인 매일의 수행 능력의 리듬이 발생된다. 자발적이거나 비자발적 상황에서 비롯된 일주리듬의 혼란은 다양한 정신적 무질서 및 육체적 무질서와 연관되며 안전과 수행성, 생산성에 부정적인 영향을 미치게 된다. 붕괴된 일주리듬의 부정적 영향은 수면 주기의 혼란과도 밀접하게 연관된다. 신체의 일부 주기들은 수면 상태와 비교적 독립적인 관계에 있는 것에 반하여, 어떤 주기적 과정들은 수면 상태보다 일주시계에 의해 더욱 영향을 받는다(Vitaterna, Takahashi, Turek, 2001).

대체적으로 동물의 자연적인 수면 및 기상 시간의 조절은 수면 주기 및 기타 모든 다른 일주조절 리듬과 동시화 된다. 그러나 인간에게는 체내의 생물학적 시계와 그것의 주기적 산출을 의식적으로 극복할 수 있는 능력이 있다. 수면 주기가 일주시계에 의한 리듬에 상응하지 않게 되면 이에 따른 대응 체계가 나타나게 되는 것이다(Vitaterna, Takahashi, Turek, 2001).

시차 과민(Jet lag) 혹은 직업상의 이동과 관계된 수면 혼란은 알려지거나 알려지지 않는 다양한 이유로 인하여 발생할 수 있다. 수면 혼란이 많은 정신적, 육체적 무질서의 원인이라는 사실이 검증되었다 하더라도 이것이 질병의 원인이나 결과가 될 수 있는 것인지는 불확실하다. 비정상적인 일주리듬이 다양한 질병과 연관되는 경우가 많으나, 질병 발현에 관한 비정상적 리듬의 중요성은 알려지지 않은 상태이다(Brunello, Armitag, Feinberg, 2000).

다양한 질병에 있어 비정상적 일주리듬이 어떠한 역할을 하는지에 관하여 정확한 규명이 어려운 이유는 SCN의 일주 신호들이 목표 조직과 연계되는 경로에 관한 정보가 미약하기 때문일 것이다. 일주리듬의 규칙을 보다 정확히 정의하기 위해서는 SCN의 신호 생성 원칙에 대한 연구와 이 신호들의 목표 시스템 수정 가능성에 관한 이해가 필요하다. 이러한 이해는 건강과 질병에 미치는 규칙적인 시간들의 신체기관에 대한 영향을 보다 상세히 기술할 수 있도록 할 것이다. 중대한 사망 이유 –심장 마비와 심장 발작– 의 발견은 이에 관한 적절한 사례이다. 만일 이러한 메커니즘적 근거에 의거한 무질서한 리듬성에 관한 정보가 더 많았다면, 이러한 질병에 더욱 효과적인 치료방법들이 개발될 수 있었을 것이다. 노화에 따른 일주시계 시스템의 변화는 노인의 신체적, 정신적 기능의 퇴행과 관련된 질병의 원인으로 작용하거나 이를 악화시키는 것으로 보인다(Vitaterna, Takahashi, Turek, 2001).

근래 몇 년간 이루어진 일주리듬의 분자적 원칙 연구에 관한 큰 진보는 과거 50년 동안의 많은 연구를 기반으로 한 것이다. 또한 포유류 및 기타 척추동물의 일주리듬 조절자로서의 SCN의 역할에 관한 연구 역시 동시에 진행되었다(Vitaterna, Takahashi, Turek, 2001). 대부분의 동물들은 그들의 SCN에 순응하며, 이 SCN이 일주리듬의 무수한 과정을 편성한다. 그러나 인간은 자신의 의지를 사용하여 체내 시계를 바꾸기도 한다. 밤낮의 구분 없이 24시간 내내 활동이 계속되는 경향이 증가하고 있으며, 이러한 수면량 저하의 생활상 증가의 잠재적 결과가 확실히 알려지지는 않았으나 긍정적 결과가 나타나지는 않는 것으로 보인다(Vitaterna, Takahashi, Turek, 2001).

정상적 일주리듬의 혼란은 우울증과 같은 정신적 무질서를 포함하여 건강상태에 전반적으로 심각한 문제를 초래할 수 있다. 또한, 항우울제 등 정신적 상태에 영향을 미치는 약물로 인해서도 시간생물학적으로 따르는 결과가 나타난다. Rosenwasser는 이러한 연관성에 관하여 연구하였으며 인간과 동물의 우울증에 미치는 알코올의 영향에 대해 논했다. 생체시계에 미치는 알코올의 영향은 임신 중의 알코올에의 노출과 같이 미묘하고 불확실할 수도 있으나, 결론적으로 알코올은 일주리듬 뿐만 아니라 명암 주기와 같은 일주 구성요소에도 영향을 미치게 된다(Vitaterna, Takahashi, Turek, 2001).

제2절 수면과 알코올

1. 수면

대부분의 사람들은 자신의 경험으로 미루어, 수면 패턴이 야간 내내 일률적으로 진행되지 않는다는 점을 알고 있다. 예를 들어, 어떤 시간에는 수면 중인 사람을 깨우는 것이 아주 어려운 반면, 다른 시간에는 아주 작은 소리로도 수면을 방해할 수 있는 것이다. 이러한 상반된 수면 상태에 관하여 행해진 연구는 렘(REM : Rapid Eye Movement 빠른 안구 운동) 수면과 논렘(NREM : Non Rapid Eye Movement) 수면을 정의하였다. NREM 수면은 수면 중인 사람을 얼마나 쉽게 깨울 수 있는가를 기준으로 네 단계로 구분된다(Roehrs, Roth, 2001).

각기 다른 수면 상태 및 수면 단계는 1968년에 처음 발표되었으며, 전 세계적으로 수면 연구실이 사용하게 된 세 가지 전기생리학적 측정 조건을 기준으로 정의된다. 세 가지 전기생리학적 측정은 다음과 같다(Roehrs, Roth, 2001).

뇌파도(EEG)는 두피에 위치한 전극을 통해 활동하는 전기적 활동 노선을 나타내는 것이다. 이 측정법은 뇌파의 종류를 뇌파도의 빈도에 따라 알파, 베타, 델타 그리고 세타 리듬으로 구분하였다.

전기안구도(EOG)는 눈 주변의 피부에 위치한 전극을 통해 눈의 움직임을 측정하며 눈이 움직일 때 발생하는 매우 미세한 전기적 신호를 기록한다.

근전도(EMG)는 신체의 다양한 부위의 피부에 위치한 전극을 통해 근육의 전기적 활동을 측정한다. 이 기술로 경련은 물론 수면 중의 작은 근육 활동 까지도 측정하는 것이 가능하다. 다음으로는 이러한 측정방법을 사용하여 수면 상태 및 단계를 구분 짓는 과정을 기술하였다.

1) NREM과 REM 수면 단계

EEG로 측정된 다양한 수면 단계는 헤르츠(Hz)와 사이즈(Size)로 측정되는 뇌파의 빈도 혹은 마이크로 볼트(μV)로 측정되는 뇌파의 진폭 평가를 사용하여 비교할 수 있다. EOG와 EMG의 뇌파 빈도와 진폭은 모두 각성 상태와 수면상태에 따라 다양하며 다르게 나타났다(Roehrs, Roth, 2001).

EEG는 일반적인 활동을 하고 있는 활동적인 시간 동안의 각성 상태에서 높은 빈도와 낮은 전압을 나타냈다. EOG는 각성 상태에서 REM을 나타냈고 EMG에서는 일반적으로 근육의 큰 움직임을 암시하는 높은 진폭이 나타났다(Roehrs, Roth, 2001).

각성 상태이나 아직 눈이 감겨져 있는 휴식 상태 동안에는 EEG에서 8~12Hz 빈도의 알파 파동과 20~40μV의 진폭이 나타났다. EOG에서는 NREM으로의 느리고 완만한 변화가 나타났고, EMG에서는 진폭의 축소가 나타났다.

NREM 수면 동안 뇌파의 진폭은 지속적으로 커졌으며 빈도는 점차 느려졌다. 실제로 가장 깊이 잠들어 있을 때 EEG는 0.5~2.0Hz의 느린 빈도와 75μV 혹은 그 이상의 진폭을 나타낸다. 일시적인 신체의 위치 전환과 근육의 움직임만으로도 EOG 전극상에 눈의 움직임 중단 현상이 나타났고, EMG는 점차로 감소되었다.

NREM 수면은 각성 분기점 증가에 따라 네 단계로 구분된다. 1단계는 가장 낮은 각성 분기점, 2단계는 중간적 각성 분기점, 3단계와 4단계는 가장 높은 각성 분기점을 지닌 느린 뇌파로 수면이라고 불린다(Roehrs, Roth, 2001).

REM 수면 중, 대뇌 피질의 EEG는 졸음을 느끼는 수면 단계에서 나타나는 잦은 패턴의 낮은 전압으로 되돌아간다. EOG에서는 REM이라는 명칭으로 불리는 빠른 눈의 움직임이 나타난다. EMG는 야간 수면을 위하여 가장 낮은 수준으로 감소된다. 이에 따라 가장 중요한 자유 근육들이 마비되는데, 이는 척수의 특정 신경 세포들이 신경 신호에 반응하지 않기 때문이다. REM 중의 각성 분기점은 NREM의 1, 2단계보다 상대적으로 낮거나 유사하다(Roehrs, Roth, 2001).

2) REM 수면의 강장 기간과 국면 기간

REM 수면은 강장(tonic) 기간과 국면(phasic) 기간으로 구분된다. REM 수면의 대부분에 나타나는 강장 기간 동안 근육 상태는 저하되고 EEG는 NREM 수면 1단계와 유사해진다. 이러한 강장 기간은 간헐적인 REM 국면 발생으로 방해를 받는다. 예를 들어, REM의 특징인 눈의 움직임은 EOG가 정지된 강장 단계에 따르는 국면 기간에 발생되기 시작한다. 대부분의 근육 기관들에서 강장 기간의 특성인 근육 상태의 감소가 계속됨에도 불구하고, 눈의 움직임은 말초 근육을 포함한 국소 근육 경련들을 동반한다. 그 외에, 국면 단계 동안 신체 기능상의 발산 활동들이 일어나게 되며 이는 자율신경계에 의하여 조절된다. 이러한 활동들은 심폐 기능의 불규칙성으로 인한 것이다(Roehrs, Roth, 2001).

3) NREM – REM 사이클

24시간의 생체리듬(bio리듬)인 일주기 과정이 야간의 NREM과 REM 수면을 조절하게 된다. 일주기 과정은 REM 수면과 NREM 수면 순으로 대략 90~120분간 지속되는 사이클들을 만들어내며, 이러한 사이클은 통상적인 8시간의 수면 동안 네 번에서 다섯 번 정도 생성된다. 처음 두 번의 사이클 동안에는 REM 기간이 5~10분으로 매우 짧고, 늦은 파동의 NREM이 우세한 경향을 보인다. 반대로, 마지막 두 세 사이클 동안은 REM 수면이 때때로 30~40분 동안 방해받지 않는 상태를 유지하며 우세한 경향을 보이고, 느린 파동의 NREM 수면은 거의 눈에 띄지 않는다(Roehrs, Roth, 2001).

2. 알코올이 수면에 미치는 영향

1) 음주와 수면

수면에 미치는 알코올의 영향에 관한 연구가 1930년대 후반에 시작된 이후로 알코올이 비알코올 중독자의 건강한 수면에 미치는 효과에 대한 많은 연구가 이루어졌다. 한 연구에서는 가끔씩 음주를 행하는 비알코올 중독자가 다량의 알코올을 복용할 경우, 수면 후반기에는 수면에 방해현상이 나타나지만 수면 도입부에서는 알코올 복용이 오히려 수면에 도움이 되며 이는 알코올 복용량과 관련이 없는 것으로 나타났다. 또 다른 연구 사례는 알코올의 진정 효과에 대한 빠른 내성 생성현상을 보여주었다. 연구자들은 알코올과 주간 졸음을 결정하는 인자들에 관한 쌍방향적 효과를 조사하였다. 이러한 연구들은 수면 부족, 주간 졸음의 심화, 알코올로 인한 수행능력상의 문제점과 알코올 사이의 연계성을 논하고 있다. 수면의 생리적 기능에 미치는 알코올의 영향은 아직 명확하게 정의되지 않았다(Roehrs, Roth, 2001).

알코올은 수면과 주간의 기민성, 그리고 수면 중 발생하는 생리적 대사 과정에 영향을 미친다. 수면에 미치는 알코올의 영향에 관한 과학적 연구는 Kleitman의 책 '수면과 불면'에 기술된 초기 연구가 진행되었던 시기에 시작되었다. 저자는 건강한 비알코올 중독자들이 잠들기 60분 전에 마신 알코올의 영향에 관해 요약하였다. 1960년대와 1970년대에 다양한 수면 단계가 정의되고 수면 기록을 위한 전기생리학적 방법들이 표준화된 이후로 건강한 비알코올 중독자 및 비불면증환자와 알코올 중독자의 수면에 관한 연구가 크게 증가하였다. 최근에는 수면장애 분야의 의사, 연구자, 임상의학자들이 수면 무호흡증과 같은 수면장애에 미치는 알코올의 영향에 관심을 보이고 있다. 수면장애 환자에 관한 연구영역에서는 수면 부족이나 수면장애가 주간의 기민성에 미치는 영향을 연구하는 조사자와 임상의학자가 활동하고 있다. 결과적으로 알코올과 주간 기민성 및 기능성에 관한 다양한 연구는 건강한 사람과 수면장애 환자 모두를 대상으로 하여 행해지고 있다(Roehrs, Roth, 2001).

알코올에 중독되지 않은 건강한 사람이 적당한 음주를 행할 때 초기에는 잠이 드는 데에 필요한 시간이 감소됨으로써 수면에 도움이 되는 것처럼 보인다. 그러나 점차 알코올 소비가 증가하면 수면 후반기가 방해를 받고 주요 수면 단계의 균형이 흐트러짐으로써 수면에 혼란이 초래될 수 있다. 이러한 수면상의 혼란은 알코올이 수면 주기와 연관된 호르몬 및 뇌의 화학 작용에 영향을 미침에 따른 결과이다. Roehrs와 Roth(2001)는 알코올과 관련된 수면장애와 낮의 졸림, 알코올로 인한 수행 장애의 연관성을 연구하였다. 예를 들어, 음주로 인하여 졸림을 느끼거나 기민성을 상실하게 되면, 진정 작용을 위하여 알코올을 다시 섭취하게 되거나 활동상 장애를 겪게 된다. 이들은 밤 수면의 지속과 낮의 졸림이 알코올 소비에 의해 반복적인 악순환이 초래될 것이라고 추측하였다.

Brower의 조사에 따르면, 비알코올 중독자에 비하여 알코올 중독자는 잠이 드는 것에 어려움을 느끼거나 총수면 시간의 감소 등의 수면 문제를 빈번히 겪게 되는 것으로 나타났다. 이들은 깊은 수면 시간의 비율이 감소되었으며 REM 수면과 같은 질 높은 수면 측정 결과도 부정적으로 나타났다. 이러한 문제들이 심한 음주기에만 해당된 것이 아니라 음주 후 혹은 단기적, 장기적 금주기에도 나타났다. 장기적인 금주기에도 나타나는 이러한 수면장애는 금주를 시작한 알코올 중독자의 재발 위험을 증가시킬 수 있다. 따라서 알코올 중독 치료 중에 수면 문제를 다루는 것은 알코올을 다시 찾게 되는 정도를 감소시킬 것으로 보인다. 또한 수면장애는 알코올 중독의 요인이 될 수 있다. 불면증을 겪고 있는 사람 중 4분의 1이 자가 치료를 목적으로 알코올을 섭취하고 있는 것으로 조사된 바 있다(Brower, 2001).

2) 수면 생리에 작용하는 알코올의 영향들

수면에 미치는 알코올의 영향을 평가하기 위해, 조사자는 연구 대상자에게 잠자리에 들기 약 30～60분 이전에 알코올을 마시도록 하는 수면 연구방법을 적용하였다. 이 접근방법으로 체중 1Kg당 0.16g～1.0g까지의 알코올을 투여 받은 건강한 사람들에 관한 알코올의 영향을 폭넓게 연구할 수 있었다(Williams, Salam, 1972). 표준량인 약 1～6잔의 술을 마시는 경우, 호흡 중의 알코올 농도는 0.105%까지 높아졌다. 일부 연구는 이 범위 내에서의 알코올량이 연구 대상자가 알코올을 마시지 않았을 때보다 수면시간이 단축된다는 점을 발견했다. 한 연구는 소량의 알코올(0.16g/Kg)을 섭취했을 때 수면 시간이 길어지기는 하지만 더 많은 양의 알코올(0.32, 0.64g/Kg)을 섭취했을 때에는 그러한 효과가 없다고 보고하였다(Stone, 1980).

어떤 조사자들은 야간 수면을 전반부와 후반부로 구분지어 알코올의 영향을 분석하였다. 이러한 연구는 특히 다량의 알코올의 섭취가 수면 후반부의 각성기간이나 1단계인 얕은 수면 기간을 증가시킨다는 점을 발견하였다(Williams, Maclean, Cairns, 1983 ; Roehrs, Yoon, Roth, 1991). 수면 후반부의 이러한 계속적인 수면장애는 일반적으로 '반향 효과(echo effect)'로 해석되는데 이는 일단 흡수된 알코올이 몸에서 완전히 대사되고 배출되는 과정에서 일어난다. '반향 효과'란 알코올로 인한 상반된 지시로 발생한 생리학적 가변성과 적정량을 초과하여 흡수된 알코올의 체외 배출을 의미한다. 이는 수면의 전반부에 알코올이 섭취 되었을 경우에 일상적인 수면 패턴을 유지하려는 신체의 적응성에서 비롯된다. 그러나 흡수된 알코올이 체내에서 배출되기 위해서는 수면 상의 혼란이 일어나게 된다. 이러한 가설은 혈중 알코올 농도(BAC)가 시간당 0.01~0.02%로 낮아지는 알코올 분해 비율로 뒷받침 되었다. 이 실험은 수면 직전의 정형적 BAC 최고점은 0.06~0.08%이며, 따라서 이 비율의 알코올 분해는 4~5시간의 수면 내에 종결되어 진다는 점을 의미한다. 즉, 야간 수면 후반부의 수면 방해는 체내 알코올 배출 현상과 동시에 발생하게 된다(Roehrs, Roth, 2001).

수면 도입과 수면 유지에 미치는 알코올의 영향에 근거하여, 알코올이 다양한 수면 단계의 각각의 부분에도 영향을 미친다는 사실이 밝혀졌다. 따라서 대부분의 연구는 최소한 수면 전반부 동안에는 알코올 섭취량에 의해 REM 수면이 억제된다고 기록하고 있다(Williams, Salam, 1972). 선행 연구에 의하면 REM 수면량은 야간 수면 후반부 보다 전반부에 더 낮았으며, 결과적으로 알코올에 의한 전체적인 REM의 억제 현상이 대부분의 연구에서 낮게 평가된 듯하다. 알코올이 REM에 미치는 전체적인 영향을 정의하려면 – 알코올의 최고 농도가 대부분의 REM 수면의 시간에 동시에 발생하기 때문에 – 조사자들에게 한밤중에 알코올을 투여하는 부가적인 실험이 요구되었으나 이는 행해지지 않았다(Roehrs, Roth, 2001).

수면 전반부에 발생하는 알코올에 의한 REM 억제 현상을 보여준 실험들은 수면 후반부의 REM 반향 현상도 발견하였다(Williams, Salam, 1972). 결과적으로, 수면 전에 섭취한 알코올에 대한 연구결과로 나타난 전체적인 REM 수면량은 비알코올 중독자의 음주 연구결과와 다르지 않았다. 깨어있는 시간과 얕은 수면 기간 증가로 나타나는 수면 후반부의 REM 반향은 알코올의 분해 완료 및 체외 알코올 배출과 연관되어 있다. 각성과 REM 수면의 반향에 관한 신경생물학적인 원리의 원인은 아직 알려지지 않았다(Roehrs, Roth, 2001).

일부 연구는 알코올이 수면 전반부의 SWS(slow-wave sleep ; NREM 수면의 3, 4단계)의 양과 관련되어 있음을 발견했다(Williams, Salam, 1972). 알코올 소비량이 연구 집단의 일반적인 SWS 수준 증가 혹은 지속을 결정하는 요인이라는 점이 거의 분명해졌다. 예를 들어, 건강한 사람이 위약(placebo)

을 복용했을 경우와 비교하여 SWS양이 적은 불면증 환자가 알코올을 복용했을 경우에 SWS가 증가하였다(Roehrs, et al., 1999). 대조적으로, 알코올은 같은 연령대의 건강한 비교 집단의 SWS에는 영향을 미치지 않았다.

장년층의 다른 집단은 건강한 젊은 청년들과 비교하여 낮은 SWS 수준을 보였으나, 건강한 장년의 수면에 대한 알코올의 영향을 측정한 연구들은 없다. 그러나 장년 참가자들에 관한 수면 부족 연구들에서 수면 부족 기간 뒤에 이어진 회복기의 밤에 SWS가 증가되었다. 그러나 이와 더불어 SWS 내성이 빠르게 향상됨으로써 알코올이 중·장년층에게 잠재적 수면 치료 효과를 암시하지는 않았다(Prinz, et al., 1980).

또한 일부 연구들은 며칠에 걸쳐 야간에 작용하는 알코올의 영향들을 조사하였다. 이러한 연구들은 알코올의 진정효과에 대한 내성과 3일 이내에 형성되는 수면 단계 영향(Williams, Salam, 1972)과 그 후 정상 수준으로 되돌아가는 SWS와 REM 수면의 비율을 규명하였다. 또 다른 연구에서는 REM 수면이 보통 수준 이상으로 증가하는 REM 수면 반향에 의해 알코올 작용 정지가 나타났다. 그러나 모든 연구들이 그러한 반향 효과를 나타낸 것은 아니다. 결과에서 나타내는 가변적인 연구 대상자의 평균적인 REM 수면 수준이나 REM 억제와 관련한 알코올의 정도, REM 억제에 관해 이미 지니고 있던 내성 등을 포함하는 특정한 몇 가지 요소들과 연관되어 있을 것으로 보인다(Roehrs, Roth, 2001).

3. 수면 호르몬과 알코올

1) 호르몬 기능에 미치는 알코올의 효과

수면과 기상을 유도하는 사이클은 일주리듬 안에서 형성된다. 인간의 일주리듬을 규명하기 위하여 주요 신체 온도를 측정하고 송과선에서 분비되는 멜라토닌(melatonin) 호르몬을 조사한 결과 24시간의 전형적 패턴 내에서의 변동 양상이 나타났다. 이는 수면과 기상 사이클에 미치는 알코올의 영향 평가를 가능하게 하였다. 도입부에 언급한 바와 같이, Kleitman(1939)은 야간 수면

60분 전에 복용한 알코올과 위약이 신체에 미치는 변화에 관한 실험을 최초로 시도하였다. 이 실험에 따르면, 최초의 알코올 복용은 알코올 복용에 따른 온도 상승의 반향인 체온 저하를 가져오게 된다. 이러한 알코올의 체온 저하 효과는 다른 여러 연구에서도 발견되었다.

뇌하수체의 다양한 호르몬의 분비 역시 평상시의 수면 중에 나타나는 분비 최고점 등과 같은 일주적 가변성이 나타난다. 어떤 호르몬은 수면과 연관되어 만약 수면이 지연되면 이 호르몬의 분비 최고점도 지연된다. 대조적으로, 다른 호르몬들의 최고점은 수면 지연과 상관 없이 매일 밤 매 시간에 동일하게 나타났다. 수면과 연관된 뇌하수체 호르몬 중 하나는 성장 호르몬인데 이것의 분비 최고치는 SWS의 한 단계에서 나타난다(Takagashi, Kipnis, Daughaday, 1969).

선행 연구에서는 잠자리에 들기 전 체중 Kg당 0.8g의 알코올을 투여하자 SWS의 비율이 증가한 반면 성장 호르몬 분비가 억제되었다. 또 다른 연구에서는 체중 Kg당 0.5g과 1.0g으로 각기 다른 양의 알코올을 투여하였는데, 두 경우 모두에서 복용량 증가와 상응하여 성장 호르몬 분비 억제가 나타났다(Ekman, Vakkuri, Ekman, 1996). 이에 따라 알코올이 성장 호르몬 분비와 SWS 수준에 유의미한 영향을 미친다는 결론이 내려졌다(Roehrs, Roth, 2001).

이 가설은 첫 번째 연구에서 행해진 반복적 알코올 투여의 결과로 더욱 확실해졌다(Prinz, et al., 1980). 이 실험에서는 알코올에 의한 SWS 변화가 내성을 보인 것과는 대조적으로 알코올의 성장 호르몬 분비 억제 효과는 3일이 지나도록 지속되는 것으로 나타났다. 성장 호르몬에 미치는 알코올의 영향과 성장 호르몬의 해리, 그리고 SWS에 대한 임상적 의미는 특히 만성적이고 과도한 알코올 복용과 연관 지을 때 불확실해진다. 불행히도, 이러한 흥미로운 연구들은 중단되어 있는 상태다(Roehrs, Roth, 2001).

또 다른 수면과 관련된 뇌하수체에서 분비되는 호르몬은 프로락틴(prolactin)으로, 이 호르몬의 최고 분비 시기는 잠든 지 네 시간에서 다섯 시간 후에 나타난다(Van Cauter, Turek, 1994). 오늘날, 알코올이 프로락틴 분비에 미치는 영향은 정확히 밝혀지지 않았으나, Ekman의 연구에 따르면 알코올은 프로락틴 수준에 영향을 미치지 않는 것으로 나타났다(Ekman, Vakkuri, Ekman, 1996). 그러나 아마도 체중 Kg당 1.0g의 알코올을 투여한 경우에도 잠든 지 4~5시간 후에는 알코올 수준이 더 이상 올라가지 않을 것으로 보인다. Prinz와 학생들은 그들의 연구에서 프로락틴 수준을 측정하지는 않았다(Prinz, et al., 1980).

2) 신경 화학물질에 미치는 알코올의 영향들

알코올이 중추신경계(CNS ; central nervous system)의 기능에 미치는 영향은 하나의 신경세포가 다음 신경세포로 연결되는 과정인 신경신호매체를 담당하고 있는 다양한 뇌 화학물질에 대한 알코올의 작용에 의하여 나타난다. 이 신경전달물질들은 신호 발생 뉴런에 의하여 방출되며 일반적으로 신호 수신 뉴런 표면에 위치한 특정 분자와의 연계에 의해 활동하게 된다. 소량의 알코올은 주로 기상과 수면 상태에 결정적 역할을 하는 가바(gamma aminobutyric acid ; GABA)와 글루타메이트(glutamate)의 정상적 활동을 방해함으로써 CNS 기능에 영향을 끼친다(Koob, 1996).

GABA는 CNS 내의 주요한 억제적 신경 전달 시스템인데, GABA와 신호 수신 뉴런의 연계는 해당 뉴런이 새로운 신경신호를 발생시킬 수 있는 능력을 감소시킨다. 다양한 실험을 통한 연구의 증거에 따르면, 소량의 알코올은 신호 수신 뉴런에 GABA가 활동하도록 만들어 결국 뉴런의 신경신호 생성능력이 감소되도록 만든다(Mihic, Harris, 1996). 이 사실은 많은 진정제들의 역할이 GABA의 활성을 촉진시키는 이유로 매우 중요하게 인식되어 왔다(Roehrs, Roth, 2001). 과학자들은 수면에 미치는 GABA의 중대한 역할을 오랫동안 연구해왔다(Jones, 2000). 예를 들어, GABA가 방출하는 뉴런들이 SWS의 생성을 포함한 다양한 뇌 영역에 출현함으로써 GABA의 억제조절 촉진기능으로서의 알코올의 진정 작용과 SWS 촉진 효과를 설명할 수 있는 근거가 된다(Roehrs, Roth, 2001). Glutamate는 CNS 내의 주요 흥분신경 전달자이며 CNS는 새로운 신경 신호를 발생시키기 위한 신호 수용 뉴런의 수용 활동자로서 역할을 하고 있다. Glutamate 수용기는 NMDA 수용기를 포함하여 네 가지로 정의된다(Tabakoff, Hoffman, 1996). 해부학적으로, glutamate가 방출하는 뉴런들은 SWS를 촉진하는 뇌 영역에서도 발견된다(Jones, 2000). NMDA 항진제(agonists)는 발작을 일으키게 하는 반면, 어떤 glutamate의 길항제(antagonist)는 진정제와 마취제로 쓰인다(Jones, 2000). 따라서 glutamate는 각성 및 활동의 주요 요소인 것이다. 수많은 생화학적, 전기생리학적 연구가 알코올이 NMDA 수용기의 기능을 방해함으로써 glutamate의 길항제의 역할을 한다고 밝혔다(Taba-koff, Horrman, 1996). 결론적으로, NMDA 기능에 대한 알코올의 방해 작용은 알코올이 가진 진정 효과로서의 또 따른 메커니즘인 것이다(Roehrs, Roth, 2001).

가장 최근 GABA와 glutamate-NMDA의 시스템에서 발견된 알코올의 수면 효과 조정의 주체는 아데노신(adenosine)으로 밝혀졌다. 이 분자는 그 자체로써는 신경 전달체가 아니지만, GABA와 glutamate를 포함한 다른 신경 전달체에 의존하여 신호 매개를 조절한다. 일반적으로, adenosine은 CNS의 glutamate의 기능을 억제하는 기능을 한다(Dunwiddie, 1996). 알코올은 adenosine의 형성, 발생과 방출된 adenosine의 세포 내 재침투의 억제, 그리고 이에 따른 알코올의 활동 연장과 adenosine의 수용체적 기능의 생성 등과 같은 몇 가지 메커니즘을 통하여 adenosine의 억제적 조정 효과를 촉진시키는 것으로 나타났다(Dunwiddie, 1996). Adenosine이 수면에 대한 항상성(homeostate) 조절 기능을 한다는 가설은 각성과 수면, 수면요구 신호를 계산한 시스템이다(Bebbington, Heller, 1995). 뇌 시스템 수준의 활동이 각성 시에는 증가하고 SWS에서는 감소함에 따라, 알코올은 SWS와 adenosine의 기능을 촉진하여 수면 상태로 신속하게 돌입하도록 만든다(Roehrs, Roth, 2001).

신경화학적 메커니즘이 강조한 알코올의 REM 수면 억제는 불확실하다. REM 수면에 중요한 역할을 한다고 여겨지는 신경전달물질 중 다른 하나는 아세틸콜린(acetylcholine)이다(Bebbington, Heller, 1995). 다른 신경전달물질과 마찬가지로, 이 물질은 니코틴성(nicotinic) 수용기와 무스카린성(muscarinic) 수용기를 포함한 몇 가지 형태의 수용기를 통하여 작용한다. 오늘날, 알코올의 acetylcholine 대체제로서의 역할은 단지 최소한의 증거가 제시되었을 뿐이다. 더욱이, 현존하는 증거들은 알코올이 니코틴성 아세틸콜린(nicotinic acetylcholine)을 통하여 영향을 미친다고 주장한다(Collins, 1996). 아세틸콜린이 무스카린성(muscarinic) 수용기를 통해 활성화되어 REM 수면 유도를 조정한다고 하는 연구 보고도 있다(Bebbington, Heller, 1995). 따라서, 알코올의 REM 수면 억제는 알코올이 acetylcholine 시스템에 미치는 영향으로 결정되지는 않는 것으로 나타났다(Roehrs, Roth, 2001). Glutamate 또한 REM 수면 도입부 중 한 단계에서 활동하는 것으로 보이며(Bebbington, Heller, 1995), 알코올의 glutamate 억제는 앞서 언급되어 있다(Tabakoff, Hoffman, 1996). 그러나, 알코올의 내성과 REM 억제 효과는 동일한 원리를 통해 발현되지는 않는 것으로 보이는데, 이는 내성과 REM 억제 효과가 실험적으로 분리된 결과가 나타남으로 증명된다. 연구 사례를 예로 들자면, 카페인(caffeine)은 알코올의 내성효과를 전도시키기는 하지만 REM 억제 효과는 전도시키지 않는다(Turner, et al., 2000). 요약하자면, 알코올의 내성은 GABA와 관련된 원리를 통하여 발현하며, 알코올의 REM 억제 효과는 glutamate와 관련된 원리를 통하여 발현하게 된다(Roehrs, Roth, 2001).

4. 수면과 기민성

1) 야간 수면과 주간 기민성의 연관

도입부에서 언급한대로, 수면 혼란에 관한 정의 및 인지는 수면의 양과 최상의 주간 기민성, 수행성 등 인체의 활동 상황과 관련된 중요한 사안이므로 임상학자들에게 민감하게 다루어져 왔다. 건강한 사람의 단지 하룻밤의 최소 야간 수면시간 감소(1~3시간)는 그 즉시 다음날의 기민성과 업무 능력의 수행 감소를 가져왔다. 더욱이 이러한 영향들은 며칠 동안 축적되어 계속될 수 있다(Roehrs, et al., 2000). 마찬가지로 전체 수면 시간의 감소가 아닌 청각적 자극에 의한 지속적인 수면의 장애도 건강한 사람의 기민성과 업무수행 효과에 영향을 미친다(Roehrs, et al., 2000). 수면 지속의 분열은 수면 1단계와 단기 각성 기간의 증가로 특징지어 진다(Roehrs, Roth, 2001). 어떤 연구들은 잠들기 전에 알코올을 섭취한 건강한 사람들에게 나타나는 다음날의 수행성과 기민성을 평가했다. 한 연구에서 오후 6시와 9시 사이에 알코올을 다량 섭취한 젊은 조종사들의 취침 직전 BAC를 측정한 결과는 0.10과 0.12%였다. 알코올을 섭취한 후 14시간 이상이 경과하고 BAC가 0인 다음날 아침에 측정된 조종사들의 비행업무 수행성은 placebo를 복용한 후 대조된 수행성 비율보다 감소되었다(Yesavage, Leirer, 1986).

알코올이 수행성 감소와 함께 수면 붕괴를 초래하는지를 조사하기 위하여 Roehrs와 학생들(Roehrs, Yoon, Roth, 1991)은 건강한 사람들에게 잠들기 전에 알코올을 섭취하도록 한 후 참가자들의 수면반응을 조사하고 다음날 종일에 걸쳐 기민성과 수행성을 평가하였다. 사용된 알코올의 양은 잠들기 전 0.06%의 BAC를 나타내었다. 연구는 이 정도의 알코올 양이 야간 수면 후반부의 수면 제1단계의 증가와 관련된 결과를 나타내었다. 알코올 섭취 다음날 조사자는 수면다원검사(multiple sleep latency test ; MSLT)와 전기 생리학적 방법을 사용하여 기민성을 평가했다. 수행성은 참가자들이 특정한 소리에 반응하는 청각각성실험 또는 참가자들이 두 가지 업무를 동시에 수행하도록 하는 분할집중수행으로 평가되었다(Roehrs, et al., 2000). 이 실험은 참가자들의 MSLT 측정시의 수면방해와 분할집중 수행능력의 감소가 측정됨으로써 알코올 섭취 후 다음날의 기민성이 손상된다는 점과(Roehrs, Yoon, Roth, 1991) 알코올이 수면손상효과를 통하여 직접적으로 주간 기민성과 수행성을 감소시킨다는 점을 밝혀냈다. 중대한 업무(운전, 비행기 조종)에 있어서의 기민성과 수행성 감소는 아무리 작은 영향일지라도 심각한 결과를 초래할 수 있다(Roehrs, Roth, 2001).

2) 주간 기민성에 미치는 알코올의 직접적 영향들

알코올은 일반적으로는 진정제로 구분되지만 사실상 진정효과와 각성효과 모두를 가지고 있다. 이러한 상이한 효과는 알코올 소비량과 BAC 단계와 관련되어 있다(Pohorecky, 1977). 이에 따르면, 각성효과는 알코올을 소량 혹은 적정량 복용하여 BAC가 최고치에 달했을 때 확실하게 나타난다. 반대로 진정효과는 다량의 알코올을 복용하여 BAC가 하락했을 경우 발생한다. 야간 수면 연구에서는 건강한 사람들에게 보통량의 알코올을 섭취하도록 했을 때 진정 효과가 나타났다(Williams, Salam, 1972). 한편 잠들기 30~60분 전에 알코올을 섭취했을 때 잠들기 직전 혈 중 알코올 농도가 최고치가 되었다. BAC 하향기에 대한 다른 연구에서는 알코올은 MSLT 표에 의하여 측정된 대로 수면 잠재력을 약화시켰으며, 알코올 복용량에 따라 집중력과 수행력 모두가 감소되었다. 이러한 감소 양상은 BAC가 0으로 알코올이 완전히 대사된 후에도 최소 두 시간 가까이 지속되었다(Roehrs, Roth, 1998).

수정된 MSLT가 사용된 주간 실험은 단 한가지로, 수면 중 알코올이 BAC 상승기와 하강기 모두에 미치는 영향을 평가하였다. 이 연구는 placebo의 경우와 마찬가지로 BAC가 최고치일 때 수면 잠재력이 상승한 조건하에서 알코올의 각성 효과가 지속된다는 점을 발견하였다(Papineau, et al., 1988). 그러나 BAC의 지속적 하락기에는 수면 잠재력이 placebo와 비교해 감소되는 경향을 보여 알코올의 상이한 효과가 확인되었다(Roehrs, Roth, 2001).

인간의 기본적인 졸음 정도로 알코올의 주간 진정효과와 수행방해조절효과가 연구되었다(Roehrs, Roth, 1998). 이 연구에서는 첫 번째로 참가자들의 야간 수면을 줄이거나 늘린 후 다음날 체중 Kg당 0.8g의 알코올을 복용하도록 했다. 동시에 8시간 동안 참가자들의 졸음 정도와 정신적 기민성을 평가하였다. 그 결과 알코올 섭취 시의 졸음 정도와 기민성에 따라 알코올이 수반하는 안정감과 수행성 방해력이 조절되었다. 즉, 알코올의 영향력이 감소되면 기민성이 증가하게 되는 반면, 알코올의 영향들이 복합되면 졸음의 정도가 증가하게 되는 것이다(Roehrs, Roth, 2001).

3) 야간 수면과 주간 기민성, 알코올 소비 내력간의 상관관계들

Roehrs과 Roth의 논문은 알코올이 야간 수면과 주간 기민성에 미치는 영향들을 연구하였다. 그러나 졸음, 기민성과 알코올 소비간의 상관관계는 아마도 양면적일 것이다. 따라서 어떤 조사와 연구 자료는 야간 수면의 지속과 주간 졸음의 다양성들이 알코올의 소비를 조정하는데 중요한 역할을 한다고 말한다. 예를 들어, 영국의 한 자료가 나타낸 남성들의 수면시간과 알코올 소비간의 부정적인 관계는 짧은 수면 시간과 관련된 과도한 음주이다(Palmer, Harrison, Hiorns, 1980). 비슷한 예로, 미국에서 청년을 대상으로 한 연구에서 6시간 혹은 그 이하의 수면시간을 필요로 한다고 기록한 참가자는 더 많은 수면시간을 필요로 하는 참가자들보다 이른 나이에 음주 습관이 고착되었고 한 달 동안 더 많은 양의 알코올을 마신 것으로 나타났다(Schuckit, Bernstein, 1981).

이 연구는 조사자에게 많은 알코올의 소비가 짧은 수면과 관련되어 있다는 가설을 이끌어 내도록 했다.

알코올과 감정에 관한 연구에서는 주간의 졸음, 기민성과 음주와의 흥미로운 관계를 정의하였다. 이 연구에서는, 어떤 것이 알코올음료인지 모르도록 만든 색깔 별 컵에 담긴 몇 가지 음료들을 참가자들에게 제공하여 그들의 알코올에 대한 선호도를 조사하였다(Prinz, et al., 1980). 참가자들은 각 컵의 음료를 맛 본 후 자신이 좋아하는 음료를 선택할 수 있었다. 이 과정을 통하여 Wit 등은(1987, 1989), 약 세 잔에 해당하는 체중 Kg당 0.5g 정도의 양의 알코올을 선택한 보통의 음주자들이 알코올을 선택하지 않은 음주자들과 비교해 아주 낮은 기민성을 나타내는 결과를 보여주었다. 더욱이 이러한 실험들에서 일반적으로 알코올을 선호하지 않은 참가자들이 알코올이 그들의 졸음을 증가시키는 것을 경험한데 반해, 알코올을 선호한 참가자들은 알코올이 그들의 자신감과 활력을 상승시켜 주는 것을 경험했다(Roehrs, Roth, 2001).

건강한 젊은 남성들에게 특정 분량의 알코올을 마시도록 한 알코올 면역성에 관한 연구에서는 이 남성들의 음주 내력은 알코올에 대한 그들의 주관적인 반응이라는 것을 예견할 수 있었다(Schuckit, Klein, 1991). 보다 많은 알코올을 소비하는 참가자들은 적은 알코올 소비 내력을 가진 참가자들 보다 알코올 소비 후 졸음을 느끼는 정도가 더 낮았다. 이러한 알코올 반응의 개인차가 다른 생리학적 상태를 반영한 것인지, 또는 일반적인 생리학적 상태에 대한 인지의 차이를 반영한 것인지는 확실하지는 않다(Roehrs, Roth, 2001).

5. 불면증과 알코올

미국 인구 중 10%에서 15% 정도가 수면 유도와 지속 시간, 그리고 얕은 수면으로 어려움을 겪는다(Roehrs, Zorick, Roth, 2000). 또한 지속적으로 불면증을 겪는 사람 중 30% 정도가 지난해에 수면 유도를 위해 알코올을 섭취한 경험이 있다고 응답하였고 그 중 67%가 알코올이 수면 유도에 도움이 되었다고 답하였다(Ancoli Israel, Roth, 2000).

다른 연구는 불면증을 겪는 집단과 비교하여 같은 연령의 건강한 사람들에게 작용하는 알코올 0.5g/Kg의 영향을 비교하였다(Roehrs, et al., 1999).

불면증을 겪는 집단에게 placebo와 병행하여 이 실험을 수행한 결과 수면 개선에 효과가 있는 결과가 나타났다. 또한 알코올을 섭취했을 때 건강한 사람에게 나타나는 야간수면 후반부의 수면 방해가 불면증이 있는 사람에게는 발견되지 않았다. 특히, 불면증을 겪는 사람이 알코올을 섭취 했을 때 같은 연령대의 대조 집단과 비교 시 SWS가 높아지는 결과가 나타났다(Roehrs, Roth, 2001).

먼저 연구의 후반부에(Roehrs, et al., 1999), 또 다시 참가자들에게 다양한 농도의 알코올 또는 placebo가 담긴 색깔 별 음료를 선택하게 하였다. 참가자들은 음료를 전부 마셔 본 후에 자신이 가장 선호하는 음료를 선택할 수 있었다. 이 실험에 의하면 건강한 사람들은 placebo 음료를 선택한 반면, 불면증을 겪는 사람들은 일반적으로 알코올이 들어있는 음료를 선택하였다. 더욱이 불면증을 겪는 사람들이 자가 치료를 위해 밤에 섭취하는 알코올 량은 0.45g/Kg으로 이들이 수면 개선을 위해 섭취하는 양 뿐 아니라 집에서 소비하는 양과도 거의 동일했다(Roehrs, Roth, 2001).

불면증을 겪는 사람의 수면 시간대 알코올 섭취에 관한 선호도를 나타낸 자료와 실험 연구로 밝혀진 사실들은 불면증을 겪지 않는 사람과 비교했을 때 몇 가지 의문점들을 제시한다. 이러한 선호도가 알코올을 자가 치료제나 감정 고양 수단, 나아가 '감정 조절제'나 수면제로 사용하도록 유도하는가? 그리고 만약 알코올 사용이 궁극적으로 '감정 조절' 역할을 한다면, 불면증을 겪고 있는 사람에게 알코올 소비를 강화시키는 '감정 조절'의 정의는 무엇인가? 불면증을 겪고 있는 사람도 다른 사람과 마찬가지로 알코올의 진정 작용에 내성을 갖게 되는가? 야간에 진정제로 알코올을 섭취하는 것이 주간의 복용으로 이어지는가? 알코올을 진정제로 사용하는 것은 궁극적으로 어떤 위험성과 연관되어 있는가? 하는 이와 같은 의문점들이 아직 확인되지는 않았으나 이에 관한 자료들이 알코올과 수면의 쌍방향적 관계, 즉 야간수면 방해로 인한 알코올 섭취율 증가와 알코올 섭취에 의한 수면방해 가능성을 시사한다는 점에서 유의미하다고 할 수 있다(Roehrs, Roth, 2001).

알코올은 수면과 주간 졸음 현상에 광범위하게 영향을 미친다. 불면증을 겪는 사람이 소량의 알코올 섭취로 수혜를 받을 수도 있는 반면, 건강한 사람의 과음은 수면을 방해할 수 있다. 또한 건강한 사람에 관해 조사한 자료에 따르면 알코올의 진정작용에 대한 내성은 빠르게 발현될 것으로 보이며, 이러한 내성 발현은 과도한 진정제 사용과 불면증을 겪는 사람들의 과도한 주간 음주를 유도할 가능성이 있다.

알코올은 야간 수면량과 지속성에 있어 양면적으로 작용하며 주간 졸음은 알코올의 진정 효과와 수행성 감소에 영향을 미친다. 수면의 질과 주간 졸음은 알코올 섭취량과 연관될 뿐 아니라 과음의 원인이 될 수 있다. 이러한 사안에 대한 확인 및 알코올과 수면 간의 주요 메커니즘에 대한 정의를 위하여 알코올이 수면의 생리학적 기능에 미치는 영향에 대한 세부적인 연구가 계속되어야 할 것이다(Roehrs, Roth, 2001).

제2편

알코올 중독

제4장 음주에 영향을 미치는 요인

제1절 체질과 음주

1. 알코올 분해효소와 급성중독

술을 잘 마시는 것을 호연지기 중 하나로 생각하는 동양권에서는 말술을 마시는 사람을 영웅호걸로 묘사하고 있다. 삼국지나 수호지의 영웅들이 대체적으로 '술을 독 채 마시는 사람'으로 묘사되어 있다. 그러나 서양의 경우는 다르다. 술을 잘 마시는 사람의 말로가 불행하고 비참하게 묘사되어 있다. 그리스 신화에서 술의 신으로 추앙받고 있는 디오니소스조차도 술로 인해 아티카 지역의 목동에 의해 곤욕을 치를 정도로 서양에서는 술 취함에 대해 경계를 하고 있다. 이러한 동서양의 과음자에 대한 시각의 차이는 인종간의 알코올 분해능력의 차이에서 그 해답을 찾아 볼 수 있다.

술을 마시면 누구나 알코올의 영향을 받지만 개인의 생리적 능력 차이에 따라 음주의 영향은 매우 다양하게 나타난다. 알코올은 물과 지방에 대한 양쪽 친화력을 갖고 있기 때문에 세포막을 통해 신속히 체내로 흡수되는데, 위 장관을 통해 거의 완전히 흡수된다. 흡수된 후에 알코올은 몸속의 수분분포와 유사한 양상으로 분포된다.

알코올은 간에서 알코올분해효소(alcohol dehydrogenase ; ADH)에 의해 아세트알데히드(acetaldehyde)로 분해되며, 아세트알데히드는 알데히드 분해효소(aldehyde dehydrogenase ; ALDH)에 의해 아세테이트(초산)로 분해되어, 최종적으로 물과 이산화탄소로 분해되어 배출된다.

기질적으로 어떤 사람은 술을 잘 마시고 어떤 사람은 술을 마시지 못한다. 신체의 알코올 신진대사에 중추적 역할을 수행하는 효소는 알데히드 분해효소 2(Aldehyde dehydrogenase 2 ; ALDH2)이다. ALDH2 유전자에는 두 가지 대립유전자가 존재한다. ALDH2-1 대립유전자는 알코올의 부산물인 아세트알데히드(acetaldehyde)를 초산과 물로 분해시키는 역할을 담당한다. 그러나 ALDH2-2 대립유전자는 정지된 상태로 몇 가지 독소를 발생하여 아세트알데히드를 분해시키지 않고 오히려 누적시킴으로써, 알데히드 반응을 유발시킨다. 따라서 사람마다 어떤 유전자를 가지고 있느냐에 따라 알코올 흡수량이 달라진다. 유전적으로 ALDH2 유전자의 두 복제본을 물려받음으로써, 사람마다 '두개의 ALDH2-1 대립유전자를 가지는 경우'와 'ALDH2-1과 ALDH2-2 대립유전자를 각각 하나씩 지닐 경우', 그리고 '두개의 ALDH2-2 대립유전자를 가지는 경우'가 있다. ALDH2-1 유전자를 가진 사람은 알코올 분해 능력이 뛰어나서 술을 자주 마시게 되며 알코올 중독에 빠질 가능성이 매우 높다. 반면 ALDH2-2 대립유전자를 많이 가진 사람은 알코올분해 능력이 없어서 한 잔의 알코올을 마셔도 피부가 붉어지고, 호흡이 가빠지며, 심한 경우 의식을 잃게 되는 아세트알데히드 반응이 나타난다. 이런 사람은 급성 알코올독성에 빠져 위험한 상황에 빠질 수 있으며, 아세트알데히드 독성(발암물질)으로 인해 신체의 조직들이 타격을 입게 된다.

ALDH2-2 대립유전자는 아시아인들에게 흔히 나타나며, 다른 인종 그룹에서는 거의 발생하지 않는다. 결론적으로 아시아인의 약 25% 정도만 알코올 분해 능력이 서양인과 비슷하고 나머지는 알코올 분해 능력이 현저히 떨어진다. 서양에서는 모든 사람의 알코올 분해 능력이 비슷하여 술을 잘 마시는 것이 남달리 부러운 것은 아니었을 것이다. 반면 동양에서는 술을 말술로 마시고도 아무렇지도 않은 사람에 대해 부러운 시선으로 바라보았을 지도 모른다.

그러나 중요한 것은 술을 잘 마시던지 그렇지 않던지 이래저래 한 잔의 술이라도 인체에 유익하지 않다는 사실이다.

2. 유전과 과음

알코올이 다수에게 미치는 해악의 원인을 규명하기 위하여 알코올 남용과 중독의 원인(병인)에 관한 연구가 지속적으로 진행되었으며, 이러한 연구의 결과로 알코올 관련 문제를 발현시키는 취약성에 관한 유전학적 전달 가능성 및 유전적 전달 형태의 다양성이 발견되었다. 쥐를 대상으로 한 연구는 다양한 개인 유전자 및 유전자 집단이 알코올에 대한 선호도나 알코올의 효과에 관한 민감성, 그리고 알코올에 대한 내성 등 알코올에 관한 매우 상이한 형태의 반응을 나타낸다는 사실을 보고하였다. 유전자들의 부호화는 단백질과 알코올에 대한 생물학적 반응에 관여하는 유전자 역할에 관한 메커니즘 정의는 알코올 중독의 특성을 통찰할 수 있도록 할 뿐 아니라, 약리학적 개발에도 역시 도움을 줄 수 있을 것이다.

알코올 중독의 유전자에 관한 연구의 또 다른 목적은 알코올 행태의 개인적 차이점이 유전적 영향으로 인한 것인지, 환경적인 영향으로 인한 것인지를 결정하기 위함이다. 한 쌍둥이 연구에서는 알코올 취약성의 약 3분의 2가 남성과 여성의 유전적 요인에서 기인하는 것으로 나타났다. 일부 쌍둥이 연구는 젊은 성인의 알코올 소비에 영향을 미치는 다양한 요소들의 상대적 중요도를 연구하였다. 유전학적 연구의 두 번째 목적은 알코올 중독 위험을 전달하는 유전자에 관하여 정의하는 것으로써, 이를 위하여 알코올 중독에 영향을 미치는 특정 염색체 내 유전자의 근원인 게놈(Genome)을 조사하였다.

개인의 기질, 습성, 가족 및 동료, 문화적 환경 등의 범주에 선천적 취약성이 어떠한 작용을 하는 지에 관하여 이해하는 것은 알코올 중독의 병인에 관한 신경사회학적 연구의 목표이기도 하다. 알코올 중독 가족력으로 인하여 위기에 처한 아동의 특징 및 가족적 특색에 관한 발견은 알코올 중독이 아닌 부모의 자녀에 관하여서도 위험 예견이 가능하도록 할 것이다. 만약 알코올 중독이 수많은 요인의 연속 작용으로 인한 최종적인 결과라면, 이러한 요인들을 규명하고 요인간의 연계에 대한 이해를 증진함으로써 알코올 중독을 치료하거나 알코올 중독 취약성의 점진적 악화를 중재하는 것이 가능할 것으로 보인다.

제2절 음주의 동기

알코올 사용에 관한 정신 사회학적 연구 중 일부는 개인의 음주 동기에 특히 관심을 갖는다. 가장 일반적으로 연구된 음주 동기는 스트레스 관리 방법 중 하나로 알려져 있는 알코올의 불안 감소능력이다. 스트레스와 알코올 소비의 연관성의 강도는 전 생애적 관점으로 볼 때 매우 다양하게 나타나며, 대체적으로 청소년기에는 약해지고 중, 장년기에는 더욱 심화되는 경향을 보인다.

1. 정서적 요인

1) 스트레스 관리

알코올은 스트레스를 관리하기 위한 수단으로 사용되기도 한다. 한 모델은 알코올이 부정적 감정(불안 및 우울함)을 덜어줄 것이라 믿는 기대감 및 삶의 문제에 대처하기 위한 방법으로써의 음주가 음주 증가의 동기라고 본다. 그러나 스트레스 감소를 위한 알코올 사용에 관한 근거는 서로 복합적일 뿐 아니라 모순점이 나타나기도 한다. 또한, 음주로 인한 스트레스의 충격을 줄여주는 방어적 요인의 영향은 이러한 근거들을 더욱 혼란스럽게 만든다. 스트레스를 유발하는 사건의 발생과 이로 인한 알코올 사용에서 나타나는 시간적 지체 등의 문제 역시 모순되는 것으로 보인다. 실제로, 일간 기록을 적용한 연구는 여성이 스트레스가 높은 주간에는 알코올을 적게 소비하지만(아마도 알코올이 그들의 스트레스 관리 능력을 감소시키기 때문인 것으로 예측된다) 스트레스를 유발했던 사건이 종료된 후에는 알코올 소비가 증가했다고 보고하였다.

2) 감정 고양 효과

알코올 사용의 동기 혹은 결정 요인은 스트레스 감소효과와 연관되어 있다. 한 모델은 감각 탐색도가 높은 사람 및 알코올 사용에 따른 감정 고양효과를 기대하는 사람일수록 음주 동기에 노출될 확률이 더 높아질 것이라고 보고하였다(Cooper, Frone, Mudar, 1995). 알코올 사용으로 스트레스 감소나 감정 고양효과를 유도하는 것은 상호 배타적인 음주 동기는 아니며 동일한 사람에게 나타나기도 한다. 가장 심각한 알코올 문제는 알코올의 부정적 영향에 관해서는 가장 높은 수준을 나타내고, 알코올 제한에 있어서는 가장 낮은 수준을 나타낸 사람에게 발현된다고 보고되었다.

3) 정서적 영향

알코올이 정서에 영향을 미치는 경로에 관해서는 현재 정확히 규명되지 않은 상태이다. 이와 관련된 한 자료는 알코올이 스트레스의 반응을 완충시키는 동시에 불안감 또한 증가시킬 수 있다는 점을 보여주었다. 최근 알코올이 실제로 부정적 정서의 감소효과를 나타내는가, 또는 단순히 어떤 감정의 강도를 낮춤으로써 정서적인 흥분을 감소시키는 것인가에 관한 연구가 진행되었다(Smith, et al., 1995). 결과적으로 이 연구는 알코올이 특별히 부정적 정서 상태에 관한 반응을 약화시킨다기보다, 일반적으로 감정적 흥분 자체를 감소시키는 것이라고 주장한다. 그러나 만약 음주로 인하여 낮은 수준의 정서적 흥분이 야기된다면, 알코올이 정서적 상태의 고양에 관하여서는 어떻게 작용하는 지가 불확실해진다. 연구자들은 감정적 반응에 미치는 알코올의 영향이 영향력 및 감정에 관한 동기적 시스템에 의한 것이라기보다, 인지와 정보 처리에 미치는 알코올의 영향에 따른 결과일 것이라는 입장을 보인다.

4) 사회적 영향

사회적 영향과 기준, 정황 또한 음주의 동기로 작용한다. 음주의 외부적 동기에는 사회적인 상황에 의한 알코올 소비와 사회적 기준 준수 및 사회적 금기 행위의 기피 등 특정 이미지에 대한 사회적 보상이 포함된다.

2. 알코올에 대한 인식

연구자들은 알코올에 대한 인식(알코올에 대한 의식적, 무의식적인 지식과 신념)이 알코올 관련 행동에 미치는 영향을 조사해 왔다. 사람들은 알코올의 약리학적 영향에 관한 직접적 경험이나 부모, 동료, 문화 및 미디어의 영향에 따라 음주와 관련된 자신의 행동에 대한 기대감을 형성하게 된다. 이러한 기대감은 향후의 음주 행위를 결정하게 된다. 연구자들은 알코올에 대한 인식이 알코올 사용을 강화시킬 뿐 아니라 특정 상황에서의 알코올 사용 여부를 결정짓기도 할 것이라고 주장한다.

1) 확신 및 기대감

대부분의 사람들은 알코올에 대해 큰 기대감을 가지고 있다. 이러한 기대 및 신념은 의식적이며 확고하다. 알코올의 영향에 대한 기대감은 음주가 시작되기 전인 유년기에 이미 형성되기 시작하며 이러한 기대감이 추후의 알코올 사용 여부를 결정하게 된다. 예를 들어, 음주가 그들의 사회 적응을 도울 것이라고 응답한 어린 청소년은 이러한 신념이 없는 동년배에 비하여 몇 년 후의 음주 비율이 증가하는 것으로 나타났다(Smith, et al., 1995). 또한 연구 자료는 기대감과 음주 행위가 상호 영향을 미친다는 사실을 보여준다. 즉, 기대감은 향후의 음주 행위를 예견하게 되며 음주 행위는 알코올의 영향에 대한 기대감을 형성하게 되는 것이다.

2) 맹목적 신념 및 기대감

연구자들은 또한 '맹목적 인지'로 불리는 의식적 자각이 없는 알코올 관련 신념과 연합된 기억, 정서적 상태에 관하여 정의하고, 이러한 요인들이 음주에 미치는 영향을 연구하였다. 이 연구는 다양한 연령층을 대상으로 하여 음주와 음주의 영향이 정신적으로 결합되어 있는 방식을 조사하고, 기억의 연합적 형성 과정을 다양한 방법으로 측정하였다. 또한 알코올 관련 단어와 사진 간의 비결합성을 측정함으로써 알코올 인지 방식이 참가자들의 향후 자극 반응에 미치는 영향을 관찰하였다.

음주에 영향을 주는 확고한 신념과 맹목적 신념의 잠재적 차이에 관해서는 아직 알려진 바가 많지 않다. 이에 관한 한 가지 가정은 의식적이고 확고한 알코올에 관한 기대감은 신중하고 의식적인 의사결정과정을 통하여 음주에 영향을 미칠 것이라는 점이다. 이와 대조적으로, 무의식적인 기대감은 돌발적인 발현으로 음주에 자연발생적 영향을 미칠 것으로 보인다.

제5장 유전과 알코올 중독

제1절 알코올 중독과 유전자

알코올 의존과 남용에 관련된 취약성은 부분적으로는 유전자에 의하여 결정된다. 그러나 단 하나의 유전자가 알코올 남용과 의존의 원인이라기보다는 일반적인 인간의 행동 및 감각과 관련된 지각의 다양성 속에서 작용하는 다수의 유전자들이 그 원인이라 할 수 있다. 음주 남용과 의존에 연관된 인간 게놈의 규모와 행동 패턴의 복잡성 때문에 이와 관련된 모든 유전자를 정의하는 작업은 광범위하고 어려운 연구 과제이다. 인간 유전자 사업(Human Genome Project ; HGP)은 알코올 관련 행동에 관한 유전자를 연구하기 위한 중요한 기동력이었다. HGP 연구자들의 목표는 각 유전자에 관한 부호화와 모든 유전자와 단백질을 정의하여 염색체를 정확한 위치에 지도화 하는 것이다. HGP는 과학자들에게 알코올 남용이나 의존과 같은 인간의 장애와 질병 상태의 범위에 관한 유전학적 기반을 조사할 수 있는 도구들을 제공한다. 그러나 현재로서는 알코올 중독의 원인과 결과에 관한 연구가 인간 게놈보다는 동물 모델에게 지속적으로 의존하고 있는 상황이다.

인간의 알코올 의존 및 동물의 알코올 선호에 관한 취약성은 다양한 유전자에 의하여 결정되는 복합적인 행동습성이다. 이러한 특성들은 다유전적 또는 양적 특성으로 알려져 있다. 이러한 특성들은 단순한 존재, 부재로 결정되기보다는 정도의 높음과 낮음으로 등급을 나눌 수 있다. 이는 어떤 특성에 영향을 미치는 유전자를 찾는 작업으로써, 최근 몇 년간 빠른 기술적 발전을 보이고 있다. 이 연구는 QTL(Quantitative Trait Loci) 지도화라고도 불린다. 이 연구의 접근방법은 한 염색체 가까이에 함께 위치한 유전자들이 따로 떨어져 있는 유전자들보다 함께 유전될 가능성이 높다는 가정인 연계 개념에 기초한 것이다. 이 기술은 식별 가능한 특성이나 행동에 관련된 단독 QTL의 영향을 규명하고 측정하는 수단을 제공한다.

1. 설치류 모델

동물 유전학 연구는 인간 유전학 연구의 근원적인 한계를 극복할 수 있게 해줌으로써 매우 유용하다. 예를 들어, 어떤 인간 집단 –일란성 쌍둥이를 제외하고– 의 유전학적 청사진은 각 사람의 배경과 경험만큼이나 특이성을 띤다. 대조적으로 동물 실험은 연구실 내에서 수 세대에 걸친 동물(쥐)의 교배를 통제함으로써 모든 개체들이 유전학적으로 동일한 계통을 창출하는 것이 가능할 뿐 아니라 동물들의 환경까지 통제할 수 있다. 연구자들은 동물 개체들 간의 높은 유전적 유사성을 고려하고 환경적 통제 연구방법을 사용함으로써 유전학적으로 유사하지 않은 두 혈통의 동물에게서 나타나는 알코올 관련 행동의 차이를 유전학적 구조의 차이점에서 기인하는 것이라고 귀결시켰다. 더욱이, 인간과 설치류는 대부분의 유전자를 공유하고 있으며 이 유전자들이 양 개체의 동일한 신체적 대사과정에 포함되어 있는 단백질을 생성함으로써, 동물 유전학 연구결과에 기초하여 인간 유전학을 통찰하는 것이 가능하였다.

동물 유전학자들은 인간의 것과 유사한 알코올 관련 표현형을 나타내는 쥐를 선별적으로 배양하기 위하여 다양한 접근법들을 사용하였다. 쥐의 각기 다른 혈통을 유전적으로 구조화하여 비교하는 방법은 각각의 알코올 관련 표현형들에 관한 유전적 기반에 관한 정의를 가능하게 하였다.

많은 연구자들이 연구 시 유전적 재조합형 近식(RI) 혈통, 특히 25개의 다른 혈통들을 포함한 B×D 시리즈에서 배양된 쥐를 사용한다. 이 쥐들은 유전적으로 상이하였으며, 알코올 관련 특성들을 포함하여 다양한 표현형을 나타내는 두 혈통의 쥐를 교배시킨 후 그 자손 내의 짝들(형제 자매 교배)을 교배시킴으로써 각기 다른 형태의 쥐 혈통들을 생성하였다. 한 혈통 내의 쥐들은 동일한 혈통 내 쥐들과는 유전적으로 동일하였으나, 각기 다른 두 혈통 내에서 태어난 쥐들은 그들의 유전자 중 단지 50%만을 공유하였으며 이 수치는 인간의 형제 관계에 나타나는 비율과 같은 정도이다. 실제로, 부모에게 나타나는 상이한 알코올 관련 특성들은 동물 개체 별로 분급될 뿐 아니라 유전학적으로도 고정된다. 예를 들어, 혈통이 다른 RI 쥐는 알코올에 대한 선호도 역시 달라질 수 있다. 연구자들의 임무는 개체 별 알코올 선호도의 차이점에 근거가 될 수 있는 RI 혈통의 유전적 구조상의 차이점들을 찾는 것과 특정 염색체를 생성할 가능성 있는 예상 유전자의 범위를 좁히는 것이다.

2. 알코올과 관련된 QTL 연구

QTL 지도화는 통계학적 분석에 크게 의존한다. 이 분석법은 표현형에 미치는 QTL의 영향력 정도에 관한 결정뿐 아니라 지표들과 QTL의 관계에서 관찰되는 통계학적 의미 평가를 목적으로 한 조사로 지표와 표현형의 관계 정도를 측정해 왔다. 만약 QTL이 지표 가까이에 위치하고 있고 그 영향력이 크다면 검출 및 지도화는 쉽게 수행될 수 있으며 단순한 통계학적 방법들을 정밀하게 사용할 수 있다. 그러나 이 QTL이 유전자로부터 멀리 떨어져 있다면 더욱 복잡하고 통계학적으로 최적인 간격 지도화라는 방법이 사용될 수 있다. 최근 들어 더욱 정확한 QTL 지도화를 위하여 보다 정교한 통계학적 방법들이 개발되고 있다.

한동안 알코올 선호도와 알코올의 진정-최면 효과에 관한 감수성, 그리고 쥐 실험을 통해 나타나는 금주를 포함한 몇 가지 알코올 관련 표현형과 관련된 유전자들을 조사하기 위한 실험적 QTL 정의를 목적으로 기술적 연구가 이어져 왔다. 그러나 이러한 다수의 실험적 QTL이 이후의 더욱 자세한 연구에 의하여 명확해 지더라도, 여기서 밝혀지지 않은 다양한 사실들이 더 많은 실험으로 발견될 수 있을 듯하다. 또한, 오류일 수 있는 QTL이나 실제로 존재함에도 불구하고 놓쳐버릴 우려도 있을 수 있다. 따라서 기타의 접근법을 사용한 실험적 QTL에 관한 다음과 같은 확증은 필수적인 통계학상의 과정이다.

주요 QTL에 관한 전체 게놈을 분류해 내는 연구는 알코올 선호도와 관련되어 있으며, 1996년에 Melo와 연구자들은 두 유전자인 Alcp1과 Alcp2에 관하여 정의하고 있다. Alcp1은 남성으로서의 특성을 띠게 하며 Alcp2는 여성으로서의 특성을 띠도록 하는 성별적 특징이다. 부가적 연구는 열 두 개의 시험적 QTL로 정의되는 알코올의 진정-최면 효과에 관한 민감도에 중점을 두고 있으며, 그 중 2~3개의 민감도가 실제로 존재하는 것으로 확인되었다. 금주와 관련된 마지막 세 개의 QTL은 최근에 확정되었다(Buck, et al., 1997). 위의 연구에서 밝혀진 점 외에도 다양한 유전자들을 포함할 수 있는 소염색체에 여전히 QTL이 나타난다. 현재 설치류 모델의 개별적인 알코올 민감도를 결정짓는 개체적 유전자들은 정의되어 있지 않다.

연구자들은 또 다른 QTL 지도화 적용 과정에서 유전자의 동일한 기본 그룹이나 전체적으로 분리된 QTL에서 도출된 알코올 영향에 관한 민감도와 알코올 내성에 서로 다른 표현형이 있는지에 관심을 보였다. 현재 매우 다양한 종류의 알코올 관련 행동이 조사되고 있기 때문에 잠재적으로 공유되는 유전자 행동에 관한 분석은 향후 연구의 중요한 영역이다.

한 연구는 알코올의 민감도와 내성은 일반적 유전학적 요소들에 의하여 중재되지 않는다고 결론지었다(Phillips, Lessov, Mitchell, 1996). 이와는 대조적으로 또 다른 연구들은 중독에 작용하는 알코올의 진정-최면 민감도에 관한 유전자와 뇌화학적인 신경긴장상의 분포 및 수준을 지정하는 유전자에 있어서의 공통점에 관한 근거를 기술하였다(Erwinm, et al., 1997). 민감도와 내성 사이의 연관성을 평가한 연구는 이에 관한 측정 결과들이 대부분 서로 관련성이 없다고 결론지었으며, 특성에 관여하는 각기 다른 유전학적 결정자들이 존재한다는 점을 나타내었다. 또한, 유전학적 공통점이 비교적 적은 알코올 행동과 관련된 측정법을 요구하는 다수의 사례들이 보고되었다.

제2절 알코올 중독에 관한 유전학 연구의 경향

쌍둥이 연구와 가족 연구, 입양아 연구는 알코올 중독에 있어 유전적 요인과 환경적 요인이 병인으로 작용한다는 사실을 규명하였다. 이러한 연구들은 알코올 중독이 아직 밝혀지지 않은 방법으로 서로 연계 되어진 다양한 유전적 요인과 질병을 양산해내는 환경적 요인에 의하여 영향을 받는 유전학적 복합 장애라는 점을 보고하였다. 따라서 한 개인이 소속되어 있는 가족 집단의 갯수가 많을수록 기타 병인 유전자의 영향으로 인한 알코올 중독이 발현될 확률이 더 높을 것으로 보인다.

연구자들은 알코올 중독의 병인에 영향을 주는 두 유전자를 정의하였다. 이 유전자들은 알코올 디하이드로게네이즈(alcohol dehydrogenase ; ADH)와 알데히드디하이드로게네이즈(aldehyde dehydrogenase ; ALDH)의 특정한 형태를 부호화하는데, 이는 알코올 신진대사와 관련된다. ALDH2 유전자의 불완전한 변형은 아시아인에게 흔히 나타나며, 음주 후 홍조 반응을 생성함으로써 알코올중독을 발현시키는 요인들을 완벽하게는 아니더라도 상당 수준 방어해준다. 더욱 최근의 연구들은 특정 ADH2와 ADH3 대립 유전자들 역시 어느 정도 알코올 중독을 발현시키는 요인들을 방어한다고 주장한다. 이러한 방어적 대립 유전자 역시 아시아인에게 흔히 나타나 불편함과 병적인 감정을 양산함으로써, 다량의 알코올 소비를 방해하는 방어적 ALDH2 대립유전자와 유사한 원리를 통해 궁극적으로 방어적 대립 유전자들이 작용하도록 유도한다.

1. 쌍둥이와 가족 연구로 인한 발견

전통적인 쌍둥이 연구는 특정한 유전학적 영향 및 유전적 범위의 발견을 위하여 일란성(monozygotic ; MZ) 쌍둥이와 이란성(dizygotic ; DZ) 쌍둥이의 유사성들을 비교하였다. DZ 쌍둥이가 유전자의 절반만을 공유하는데 비하여 MZ 쌍둥이는 유전학적으로 동일하기 때문에 이러한 비교 연구로 유전패턴을 예상하는 것이 가능하다. 그러나 이 접근법은 MZ와 DZ 쌍둥이 각 쌍의 두 개인이 유사한 환경 하에 성장하였다는 가정에 의존하고 있다. 또한 쌍둥이 자료는 가족적 배경과 같이 가족 구성원에 관하여 수집된 자료에 의해서만 논의될 수 있으며, 질병을 발현시킬 수 있는 유전학적 병인과 연계된 수많은 요인들 중 오직 환경적 요인에 관한 정보만을 제공할 수 있다.

1992년 이전까지의 쌍둥이 연구는 남성의 알코올 중독에 관한 유전적 전달 패턴만을 규명하였으나 그 이후에는 여성의 알코올 중독에 관해서도 유전적 전달 패턴을 보고하였다. 예를 들어, 오스트레일리아 성인 MZ와 DZ 쌍둥이들에 관한 연구는 알코올 중독이 될 수 있는 위험성 중 약 3분의 2가 남성과 여성 모두에게 유전학적인 중재효과를 미치며 나머지 3분의 1의 위험성은 쌍둥이가 공유하지 않는 환경적 요인들에 의해 결정됨을 나타내었다(Hawkins, 1997). 그러나 이 연구 자료는 남성과 여성의 유전적 수용도에 있어서의 차이와 한 성별에만 배타적으로 적용되는 유전학적 요인을 고려하고 있지 않다. 또한 이 연구결과는 종래의 분석 형식과는 달리 반대 성별 쌍둥이에 관한 자료 분석에 근거하고 있다.

알코올 중독자의 음주는 전형적으로 청소년기의 시험적 음주로 시작되는 경향을 보이기 때문에 청소년기의 최초 음주에 영향을 미치는 요소들은 오랫동안 연구 대상이 되어 왔다. 독일의 청소년기 쌍둥이와 그들의 부모에 관한 가족연구는 어린이의 음주 행태가 부모의 알코올 사용보다는 유전적 요인과 환경적 요인에 영향을 받는다는 사실을 말해준다(Koopmans, Boomsma, 1996). 이 결론은 사춘기의 알코올 사용이 또래집단에 미치는 강한 영향력을 보고한 앞선 연구들에 의한 것이다.

다수의 알코올 중독자가 간경화, 췌장염, 심근증, 또는 뇌손상으로 인한 정신장애 등 알코올 중독에 의한 의학적 합병증으로 고통을 받고 있다. 알코올 중독으로 발생하는 의학적 합병증 간에 생성되는 모순점은 알코올중독의 감수성에만 영향을 미치는 요인과는 별개로 이러한 합병증에 영향을 미치는 독립적인 유전적 요소들에 의한 감수성이 있을 것이라는 가설을 도출시켰다. 연구자들은 미국의 World War Ⅱ Era Veteran Twin Registry의 남성 MZ와 DZ 쌍둥이 연구로 이 가설을 증명하였으며 알코올 중독과 간경화, 알코올 중독에 의한 정신이상의 동시 발생을 평가하였다. 세 질병의 감수성에 관한 MZ와 DZ의 유전적 계승 확률의 일치 비율은 알코올 중독이 0.59, 간경화가 0.47, 알코올 중독 정신이상이 0.59 였으며 여분의 비율은 쌍둥이의 구성원에게 공유되지 않는 환경적 요인으로 인한 것이었다. 세 질병의 동시 분석이 가능한 분석 방법을 사용함으로써 85%의 유전적 위험도가 알코올 중독과 간경변, 정신이상에 공유된다는 사실을 밝혔다.

현재까지 많은 연구자들이 알코올 중독과 흡연의 심각성을 알려왔으나, 사용 원인에 대한 이해는 아직 미약한 실정이다. 최근의 쌍둥이 연구가 알코올 사용의 원인을 상당 수준 규명하였다. 이 연구는 독일의 청소년 쌍둥이와 젊은 성인 쌍둥이를 비사용자와 대조 분석함으로써 담배와 알코올 사용을 분석하였다(Koopmans, Van Doornen, Boomsma, 1997). 12~25세까지의 연령에게 행해진 연구결과, 일상적인 알코올 사용은 역시 일상적인 담배 사용과도 크게 연관이 있었다. 12~16세까지의 청소년은 담배 및 음주 행태에 있어 환경적 요인에 의한 영향을 동시에 받았다. 가장 현저한 환경적 요인은 동년배의 압력이었다. 그러나 17~25세까지의 남성은 알코올과 음주 사용이 유전학적으로 결정되는 비율이 높았으며 환경적 영향은 상당한 수준 작용하기는 하였으나 유전학적 영향에 비하여 낮게 나타났다. 17~25세의 여성의 알코올 사용은 유전학적으로 결정되는 비율이 높았고 담배 사용은 유전적 요인과 공유되는 환경적 요인들에 의해 영향을 받았다. 젊은 성인 남성과 여성 모두 알코올 사용은 담배의 경우와 같이 환경적 요인과 유전적 요인이 동시에 영향을 미쳤다. 이 연구결과는 알코올과 니코틴에의 최초 노출은 환경적인 요인에 의하여 영향을 받는 반면, 사용의 지속은 공유되는 유전적 요인에 의하여 강한 영향을 받는다는 점을 보여준다.

현재 음주와 흡연에 공유되는 유전적 영향의 생리학적 원리가 연구 대상이 되고 있다. 이와 관련된 가정 중 하나는 스트레스에 민감한 반응을 보일수록 스트레스 해소를 위하여 이러한 물질을 사용할 가능성이 높다는 점이다. 한 물질의 사용은 다른 물질의 생리학적 내성을 유발할 뿐 아니라 목표한 효과를 체험하기 위하여 상승효과를 발현시킬 수 있는 다른 물질을 필요로 하도록 만든다. 기타 가설들을 제시한 몇 가지 쌍둥이 연구는 흡연이 알코올에의 민감도를 감소시킴으로써 알코올 중독의 위험을 증가시킬 수도 있다고 보고하였다.

2. 유전학적 연계 연구에서의 발견

쌍둥이와 가족에 관한 연구물들은 알코올 중독의 유전학적 구조와 알코올 중독 및 기타 알코올 관련 문제에 영향을 미치는 유전학적 요인 간의 연관성에 관한 정보를 제공해 주었다. 그러나 이러한 연구만으로는 알코올 중독 병인에 영향을 미치는 특정 유전자를 정의하는 일은 불가능하다. 이와 관련된 특정 유전자 정의를 위하여 현재 진행되고 있는 대부분의 연구들이 유전학적 연계 연구 방법을 사용하고 있다. 이러한 연구들은 인간의 유전학적 지표 발견과 HGP 하의 유전자 지도화로 창출한 자료 분석 등 세밀한 통계학적 개발로 큰 원동력을 얻고 있다.

유전학적 연계 연구는 주로 두 가지 방법으로 진행된다. 첫 번째는 유전학적 지표로 인한 질병에 영향을 받은 수 세대의 가족들을 연구함으로써 질병의 계승 경로를 추적하는 방법이며, 두 번째는 형제(혹은 친척들)가 각기 다른 지표의 대립유전자를 공유하는 질병의 영향을 받은 정도를 측정하는 방법이다. 초기에는 형제들에게 유전자 중 절반이 공유될 것으로 예상되었다. 그러나 결과적으로 동일한 질병에 영향을 받은 두 쌍의 형제에게 질병의 원인 및 경과에 영향을 주는 유전자와 가까이에 있는 지표상의 대립유전자들이 빈번하게 공유되는 것으로 나타났다. 이러한 두 연구 방법으로써 유전자 지표들과 질병에 영향을 주게 될 유전자를 포함하고 있을 확률이 높은 염색체 영역 내 질병의 유전학적 연계성을 관찰하는 것이 가능하였다. 이러한 접근법들의 장점은 최근 HGP에 의해 정렬된 종합적 지표를 사용하여 질병 유발 유전자에 관한 선행적인 생리학적 가설을 배제함으로써 전체 게놈에 관한 선입견 없는 연구가 가능하도록 한 점이다.

알코올 중독의 병인에 영향을 주는 유전자를 최초로 체계화하여 연구한 두 개의 인간 게놈 연구의 결과가 발표되었다. 첫 번째 연구는 미국 전역에 있는 여섯 개의 조사 센터에서 행해졌으며 코카시안(Caucasian) 미국인들로 구성된 105그룹의 가족들 중 987명의 표본을 대상으로 하여 연구한 결과를 기록하였다(Reich, et al., 1998). 이 연구는 1번 염색체부터 7번 염색체 중 알코올 중독의 감수성에 영향을 미치는 유전자에 관한 근거와 4번 염색체에 관련된 알코올 중독 위험감소유전자에 관한 유익한 근거를 보고하였다. 또한 남서부 아메리칸 인디안 부족에서 표집한 152개 실험군에 기반한 독립적 게놈 도식은 11번 염색체와 관련된 알코올 중독에 영향을 미치는 유전자에 관한 근거를 보고하였다(Long, et al., 1998).

두 연구의 염색체 연구영역이 상이하게 선정된 첫 번째 이유는 American 인디언과 Caucasian 미국인(유럽계 혈통)이 각각 다른 유전학적 역사들을 가지고 있기 때문이며, 두 번째 이유는 아메리칸 인디언의 알코올 중독에 관한 생리학적 메커니즘이 Caucasian 미국인과 다를 것이라고 예견하였기 때문이다. 이러한 차이점들로 미루어볼 때, 두 연구에서 4번 염색체의 동일한 영역에서 방어유전자에 관한 근거가 발견되었다는 사실은 매우 유의미하다고 볼 수 있다.

3. 유전학적 연합 연구에서의 발견

유전학적 연합 연구는 질병에 영향을 받지 않은 개인보다 질병에 영향을 받은 개인의 대립유전자 출현 빈도가 더욱 높은가를 측정하는 것이다. 유전학적 연합 연구에서 나타난 결과는 실험되고 있는 유전자가 질병에 영향을 준다는 점을 시사하였다. 유전학적 연합 연구는 유전학적 연계 연구와 달리 실험되고 있는 유전자에 관한 인지를 요구하기는 하나, 유전학적 연합 연구는 병인에 미미한 영향을 미치는 유전자를 발견하는 데 있어서는 유전학적 연계 실험보다 통계학적으로 훨씬 효과적이다. 또한 연합 연구는 연계 연구보다 수행성이 용이하기 때문에 핵가족이나 대규모 가족이 아닌 질병 사례(부모가 포함될 수 있다)의 통제 여부에 관한 확인만을 요구한다. 그러나 대립유전자와 질병 간의 명백한 연관성은 질병에 관련된 대립유전자의 영향보다는 다른 요인들에서 기인하기 때문에 연관성에 관한 연구는 신중히 계획하여야 한다.

이러한 점을 고려하여 구성된 일곱 개 연구 그룹은 알코올 중독과 ADH2 및 ADH3의 관련성에 주목하였다. 이 연구는 메타 분석을 사용하여 민족별로 분류된 다양한 아시안 집단의 알코올 중독 위험에 영향을 미치는 유전자의 유전학적 변화 범위 측정을 시도하였다(Reich, et al., 1998). 연구결과, 일곱 개 그룹의 연구에 일관성이 있다는 점이 발견되었으며, 공통적으로 발견된 유전자의 특정 대립유전자가 알코올 중독을 발현시킬 수 있는 위험성을 감소시킨다는 사실을 확증하였다.

또한 뇌화학적 도파민을 사용한 신경 신호전달 시스템의 다양한 구성요소를 부호화한 유전자의 알코올 중독과의 관련성이 실험되었다. 이와 관련된 선행 연구들은 도파민 수용기 D2와 알코올 중독의 관련성에 대한 근거를 발견하지 못하였다. 그러나 도파민 경로에 위치한 분자들을 부호화한 유전자에 관하여 연구한 일부 연구물들은 유전자와 알코올 중독이 연관되어 있다는 사실을 암시였다. 타이로신 하이드록실레이즈(Tyrosine hydroxylase) 유전자의 대립유전자를 포함한 관련 유전자들은 도파민 시냅스와 연관된 효소 외에 D4라 불리는 도파민 수용기의 기능적 변형을 중심으로 부호화된다.

이러한 연구결과들은 알코올 중독과의 연계 없이 실험이 진행되었던 유전자 대부분이 이미 알코올 중독의 원인으로 작용하였을 가능성을 보여준다. 알코올 중독의 원인으로 예상되는 유전자의 영향을 밝히기 위해 행해진 유전학적 연구는 규명되지 않은 질병 원리에 관하여 통찰을 제공한다.

4. 알코올 중독 가족력

알코올 문제의 발현 원인은 매우 복잡하다. 알코올 문제에 관한 선행 연구들은 정신 사회학적 가변성을 포함한 다양한 요인들이 단순한 알코올 문제부터 알코올 의존에 이르는 여러 가지 알코올 소비와 관련된 습성을 결정할 수 있다고 보고하였다. 또한 알코올 중독에 관한 특수성은 각기 다른 원인 및 병인을 가지고 있다. 즉, 다양한 생물학적, 정신 사회학적 요인들이 알코올 남용의 원인으로 상호 작용하게 되며 이는 정신 사회학적 원인이 생물학적 원인과 독립적이거나 배타적이지 않다는 점을 시사한다. 따라서 알코올 사용과 알코올 중독을 생물학적, 정신적, 사회학적 영향이 복합적으로 작용한 최종 산물로 보는 관점이 가장 우세하다.

알코올 중독자의 아이들(COAs) 중 다수가 알코올 장애를 발현하지 않음에도 불구하고 알코올 중독 가족력은 알코올 중독 발현 요인으로 규명되었다. COAs는 알코올 중독 가족력이 없는 아이들과는 몇 가지 면에서 상이한 점을 보이는데, 이는 정신 장애와 행동 장애의 보급도가 높다는 점과 가족에게 나타내는 높은 적대감, 알코올의 위기적 효과에 대한 생리적 반응－특히 알코올 중독 효과에 대한 감수성의 결여 및 알코올의 불안 감소 효과에 대한 감수성 증가－으로 요약할 수 있다. 이러한 성격적 특징들은 COAs에게만 유일한 것은 아니며 이들의 알코올 문제 발현을 조장하는 요인들은 알코올 중독 가족력이 없는 아이들의 문제에도 해당 될 수 있다. 이러한 위험 요인이 알코올 관련 문제를 유발시키게 되는 원리를 설명하는 모델들은 COAs들이 그렇지 않은 아이들에 비하여 위험요소에 더 많이 노출되어 있다고 주장한다.

COAs에 관한 연구결과의 다양성은 가족마다 알코올 중독 형식이 각기 다르다는 점에 기인한다. 최근 진행된 연구들은 가족 내 알코올 중독 증후군의 형식이 어린이의 알코올 중독 위험성과 연관된 정신적 특성에 영향을 미칠 것이라고 보고하였다. 이러한 특성을 반영하여 가족 내 알코올 중독 위험에 관한 세 가지 형식이 정의되었다(Finnp, et al., 1997).

가족 내 알코올 중독과 기타 정신 병리학적 질병의 동시 발생 비율은 낮은 편이나, 가족 내 알코올 중독과 가족 내 반사회적 인격 형성은 동시 발생 비율이 높다. 또한 우울증, 조증, 불안 장애가 발현 된 후에는 가족 내 알코올 중독의 발생 비율이 높다.

알코올 중독자의 자녀인 젊은 청년은 알코올 중독 가족력이 없는 동년배에 비하여 알코올 문제가 증가할 것으로 예견된다(Finnp, et al., 1997). 또한, 알코올 중독 가족력이 있으며 반사회적 인성을 동시에 나타내는 사람들은 다른 알코올 중독자의 자손과 비교하여 주위에 부정적인 영향을 미칠 가능성이 가장 높았다.

미취학 아동 집단에서도 유사한 경향이 나타났다. 알코올 중독자 가족이 없는 아동과 알코올 중독자 가족이 있는 아동, 그리고 알코올 중독과 반사회적 성향을 동시에 나타내는 가족의 아동을 비교 했을 때 알코올 중독과 반사회적 성향을 동시에 나타내는 가족의 아동이 알코올 문제를 발현, 또는 지속시킬 가능성이 가장 높은 것으로 나타났다.

1) 중재모델

최근 연구자들은 부모의 알코올 중독이 아이에게 미치는 영향의 원리와 그 과정을 조사해왔다. 이러한 연구에 있어서는 특정 위험 요소가 개인의 일생에 작용하는 방식에 관한 전반적 개념을 제공할 수 있는 중재모델의 개발 및 실험이 중요한 의미를 갖는다. 이 모델은 일탈 경향과 부정적 정서, 알코올 영향에의 감수성에 관한 이론으로 구성되어 있으며 부모로부터 자녀에게 전달되는 알코올 중독에 대한 전이 연구의 기반을 제공하였다. 이 모델들의 중요한 몇 가지 특징들은 상호 배타적이지 않을 뿐 아니라 서로 연관성을 갖고 있었다.

일탈 경향 모델은 아동의 행동 및 규제 능력상의 결함과 이러한 결함의 결과 및 연계 영향 단계에 초점을 맞추었다. 일탈 경향 모델에 따르면 COAs의 난해한 기질과 이들이 경험한 그릇된 교육 방식은 감정적 고통 및 학업적인 실패의 원인이 될 수 있다. 이것은 또한 위험한 동료 그룹들과 어울리게 될 가능성을 높임으로써 알코올 중독자 자녀가 알코올을 오남용 하도록 만들 수 있다.

부정적 정서(감정)모델은 알코올 중독의 세대 전이에 작용하는 스트레스와 부정적 영향의 역할에 초점을 둔 모델이다. 이 모델에 따르면 COAs는 대체로 스트레스원에 빈번하게 노출될 뿐 아니라 기질적으로 스트레스에 민감하게 반응하며, 이로 인해 발현되는 심각한 감정적 고통을 해소하기 위해 음주를 하게 된다.

알코올 영향의 감수성에 기초된 모델들은 COAs가 알코올로 인한 스트레스와 완충적 영향에 대해서는 평균보다 높은 감수성을 보이나, 알코올의 부정적 영향에 대해서는 평균보다 낮은 감수성을 나타낼 것이라는 가정에서 발전하였다. 이 모델은 현재 몇 가지의 실험적 근거로 뒷받침된다.

2) 관리능력

일탈 경향 모델로부터 행동 통제로 진화한 초기의 수행 능력상의 문제들은 관리능력에 나타나는 신경정신학적 결함과 관련되어 있는 것으로 보인다. 관리능력에는 집중력 및 집중 지속력, 추상적 추리능력, 목표 수립능력, 예견 및 계획 능력, 자기반성 능력(부적절한 행동을 제한하고 수용 가능한 행동으로 수정하는 능력)이 포함된다.

낮은 관리능력은 알코올 중독 가족력이 있는 젊은 성인의 알코올 소비수준 상승과 관련된다. 알코올 문제와 낮은 관리능력의 연관성에 관한 몇 가지 원리가 보고되어 있다. 예를 들어 관리능력이 낮은 어린이는 부모와 유대감이 낮으며 사회성이 저조할 뿐 아니라 부모가 되었을 때 부모의 역할에 충실하지 못하거나 자신의 아이에게 더 많은 체벌을 가하게 된다. 또한 학업적으로 실패할 확률이 높고 일탈 청소년과 친구가 될 위험성도 높아 결과적으로 사춘기에 알코올을 사용하게 될 확률도 높아진다. 이들은 자신의 감정조절 능력에 있어서도 어려움을 느껴 스트레스에 더욱 민감하게 반응하며, 알코올의 완충적 특징에 특히 취약하다.

3) 양육 및 가족 환경의 역할

알코올 중독의 세대 전이와 관련하여 알코올 오남용의 이유를 광범위한 집단에서 연구하기 위한 시도로써 양육 및 가족 환경이 연구 대상이 되었다. 부모의 낮은 정서적 지지 수준과 자제력 결여, 자녀의 행태에 대한 감독 부족은 일반적으로 자녀의 흡연 및 이른 성적 행동 등 사춘기의 문제적 행동과 연관된다.

알코올 중독 가족 내에서 발생되는 양육 상의 문제들은 수행 능력 문제의 조기 발현 및 조기 알코올 사용과 관련되며, 이는 차후의 알코올 사용과 관련된 문제의 위험 요인으로 작용한다. 알코올 중독자 가족의 아동들은 감정적이고 자기 행동 제어 방법을 배우지 못하며, 또한 사회적 기능도 결여되어 있을 가능성이 높아 주류 집단에게 거부당함으로써 결과적으로 AODs를 사용하는 친구들과 어울리게 된다. 그릇된 양육과 낮은 사회성은 단지 COAs의 알코올 문제에 관한 위험만을 발현하는 것은 아니며, 비알코올 중독자 가족의 청소년에게도 역시 발현되기도 한다.

4) 방어적 요인들

모든 COAs가 알코올 의존 문제를 발현하는 것은 아닌데, 중재모델에 따르면 이는 난해한 기질이나 그릇된 양육 방법 등의 위험 요인이 서로 결합되지 않는 경우가 있기 때문이다. COAs는 위험 요인을 완충하는 방어 요인으로 인하여 위험 요인에 노출되지 않음에 따라 긍정적인 연구결과가 도출될 수도 있다.

한 연구결과가 이러한 방어 요인의 효용을 보고하였다. 알코올 중독 가족의 청소년에 관한 3년 동안의 연구는 만약 이들이 자신의 환경을 스스로 통제하고 있다는 점과 그들이 훌륭한 인지적 대처 기술들을 가지고 있다는 점을 인식하고 있다면 AODs 사용이 시작될 확률이 낮아진다는 사실과, 또한 이러한 태도를 나타내는 아동의 가족은 결합력이 높은 편에 속한다는 사실을 발견하였다(Hussong, Chassin, 1997). 또 다른 연구는 일상적인 일과에 따라 행동하거나 기념일을 기억하는 등의 가족적 의식을 보유하고 있는 알코올 중독 가족의 청소년 자녀의 음주 문제 보고 확률이 낮다고 보고하였다. 또한, 청소년 건강에 관하여 장기적으로 연구한 국가적 연구물은 AODs남용(담배, 알코올, 마리화나 남용 등), 정서적 건강, 폭력, 성행위의 네 가지 상황으로부터 아동을 보호하는 두 가지 요인을 정의하였는데, 이 두 요인은 부모 및 가족과의 유대 관계와 학교와의 유대 관계이다.

또한 연구자들은 부모의 지지가 특히 어린이의 정신 건강을 유해 요인으로부터 방어하는 효과를 가져 올 뿐 아니라, 청소년이 이후 생애에서 느끼게 되는 스트레스를 다루는데 좋은 영향을 미침으로써 이들의 과음을 예방할 수 있다고 보고하였다.

5) 발달상의 문제

알코올 사용과 알코올 중독은 전 생애적인 정신 사회학적 발달 상황과 관련하여 연구될 수 있다. 알코올 중독과 연관된 초기의 발생학적 문제들은 취학 전 아동기의 자기조절 능력 결핍, 정서적 반응, 문제적 행동의 형식으로 나타난다. 예를 들어, 한 연구는 3살 아동들의 기질을 비율화 한 후, 18년 뒤에 이들을 진단하였다(Crabbe, et al., 1996). 3살 때 억제되지 않은 충동적, 불안정함, 주의 산만 등의 방치적 기질을 가진 것으로 나뉜 소년 또는 수줍음, 두려움, 다혈질 등의 억제적 기질을 가진 소년들은 다른 소년들과 비교하여 21살에 알코올 의존 또는 알코올 관련 문제의 진단을 받게 될 확률이 높았다.

발달 문제에 관한 연구들은 알코올 사용 연령에 관한 최대치와 최저치를 조사하였다. 음주는 일반적으로 청소년기의 알코올 조기사용으로 시작됨으로써 성인기의 알코올 위험과 연관된다. 청소년의 알코올 사용을 결정하는 요인들은 일반적으로 퇴폐적이며 위험한 성적 행동 등 기타 문제적 행동을 결정하는 요인과 유사하다. 이러한 결정적 요인들로는 높은 스트레스 수준과 부적합한 대처 능력, 부모나 동료의 AODs의 사용, 부모의 낮은 지지 수준, 저조한 학업적 능력, 낮은 자제력 등이 있다.

성숙한 청소년과 젊은 성인의 발달상 변화는 음주 행태에 영향을 미치는 새로운 자유와 책임과 연관되어 있다. 예를 들어, 젊은 성인이 직업과 결혼에 관련된 책임감을 느낄 때는 전형적으로 음주가 감소되는 경향이 나타나며 알코올 남용 및 의존 증상 역시 감소된다. 이에 관한 한 가지 해석은 음주가 성인의 역할 의무와 병행되지 않기 때문에 이 기간 동안의 음주가 감소한다는 설명이다. 이러한 결론은 알코올 중독의 하위형식이 발달학적으로 제한되어 있음을 가리키는 과거의 연구에서 도출된 것으로, 젊은 시절에 과음 등의 음주 관련 문제가 있었던 사람들 중 일부는 이러한 이유로 음주 행태가 변화될 수 있다는 점을 의미한다. 실제로, 알코올 중독과 관련된 다른 하위형식들이 각기 다른 연령에서 시작되며, 알코올 중독의 원인 역시 상이하다는 점을 지지하는 근거에 관한 보고가 증가되고 있다. 그러나 알코올 중독자를 이러한 관점으로 분류하는 방식은 각 집단의 치료 방법을 각기 달라지게 할 가능성이 있기 때문에 이론적 추적이라고는 볼 수 없다.

5. 유전연구의 요약

알코올 연구 분야 중, QTL 연구와 같은 유전학적 분석의 궁극적 목표는 알코올 중독의 발달 과정에 영향을 미치는 유전자에 관하여 정의하는 것이다. 이러한 유전자 분석은 알코올의 작용에 관한 생화학적 기반을 빠르게 구축해 줄 것이며 유전학적 경향과 생화학적 작용의 기저에 있는 행태적 변화 연구에 도움을 줄 것이다. 인간의 알코올 중독이 동물과 동일하지는 않으나, 동물 모델에서 정의된 유전자들이 대부분 인간의 음주 행태와 관련된 특징을 내포하고 있음에 따라 인간의 알코올 중독에 관한 규명을 가능하게 할 것으로 보인다. 이러한 유전자와 유전자를 부호화하는 단백질을 연구하는 것은 진단 및 약리학적 개발에 필수적이다. 유전학적 분석 결과들은 알코올 남용의 특정 형식과 연관된 개인적 문제를 다루기 위하여 제공될 고안된 약물(designer drugs)에 지대한 공헌을 할 것으로 예상된다. 복합적 질병에 관한 유전자 지도화는 복합적 질병에 영향을 미치기 때문에, 유전자 장애에 관한 유전자 지도화의 과정보다 훨씬 느려 연구에 어려움이 따른다.

알코올 중독과 기타 특성과의 연관성을 연구한 쌍둥이 연구는 궁극적으로 유전학적 기반을 결정하는 요인들을 증명할 수 있는 특정 질병에 관한 생물학적 근거의 공식화와 특정 질병의 하위형식 특징화에 공헌할 수 있다. 따라서 쌍둥이 연구로 인한 유전자 발견에 크게 기대하고 있는 실정이다. 알코올 중독 요인에 영향을 미치는 유전자 규명을 위한 향후의 연구는 유전자 발견 계획을 위한 진보적 도구의 개발과 밀접히 연관되어 있다. 보다 정교한 통계학적 방법과 인간 유전자 지도의 완성, 유전적 다양성의 발견 등이 진보적 도구로 활용될 것이다. 일단 어떤 유전자가 알코올 중독의 병인에 영향을 준 것으로 밝혀지면, 이 유전자가 일반인들의 알코올 중독 발현에 영향을 미치는 환경적 요인과 연계되어 있는 방식에 관한 이해일 것이다.

알코올 소비의 정신 사회학적 요인과 알코올 중독에 관한 연구는 다양한 생물학적, 정신 사회학적 위험 요인과 알코올 관련 행위와의 연관성 규명에 관한 전반적 사안을 포함한다. 알코올 중독의 가족적 전이에 관한 연구는 특히 알코올 중독에 관한 유전적 취약성이 가족적 환경과 사회적 배경에 전달되는 방식에 주안점을 둔다.

최근의 연구는 생애의 각 단계에 따라 알코올 중독 장애 발달을 추적하여 음주를 조장하는 정서적, 인식적 동기를 연구한다. 또한 위험 요인들이 상호 정의되는 방법에 관한 모델을 구상하고 이러한 모델들을 경험적으로 실험하여 잠재적 영향요인 및 알코올 오용의 위험 요인을 정의하고 있다. 이러한 연구의 궁극적 목적은 알코올의 위험 요인과 방어 요인을 규명함으로써 알코올 관련 질병 발생률과 사망률을 감소시키기 위한 예방적 조정안을 개발하는 것이다.

제3절 유전자와 환경의 상호작용

1. 유전자와 환경의 상호작용의 개념

알코올 의존을 이해하기 위해서는 알코올 의존의 원인이 되는 특정 유전자의 역할을 명백히 하고 유전적, 환경적 위험 요소들이 알코올 중독 위험 증가와 상호작용하는 방식을 규명할 필요가 있다. '유전자와 환경의(GxE) 상호작용 효과'라는 용어는 환경적 위험과 방어적 요인에 의한 유전적 위험요소의 변경과 환경적 위험 요소의 취약성에 대한 개인차를 결정하는 특정한 유전적 위험 요소의 역할 모두를 뜻한다. 알코올 의존과 공존장애의 위험 발현에 관련된 유전자와 환경의 상호작용 효과의 원인에 대한 이해는 중요한 의미가 있다. 이러한 유전자형과 환경의 상호작용 효과는 쌍둥이나 가족 연구와 같은 적절한 가족 연구와 분자 역학적 연구로 정의될 수 있다(Heath, 1995).

유전학적 역학 연구는 '질병 발생에 있어서의 유전적 요인의 역할 및 유전적 역할과 환경적 요인과 환경적 요인의 상호작용'에 관심을 기울이고 있다(Khoury, Cohen, 1993). 이에 관한 연구 동기는 다음과 같다. 첫 번째, 중독 위험에 관한 유전적 영향을 포함하지 않는 표준 역학적 방법들은 유전적 위험 요인들이 질병 발생의 원인이 되는 사례를 설명하지 못한다. 또한, 알코올 중독자를 양산해 내는 가족적 혈통이 존재한다는 단순한 역학적 접근만을 사용한 연구 방법은 사회적 습득 과정이 알코올 중독 발현의 주요 원인이라는 점을 간과한 것이다. 그러나 직계 혈통에 유전되는 알코올 의존에 관한 상호 관련성이 단순한 환경적 원리들 보다는 유전적 위험 요소의 공유에서 비롯된다는 점에 관한 강력한 근거가 존재한다(Genetic, 1995). 실제로 1970년대 이후 수행된 입양아 연구들은 입양아의 알코올 중독 위험이 입양 부모보다 생물학적 부모와 상호 연관되어 있음을 보여주었다(Goodwin, Schulsinger, 1974 ; Goodwin, Schulsinger, Knop, 1977 ; Cloninger, Bohman, Sigvardsson, 1981).

두 번째, 만약 유전학적 영향이 단지 한 개인의 특정한 환경적 위험 요인에 특히 동시에 노출되었을 경우에만 중요시 된다면, 유전학적 위험 요소의 잠재적 중요성을 간과하는 유전학적 연구들은 유전학적 영향을 정의하는데 어려움을 겪게 될 것이다(Khoury, Beaty, Cohen, 1993 ; Ottman, 1990). 예를 들어, 흡연과 연관된 독소 물질들 −CYP1A1과 GSTT1− 의 신진 대사에 관련된 두 유전자는 임신 중에 흡연을 했던 어머니들의 경우에만 신생아의 출생 몸무게와 연관되는 것으로 나타났다(Wang, et al., 2002).

이러한 관찰들은 알코올 의존에 대하여 기타 장애에 관한 전반적 위험 결정에 관여하는 유전적 위험요인과 환경적 위험요인의 상호작용을 보여준다. 따라서 특정 장애의 위험과 특정 유전자를 연관시킬 때는 유전적 구조(유전자형) 및 유전적 구조와 환경간의 상호작용(환경에 의한 유전자형(GxE) 상호작용)을 고찰해야 한다. 이 논문에서는 유전자와 환경의 상호작용을 상세히 설명하고 유전자형과 환경의 상호 관련에 대하여 우선적으로 논의한 후, 유전자와 환경의 상호작용, 알코올 중독, 그리고 다른 공존 정신의학적 장애 사이의 연관성을 살펴보았다. 이 논문은 또한 혼동되는 변수를 피할 수 있도록 도와주며 유전자와 환경의 상호작용 효과를 결정하는 알코올 의존의 위험 요소 연구조사에 근접할 수 있도록 한다. 다음 〈표 5−1〉은 분자역학적 연구에 있어 유전과 환경(GxE)의 상호작용 효과의 의미를 요약한 것이다(Heath, Phil, Nelson, 2002).

'유전자형과 환경의 상호작용'이라는 용어는 유전적, 환경적인 위험 요소의 연합 효과가 분리된 효과들의 합계에서 예견 되어질 것에 비하여 훨씬 비중이 크다는 실증에서 나온 것이다. 가족 구성원들의 행태에 미치는 유전학적 영향을 연구한 연구자들은 같은 가족 안에서 양육된 형제자매들이 공유하는 환경적 영향과 각기 다른 환경적 영향 사이의 관계를 장기간 분류해왔다(Jinks, Fulker, 1970).

공유되는 환경적(SE) 영향에는 모든 형제자매에게 미치는 부모의 영향들과 모든 형제자매들에게 적용되는 이웃 또는 학교의 영향, 공유되는 동년배의 영향, 그리고 기타 유사한 요소들이 포함된다. 이와 반대로, 공유되지 않은 환경적(NSE) 영향 또는 노출이란 가족 중 한 아이만이 경험한 외상과 같이 각 형제자매가 유일하게 경험한 것을 말한다. 그러나 같은 어머니에게 양육되었을 뿐

표 5-1. 유전과 환경(GxE)의 상호작용 효과의 의미

	평균적 유전학적 공유	유전학적 영향(G)	공유된 환경적 영향 (SE)	공유되지 않은 환경적 영향 (NSE)	유전학적 × 공유된 환경적 영향들 (GxSE)	유전학적 × 공유되지 않은 환경적 영향들 (GxNSE)
함께 양육된 일란성 쌍둥이	100%	1.0	1.0	0.0	1.0×1.0=1.0	1.0×0.0=0.0
함께 양육된 이란성 쌍둥이와 형제자매	50%	0.5	1.0	0.0	0.5×1.0=0.5	0.5×0.0=0.0
유전학적인 연관이 없는 함께 양육된 형제자매	0%	0.0	1.0	0.0	0.0×1.0=0.0	0.0×0.0=0.0
떨어져 양육된 일란성 쌍둥이	100%	1.0	0.0	0.0	1.0×0.0=0.0	1.0×0.0=0.0
떨어져 양육된 이란성 쌍둥이와 형제자매	50%	0.5	0.0	0.0	0.5×0.0=0.0	0.5×0.0=0.0
전체 집단 변동	-	1.0	1.0	1.0	1.0×1.0=1.0	1.0×1.0=1.0

Note : 계수 1.0은 높은 영향도를 가리키며 계수 0.5는 중간적 영향도를 가리킨다. 계수 0은 영향이 없음을 나타낸다(Heath, et al., 2002).

아니라, 환경적 경험까지도 매우 유사한 쌍둥이 연구를 제외하고는 이러한 분류는 분명히 지나치게 단순화된 것이다. 예를 들어, 가족의 사회경제적 상태의 변화나 이사, 부모의 이혼과 재혼, 그리고 다양한 다른 요소들은 같은 부모에게서 양육되었을지라도 형제자매의 연령이 다르다면 각기 다른 영향을 미칠 것이다(Heath, Phil, Nelson, 2002).

공유되는 환경적 영향과 공유되지 않는 환경적 영향의 구분은 유전자와 환경의 상호작용이 가족 구성원의 알코올 의존 위험의 유사성의 원인으로 작용하는 경로에 대해 유용한 통찰을 제공한다. Eaves와 학생들(Eaves, et al., 1977)은 위험에 미치는 유전학적 영향들을 상징하는 'G'를 사용하여 환경과의 상호

작용 영향들에 의해 공유된(GxSE) 유전자형과 환경 상호작용 영향에 의해 공유되지 않은(GxNSE) 유전자형을 구분하였다. 함께 혹은 각기 양육된 형제자매의 유사점은 G, SE, NSE, GxSE, 그리고 GxNSE 효과들로 결정된다. 이러한 요소들의 원인은 형제자매 연구들의 형식과 그들의 유전적 연관성에서 비롯된다. 예를 들어, 일란성 쌍둥이는 유전자의 100%를 공유하며 이란성 쌍둥이와 다른 형제자매는 유전자의 약 50%를 공유하나, 함께 양육된 연관 없는 사람(입양되었거나 생물학적 방법으로 낳은 아이 또는 의붓자식)의 유전자 공유율은 0% 였다. 〈표 5-1〉은 형제자매의 유사성에 관여하는 GxSE와 GxNSE 상호작용 효과에 대한 G, SE, NSE의 원인을 요약하였다(Heath, et al., 2002).

알코올 의존과 같은 장애에 대한 가족의 유사성에 관한 유전자와 환경의 상호작용 효과의 원인은 기초적 대수방법으로 추적할 수 있다. 알코올 중독 위험에 대한 색인 상의 집단 총 변화량(V)은 모든 개인과 상호작용 효과들의 합계라고 가정한다. 이 가정은 대수학적으로 표현할 때 V = G + SE + NSE + GxSE + GxNSE 가 된다. 이 합계의 구성요소 값은 아래와 같다(Heath, Phil, Nelson, 2002).

1) 상대적으로 단순한 가정(예 : 부모들은 유전적 연관이 없을 것이다)하에서 형제자매의 유사성에 미치는 유전학적 영향의 원인은 일란성 쌍둥이의 경우 1G, 이란성 쌍둥이 혹은 형제자매의 경우 0.5G가 되며 유전적인 연관이 없는 사람의 경우에는 0G가 된다. 통계학적 용어를 사용 시 '계수 G'는 일란성 쌍둥이의 경우 1.0, 이란성 쌍둥이들이나 형제자매의 경우 0.5, 유전적 연관이 없는 경우 0이 된다(Heath, Phil, Nelson, 2002).
2) 공유되지 않은 환경적 영향은 형제자매의 유사성의 원인이 아니며 집단 내 위험도의 총 변화량의 원인으로만 작용한다. 모든 형제자매 관계의 NSE 계수는 0이다(Heath, Phil, Nelson, 2002).
3) 분석의 단순화를 위하여 형제자매가 함께 양육되는 한, 공유되는 환경적 영향은 형제자매의 유전적 유사성 수위와는 상관없이 모든 유사성에 대한 동일한 원인을 생성할 것이라고 간주한다. 실제로 함께 양육되는 형제자매의 SE 계수는 0이다. 보통 이것은 과도한 단순화로, 일반적인 환

경 요인마저도 서로 연관되지 않았을 경우에는 각 사람에게 각기 다른 방식으로 영향을 미칠 수 있기 때문이다. 마찬가지로 공유되는 환경적 영향은 쌍둥이의 유사성으로 분리되어 양육된 형제자매에게 영향을 주지 않을 것이라는 가정을 내릴 수 있다. 분리되어 양육된 형제자매의 SE 계수는 0이다. 이 가정 역시 과도한 단순화일 수 있다. 왜냐하면 이 가정은 입양 기관들이 현실적으로 선택적 배치를 하지 않는다고 추정하기 때문이다. 즉, 형제자매를 지역, 사회경제적 위치, 또는 입양 부모의 가변성이 유사한 배경에 배치하지 않는다는 것이다(Heath, Phil, Nelson, 2002).

통계학적 분석에서의 배수적 상호작용 용어(GxSE 등)의 계수는 개인적인 가변성의 계수를 곱한 것이다. 유전적 영향과 공유되는 환경적 영향의 상호작용은 함께 양육된 유전적으로 연결된 사람에게는 연관성의 원인이 될 수 있으나, 함께 양육되었지만 유전적 연관성은 없는 사람 혹은 분리되어 양육되었으며 유전적으로는 관련된 사람에게는 원인으로 작용하지 않을 것이다. 또한, 유전적 영향과 공유되지 않는 환경적 영향 간의 상호작용은 형제자매의 유사성의 원인으로는 작용하지 않지만, 집단 내 위험도의 총 변화율에는 영향을 미칠 것이다(Heath, Phil, Nelson, 2002).

G를 유전적 위험의 추상적 색인(Index)으로서 간주하는 논의는 여기까지이다. 유전자와 환경의 상호작용의 모델화를 위한 이러한 방식의 접근법은 알코올 의존과 관련된 특정 유전자의 영향 분석에도 사용되어 왔으며, 일부에서는 환경적 위험 요소가 특정 유전자 변형에 영향을 미치거나 혹은 그 반대일 것이라는 논점에서 주변적 상황을 논의해왔다(Khoury, Beaty, Cohen, 1993 ; Ottman, 1990).

그러나 현실적으로 볼 때에는 유전자와 환경이 연합되었을 경우의 영향력이 그것이 무시되었을 경우보다 클 것임이 분명할 지라도 대부분의 위험요소들은 다른 위험 요소의 부재와는 관계없이 위험 원인이 될 수 있는 가능성이 높다.

이러한 통계적 분석을 위험에 관한 개인적 유전자의 영향에 적용시키는 방법은 후에 논의될 연구들에 의해 설명될 수 있다. 유전적 계승의 기본 규칙에 따라 각 부모는 유전자의 두 가지 대립 유전자 형질을 전달하며, 자녀는 각 부모에게서 하나의 복제 유전자를 물려받는다. 형제자매의 대립유전자 중 하나를 분석했을 때, 형제나 자매인 두 사람이 그들의 어머니와 그들의 아버지로부터 같은 대립유전자를 물려받을 확률은 약 25% 이다. 이 사실은 유전학적인 관점에서는 형제자매가 일란성 쌍둥이와 마찬가지로 유전학적으로 동일하다는 것을 뜻한다. 형제자매 쌍의 25%는 형제자매인 두 사람이 양 부모에게 각기 다른 대립유전자를 물려받음으로써 유전적으로는 관련되어있지 않을 것이다. 남아있는 형제자매 쌍의 50% 중 형제자매인 두 사람은 한 쪽 부모로부터 같은 대립유전자를 물려받으며 또 다른 부모에게서는 서로 다른 유전자를 물려받음으로 50%의 유전적 정보를 공유하게 될 것이다. 실제로 위에서 사용된 단순한 대수학은 개인 유전자가 위험의 원인이 될 수 있는 환경적 위험과 어떻게 연관되어 있는지를 이해하는데 있어 유용하다(Heath, et al., 2002).

2. 유전자형과 환경의 상호관련성이 미치는 영향

유전자와 환경의 상호관련성에 대한 연구는 알코올 의존 위험의 유전학적 연구를 목적으로 한다. 이는 알코올 중독에 관한 높은 유전적 위험에 처한 사람은 마찬가지로 높은 환경적 위험에도 자주 노출될 것이라는 점을 의미한다. 예를 들어, 이들은 부모에 의해 과도한 알코올 소비에 더 많이 노출될 것이다. 만일 한 명 또는 두 명의 알코올 의존 부모가 있는 아동에게 알코올 의존에 관한 높은 환경적 위험 및 기타 정신병리에 노출될 기회가 주어진다면, 이들은 유전적 위험 요소와 환경적 위험 요소에 더욱 많이 노출될 가능성을 모두 물려받게 될 것이다. 이러한 두 가지 요소는 개인적으로, 그리고 개인과 기타 요소와의 상호작용을 통하여 아동의 알코올 의존 위험에 영향을 주게 된다. 이러한 영향의 결과는 다른 생물학적 친인척들의 환경적 영향 혹은 선별된 친구 및 배우자를 통하여 드러나게 될 것이다(Jacob, et al., 2001).

예를 들어, 충동적인 사람은 동료나 배우자 역시 충동적인 경향의 사람을 선택하게 될 가능성이 높다. 유전적 요인이 충동적인 성격 특징에 영향을 줄 것이라는 주장(Martin, et al., 1979)에 근거하면, '선택적 결혼'과 같은 과정은 동료 또는 배우자의 충동성이 개인의 행태에 미치는 환경적 영향으로 유전자형과 환경의 밀접한 상호 관련성이 나타나게 된다.

GxE 상호작용 효과와 알코올 중독, 그리고 정신의학적 동반질환에 대한 몇 가지 연구는 GxE 상호작용 효과가 알코올 의존의 발현에 미치는 중요한 역할을 논하고 있다. 예를 들어, 다양한 정신의학적 장애를 평가한 조사는 알코올 의존과 우울증, 불안 장애 및 어린 시절의 행동 장애와 같은 행태적 문제와 같은 장애가 공존되는 경우가 많다고 보고하였다(Regier, et al., 1997). 이러한 동반질환에 관한 해석은 그 동안 전형적으로 질병의 발달 과정을 강조해왔다. 예를 들어, 우울증이 알코올 의존의 위험 요인 혹은 결과임에 따라 두 장애는 일반적인 위험 요소에 의하여 영향을 받게 된다는 것이다.

그러나 한 세대에서 다음 세대로 전달되는 유전적 요소인 세대 간 영향은 자녀에 대한 부모의 영향과 같은 환경적 영향과의 상호작용에서 알코올 의존과 공존되는 정신의학적 질병 발현에 중요한 역할을 한다. 초기 아동기의 성적 학대와 같은 정신적 외상과 이것의 영향은 이러한 가능성을 설명해 준다. 아동기의 성적 학대로 인하여 심각한 우울증, 불안 장애, 행동 장애를 포함한 다양한 정신의학적 장애 위험이 증가되는 것과 마찬가지로 알코올 의존 위험도 역시 증가하게 된다(Kessler, Davis, Kendler, 1997).

쌍둥이 연구에서 나타난 결과들은 정신적 외상이 기타 부분과 최소한 간접적으로 연관되었다고 보고함으로써, 가족적 위험 요소가 학대 위험 증가와 상호 관련되어 있을 것이라고 주장한다. 세대 간 영향을 포함하는 이러한 간접적인 경로들은 뒤에 상세히 논의되었다. 그러나 아동기의 성적 학대와 결과적인 정신병리가 직접적으로 연관되어 있을 가능성 역시 존재한다. 쌍둥이 중 한 명은 학대 받아왔고, 다른 한 명은 그렇지 않은 세 연구가 진행된 결과, 세 연구 모두 학대 받은 쌍둥이가 학대 받지 않은 쌍둥이 보다 성인기에 정신의학적 질병 진단을 받을 가능성이 높았다(Dinwiddie, et al., 2000 ; Kendler, et al., 2000 ; Nelson, et al., 2002).

이러한 발견은 아동기의 성적 학대가 정신의학적 장애 발현의 원인이라는 사실을 시사한다. 또한 쌍둥이 연구는 아동기의 성적 학대와 같은 조기 외상과 정신의학적 장애 위험 사이에 간접적 연관성이 존재하는지에 관한 정보를 제공한다. 예를 들어, 학대 받은 아동은 위험성이 높은 가족적 배경이 있을 확률이 높으며, 그로 인해 정신병리학적 위험 증가를 예견할 수 있는 기타 환경적 요소에도 노출될 확률이 높다. 이러한 해석은 둘 중 어떤 쌍둥이도 학대 받지 않았을 경우가 한 명의 쌍둥이만이 학대 받았고 학대를 받지 않은 다른 쌍둥이가 어른이 되었을 경우 보다 정신의학적 질병을 진단 받을 확률이 여전히 높다는 관찰에 근거한다(Nelson, et al., 2002).

이러한 위험성 증가는 정신의학적 장애와 관련된 가족 환경적인 위험 요인인 아동 학대가 발생했던 가족에게 더욱 일반적으로 나타난다. 정신병리학적 위험의 증가와 연관된 아동기 성적 학대의 위험증가 요소에는 한 명 혹은 두 명의 알코올 의존 부모가 포함된다(Dinwiddie, et al., 2000 ; Nelson, et al., 2002). 부모의 알코올 중독 역시 부모의 잘못된 감독 등의 환경적 위험 요소와 관련되어 있을 것으로 보인다. 따라서 부모의 알코올 의존 내력과 알코올 중독자의 성인 자녀에게 나타나는 정신병리학적 위험성 증가가 간접적으로 연관되어 있다는 주장은 타당하다. 실제로, 부모의 알코올 의존은 아동기의 학대 또는 외상 위험을 증가시키며 이는 후차적인 정신의학적 장애 위험과 연관되거나 자녀의 알코올 의존 위험의 원인이 될 수 있다(Heath, Phil, Nelson, 2002).

그러나 동일한 외상 경험(또는 기타 환경적 위험 요소에의 노출)이 있는 사람들도 유전학적 취약성의 상이함에 따라 각기 다른 정신의학적 장애 위험을 나타낼 수 있다(Sullivan, Neale, Kendler, 2000). 즉, 유전자와 환경의 상호작용 효과가 결정적 위험에 있어 중요한 역할을 수행한다는 것이다. 유전적 요소 또한 알코올 의존 위험의 원인이기 때문에 알코올 의존 부모의 자녀는 알코올 의존에 관한 증가된 유전적 위험을 전달받게 된다. 세대출현에 알코올 의존 위험에 관한 동반 장애가 직접적 영향을 미치지 않는다 하더라도, 알코올 의존이 있는 사람에게서 정신의학적 장애는 명백히 증가할 것으로 보인다. 이는 유전학적으로 알코올 의존을 전달받은 사람은 부모의 알코올 의존과 관련된 환경에도 노출될 확률 역시 높기 때문이다. 기타 정신의학적 장애와 관련된 유전적 위험 요소와의 상호 작용에 따른 위험도 높은 노출은 기타 정신병리학적 위험도를 높이게 될 것이다. 동반 장애에 관한 이러한 예는 알코올 의존 위험에 직접적으로 영향을 주지 않으며, 알코올 의존과 정신의학적 동반 질환의 연관성은 개인적인 과정보다는 세대 간 과정에서 발생한다는 점을 시사한다(Heath, Phil, Nelson, 2002).

일부 연구는 유전자와 환경의 상호작용 효과가 중대한 역할을 한다는 관점에서 알코올 의존의 발현에 미치는 상호작용의 영향을 보고하였다. Heath 등(1989)은 쌍둥이 연구에서 알코올 소비 수준에 미치는 유전학적 영향과 호주(Australian) 여성의 결혼 상태의 명백한 상호작용을 기술하였다. 이 연구에 의하면, 알코올 소비 수준에 관한 유전학적 영향은 최근 결혼을 했거나 사실상 배우자가 있는 여성보다 배우자가 없는 여성에게 훨씬 강하게 나타났다. 동일하게 독일에서 진행된 연구는 가족의 종교적 배경과 충동적인 성격 특징에 관한 유전학적 영향의 명백한 상호작용이 알코올 의존 위험도의 증가와 관련되어 있을 것이라고 정의하였다. 이 연구에서는 보다 관용적인 종교적 배경에서 양육된 참가자의 유전학적 영향이 훨씬 강력하게 나타난다는 사실이 발견되었다(Boomsma, et al., 1999).

핀란드 연구자들은 유전적 영향이 도시에서 더욱 중대해진다는 연구결과로써 음주 행태에 관한 거주지(도시와 시골)와 유전적 영향의 상호작용을 기술하였다(Devlin, et al., 2001).

알코올 중독 병인에 관련된 유전자와 환경의 상호작용 영향에 대한 가장 강력한 근거는 신체의 알코올 신진대사에 중추적 역할을 수행하는 효소인 알데히드디하이드로게네이즈2(aldehyde dehydrogenase2 ; ALDH2)의 정보를 전달하는 유전자 영향을 분석한 일본의 연구로부터 도출되었다. ALDH2 유전자에는 두 대립유전자가 존재한다. ALDH2-1 대립유전자는 알코올의 부산물인 acetaldehyde를 acetate와 물로 전환시킨다. 그러나 ALDH2-2 대립유전자는 정지된 상태로 몇 가지 독소 효과를 미치며 acetaldehyde의 누적 결과를 가져온다(홍조 반응, 메스꺼움, 증가된 심박). 한 개인은 ALDH2 유전자의 두 복제본을 보유함으로써, 두 ALDH2-1 대립 유전자와 한 ALDH2-1 및 한 ALDH2-2 대립유전자 또는 두 ALDH2-2 대립유전자들 중 하나를 전달시킬 수 있다. 헤테로(이형)인 사람은 알코올 소비 후에 홍조 반응을 경험하게 되며 기능적 ALDH2-1 대립유전자에 대하여 접합체인 사람과 비교하여 알코올 의존 위험이 실질적으로 감소한다. 불완전한 ALDH2-2 대립유전자에 대해 접합체인 사람은 알코올로 인한 심각한 결과를 겪게 되며, 0에 가까운 알코올 의존도를 나타낸다. 실제로, ALDH2-2 대립유전자는 아시안계 사람에게 흔히 나타나며 대부분의 다른 인종적 집단에서는 나타나지 않는다. Higuchi와 학생들(Higuchi, et al., 1994)은 각기 다른 기간에 일본인 집단에서 ALDH2-1와 ALDH2-2가 나타나는 빈도를 비교하였다. 이 분석으로 인하여 헤테로 유전자형의 방어적 효과가 일본인 남성에게 있어 시간이 지날수록 감소한다는 점이 발견되었다. 헤테로인 알코올 중독자의 수는 시간이 갈수록 증가하였다. Higuchi는 일본 남성이 퇴근 후 만드는 술자리 등 사회적 압력의 증가가 헤테로 유전자형의 방어적 효과를 감소시키게 되는 패턴을 유전자형과 환경의 상호작용 효과에 따라 가장 타당성 있게 해석할 수 있다고 주장하였다. 그러나 알코올 중독에서는 유전자형과 환경의 상호작용 효과가 드물게 나타난다.

알코올 의존 발현과 기타 장애의 유전적 요인의 역할에 관련된 많은 연구는 특히 쌍둥이와 입양아 연구에 있어서의 가족 환경 및 유전자형과 환경의 상호작용 효과의 중요성을 위한 근거를 제공하기 위해 진행되었다. 이러한 연구들은 유전학적 요소가 알코올 의존과 우울증 등의 기타 정신의학적 장애 위험에 관한 가족적 전이와 밀접한 관계가 있다는 점을 지속적으로 보고하였다(Sullivan, Neale, Kendler, 2000).

그러나 이러한 연구결과를 받아들이기 전 다음과 같은 세 가지 사항을 고찰해야만 한다.

첫 번째, 입양 부모의 정신병리 빈도와 심각성은 생물학적 부모보다 더 낮은 경우가 많았다. 예를 들어, 스웨덴의 입양 연구에서는 입양 부모는 생물학적 부모보다 '알코올 중독'으로 판명된 경우가 더 드문 것으로 나타났다(Cloninger, et al., 1985). 또한, 일반적으로 입양 부모의 연령이 생물학적 부모보다 더 높았다. 결과적으로 볼 때 입양 가족 내에서 양육된 아동의 위험 환경에의 노출 범위는 보다 제한되어 있을 가능성이 크다.

두 번째, 쌍둥이 자료의 해석에 있어 고려되어야 할 요인은 가장 이상적인 쌍둥이 연구는 함께 성장했거나 분리되어 성장한 일란성 쌍둥이와 이란성 쌍둥이 모델에 관한 비교라는 점이다. 이러한 연구는 〈표 5-1〉에서 요약된 계수가 나타내는 바와 같이 공동 평가를 위한 유전학적 영향과 공유된 환경적 영향의 공동 작용 모두를 인정하고 있기 때문이다(Jinks, Fulker, 1970 ; Eaves, et al., 1977 ; Heath, et al., 2002).

그러나 매우 어린 시절에 분리된 쌍둥이가 극히 드물기 때문에 알코올 중독 병인에 관한 쌍둥이 연구는 동일한 부모가 양육한 일란성 쌍둥이와 이란성 쌍둥이를 대상으로 하였다.

앞의 〈표 5-1〉에서와 같이, 일란성 쌍둥이와 이란성 쌍둥이 모두의 유전학적 영향의 계수는 GxSE 상호작용 영향에 쓰이는 계수와 동일하며 여기서 나타내는 두 가지 형식의 영향은 연구결과의 혼란을 의미한다. 즉, 쌍둥이 연구에서 측정된 유전학적 변화는 GxSE 상호작용 영향의 효과를 포함하는 것이다. 유전학적 상호작용 영향과 GxE 상호작용 영향을 구분하는 접근 방법인 쌍둥이의 자손에 관한 연구는 다음 부분에서 논의된다.

세 번째, 통계학적 힘이 고려되어야 한다. 이론상으로는 높거나 낮은 환경적 위험 노출로 계층화된 상대적 쌍을 관찰하여 GxE 상호작용 영향들을 간파하는 것이 가능하다. 그러나 현실적으로는 대부분의 쌍둥이 연구에는 신뢰도 있는 상호작용의 영향 규명에 충분한 대규모 사례가 사용되고 있지는 못하다(Heath, Phil, Nelson, 2002).

3. 쌍둥이 자손에 대한 연구

알코올 의존과 기타 정신의학적 장애에 관한 유전학적 연구 영역에서 위험의 요인인 유전자를 정의하는 작업은 여전히 초기 단계에 있다. GxE 상호작용 영향에 관한 중요한 의문점 중 하나는 Higuchi 등(1994)의 연구에 의해 나타난 바와 같이, 환경적 위험 요소와의 상호작용 시 강력한 분해 작용을 하는 방어적 ALDH2-2 유전자에 관하여 상대적으로 높은 노출도를 지닌 아시아 집단에서 다루어졌다. 그러나 다른 인종에 관한 이러한 방식의 분석은 알코올 의존에 관한 추후의 유전학적 위험요소의 동일함이 뒷받침되어야 가능하다.

그러나 전통적인 쌍둥이 연구에서 발생하는 유전학적 영향의 혼란은 부가적인 접근법을 사용하는 GxE 상호작용 영향의 잠재적 중요성을 다룸으로써 피할 수 있다. 이러한 접근법 중 한 가지로 부모와 알코올 의존 여부에 따라 선택된 쌍둥이의 자녀에 관한 연구가 있다(Jacob, et al., 2001).

평균적으로는 알코올 의존 쌍둥이의 자녀는 특히 쌍둥이의 부모의 기타 정신의학적 장애와 정신병리가 통제되었을 경우 비알코올 중독 쌍둥이의 자녀보다 위험성 높은 환경에 노출될 가능성이 더 높아질 것으로 예견된다. 또한 알코올 의존 쌍둥이의 자녀는 평균적으로 유전학적 위험이 보다 높게 나타나는데, 이는 알코올 의존 위험 원인으로 전환될 기타 장애들과 마찬가지로 유전학적 요인 역시 알코올 의존 위험의 원인이기 때문이다. 비알코올중독 쌍둥이의 자녀에게 나타나는 알코올 의존의 유전학적 위험은 알코올 의존 내력 및 부모의 다른 한 쪽 쌍둥이와의 유전적 연관성에 의존한다. 비알코올 중독 쌍둥이의 유전학적 위험은 만약 이들의 부모가 알코올 의존인 이란성 쌍둥이 형제자매가 있는 경우 최고가 되며, 이들의 부모가 알코올 의존이 아닌 이란성 또는 일란성 쌍둥이 형제자매가 있는 경우 중간 수위를 나타내며, 이들의 부모가 알코올 의존이 아닌 이란성 또는 일란성 쌍둥이 형제자매가 있다면 위험 수위는 가장 낮아지게 된다. 또한 GxSE 상호작용에 따른 영향은 알코올 의존인 부모에 의해 양육된 자녀에게 가장 강한 위험요인으로써 작용할 것으로 예견되나(즉, 높은 유전적 위험과 높은 환경적 위험에 처한 자녀), 알코올 의존인 일란성 쌍둥이 형제자매가 있는 비알코올 의존 부모에게서 양육된 자녀는

표 5-2. 알코올 의존 부모의 쌍둥이 자녀가 나타내는 정신병리학적 위험에 미치는 유전적, 환경적 영향

부모의 알코올 의존 내력요인으로 인한 자녀의 위험수준	부모의 쌍둥이의 알코올 의존 내력요인으로 인한 자녀의 위험수준	유전학적 영향들	가족환경적 영향들	유전자형식× 환경적 상호작용 영향들
알코올 의존	모든 경우	높음	높음	높음
비의존	알코올 의존, 일란성 쌍둥이	높음	낮음	낮음
비의존	알코올 의존, 이란성 쌍둥이	중간	낮음	낮음
비의존	비의존	낮음	낮음	매우 낮음

그 영향들이 감소될 것으로 보인다(높은 유전적 위험에 처해 있으나 보다 낮은 환경적 위험에 처해 있는 자녀)(Heath, Phil, Nelson, 2002).

실제로는 쌍둥이의 자녀에 관한 연구 계획에서 유전학적 상호작용의 영향과 GxSE 상호작용의 영향은 전통적인 쌍둥이 연구에서와 같이 혼동되지는 않는다. 향후 주목해야 할 사안은, 위와 같은 방법을 사용하여 현재 진행되고 있는 연구들이 알코올 의존 병인 및 동반 장애에 미치는 GxE 상호작용 영향의 중요성에 근거를 제공하는가에 관해서이다(Heath, Phil, Nelson, 2002).

4. 분자역학의 의미

공유된 환경적 영향은 부모의 알코올 의존과 연관되어 있다. 총체적인 인간 게놈 초안이 작성됨에 따라 알코올 의존 위험의 요인으로써의 유전자 정의에 빠른 진보가 예상된다(Lander, et al., 2001). 이와 함께, 유전적, 환경적 위험 요소와 공존하는 유전적 위험 요소의 상호작용 및 특정한 유전적 위험 요소의 영향을 조사하고, 어떻게 이러한 상호작용이 알코올 의존 위험을 발생시키는지를 규명하기 위한 분자 역학적 연구가 필요하다(Heath, Phil, Nelson, 2002).

분자 역학적 연구의 중요성은 유방암 연구 사례에서 잘 드러난다. 유방암의 위험 급증과 관련된 BRCA1 유전자(유전성 유방암의 원인유전자)가 정의되었지만, 이 유전자의 역할은 역학 연구의 부재로 인하여 현재 규명되지 않은 상태이다(Hopper, 2001).

역학 연구가 수행되지 않는다면, 일반 여성들(유방암 내력 가족이 있는 여성에 한하여)은 유전학적 검사를 하지 않는 한 유방암의 진행을 발견하지 못한 채 단지 위험도 높은 유전자를 보유하고 있는 것으로만 진단될 수밖에 없다.

알코올 의존의 병인에 관해 분자 역학 연구의 계획 수립단계에서는 일반적인 역학적, 유전학적 연구 접근법으로 우회하는 것이 가능하다. 각 연구들은 저마다의 이점과 한계를 나타낸다. 연구계획 수립 시에는 GxE 상호작용 효과와 유전자와 환경의 상호 관련 영향의 잠재적인 중요성이 고려되어야 한다(Heath, Phil, Nelson, 2002).

전통적으로 역학자들은 질병과 관련되지 않은 집단을 대상으로 한 두 연구 형식 – 환자 대조군 연구와 코호트 연구 – 을 사용해 왔다. 환자 대조군 연구에서는 사례와 관련된 유전학적, 환경적 위험 요소와 통제 집단들을 비교하였다. 코호트 연구들에는 결과적 질병 형성을 예견하는 위험 요소 정의를 위하여 대규모 코호트를 이용한다. 이와 반대로, 유전학자들은 전형적으로 가족 연구 및 광범위한 혈통 연구 방법을 사용하며 장애에 영향을 받는 다양한 구성원으로 이루어진 가족에 특히 주목한다. 이러한 연구에서는 장애 및 다양한 유전적 지표와 관련하여 질병의 가족적 동시 발생을 분석하며, 장애가 있는 구성원에 의해서만 유전되는 지표를 정의한다. 그러나 다양한 유전적 지표들을 사용하는 환자 대조군 연구는 대규모 표본을 사용하는 통계적 이점을 보유함으로써 전통적인 가족 연구를 대체할 것으로 보인다(Risch, 2000).

환자 대조군 연구의 근본적 이점은 대규모 표본의 적용이 가능함으로써 통계적 신뢰도가 높다는 점이나, 이 연구 방법 역시 아래와 같은 단점이 있다(Spielman, Mcginnis, Ewens, 1993 ; Spielman, Ewens, 1998). 예를 들어, 환자 대조군 연구에는 지표와 장애 간의 잘못된 긍정적 연관성이 나타나는데, 이는 다양한 민족적 그룹 혹은 인종적 그룹에 나타나는 특정 유전자의 빈도 상의 '대중 계급화' 차이점 때문이다. 가족 연구에서는 조상의 배경이 완벽하게 일치하는 곳은 쟁점이 되지 않으며(형제자매는 필연적으로 동일한 조상의 배경을 공유하기 때문이다) 계급화 역시 쟁점이 아니다. 그러나 표준적인 환자 대조군 통제 계획의 임의적인 유전학적 지표 사용은 이러한 혼란스러운 영향에 대비한 비용적으로 효율적인 방법을 제공할 수 있을 것이다(Pritchard, 1999 ; Dick, et al., 2001).

단점 극복이 가능한 통계학적 기술 및 효용성으로 인하여 분자 역학 연구 분야에 있어서의 환자 대조군 연구 방법 사용이 증가하는 추세이다.

알코올 분야에서는 유전학적 연관성에 관한 환자 대조군 연구의 성과가 뚜렷하게 나타나지 않았다(Blum, et al., 1990 ; Gelernter, Goldman, Risch, 1993). 그러나 표본 규모의 증가와 유전학적 연관성을 뒷받침하는 엄격한 통계적 조건으로 인하여 이러한 모순이 사라질 것으로 보인다. 이러한 한계점들은 소급적 계획으로 인한 결과이며 이는 위험 요소 노출 내력에 대한 신뢰도를 감소시킨다. 이를 극복하기 위하여 오십만 명에 가까운 성인을 대상으로 한 대규모의 코호트 연구들이 계획되었다(Meade, et al., 2002).

이 연구들은 환경적 위험 요소에 대한 노출과 기술 및 각 참가자들에 대한 유전학적 위험을 정의할 수 있다. 실제로 이러한 연구는 추후 질병 발생에 관한 위험 요소, 유전자형, 위험 요소×유전자형 상호작용의 영향을 예견적으로 수립할 수 있을 만한 잠재성을 가지고 있다(Heath, Phil, Nelson, 2002).

만약 GxE 상호작용 영향과 유사한 세대 간 과정이 알코올 의존의 병인에 실제적으로 중요한 역할을 한다면, 의존이 없는 사람의 샘플을 사용한 표준적인 환자 대조군 연구 및 코호트 연구는 중대한 한계를 나타내게 된다. 이러한 한계는 보기의 GxE 상호작용 영향 모델 연구에서 분명히 드러난다. 사례 통제 연구의 적합한 규모의 표본에서는 환경적 메커니즘 공유로 인하여 단독으로 발생한 주요 우울증과의 연관성이 부모의 알코올 의존과 관련된 위험도 높은 환경적 노출이 자녀의 우울증 위험을 높이는 경우에도 알코올 의존 위험 요소 유전자는 여전히 주요 우울증의 유전학적 위험 요소로 정의될 것이다. 그러나 실제로, 이러한 유전자는 부모의 알코올 의존으로 위험성 높은 환경에 노출되는 경로를 통해 단지 간접적으로만 우울증의 위험에 영향을 미치게 된 후 우울증 위험을 증가시키는 다른 유전자와 상호작용하게 된다(Eaves, Sullivan, 2001).

알코올 의존 내력에 관한 통제 및 통제 집단에서도 이러한 연관성을 제거할 수는 없는데 이는 부모의 알코올 의존 내력일 뿐 연관성의 원인인 사례나 통제의 내력이 아니기 때문이다. 또한, 알코올 중독에 관한 가족력의 통제는 이러한 가족 내력이 일반적으로 감수성이 낮기 때문에 효율성이 낮다(Rice, et al., 1995). 그러나 적절한 가족 연구 계획을 수립함으로써 이러한 모순을 피할 수 있다(Eaves, Sullivan, 2001). 동일한 중요도를 띄는 한 가족 내의 다양한 형제자매에 관한 연구는 위험 요소의 직접적 영향과 특정 가족에게 일반적으로 나타나는 가족적 배경과 관련된 위험 요소의 상호관련성을 구분할 수 있도록 한다. 이러한 상황의 한 예는 정신적으로 중대한 영향을 미치는 유년기의 외상인 아동 학대이다. 실제로 가족 연구는 알코올 의존 위험이 유년기의 성 학대나 문제 가정에 일반적으로 나타나는 가족적 배경 요소에 의해 영향을 받는지를 규명할 수 있다. 적절하게 계획된 가족 연구는 유전학적 취약성에 관한 차이점에 영향을 미치는 직, 간접적 영향 간의 상호작용에 따라 이러한 사안이 정의되게 된다(Heath, Phil, Nelson, 2002).

기타 장애가 나타나는 사람의 경우와 같이, 알코올 중독자의 경우에도 예견적 연구계획으로 환경적 위험 요소의 중요성 및 이들과 유전학적 영향의 상호작용을 가장 효율적으로 규명할 수 있다. 그러나 알코올 의존과 같은 정신의학적 장애들은 전형적으로 이른 시기에 형성되기 때문에(Nealson, et al., 1996), 성인기에 시작된 예견적 연구는 여전히 그러한 장애에 관하여 소급적 연구일 가능성이 크다. 예를 들어 대규모 정신의학적 역학 조사인 국제 공존질환연구(National Comorbidity Survey)에 나타난 알코올 의존자의 평균 연령은 약 20세였다. 아동기의 수행 능력 장애와 같은 알코올 의존 위험 증가에 관한 정신의학적 예견 요인도 조기에 형성된다(Kessler, et al., 1997). 따라서 알코올 의존 위험 요소 예견에 관한 연구는 초기에는 소아과적 연구일 가능성이 있다. 이러한 아동기 연구는 부모와 자녀 모두에 관한 평가를 가능케 함으로써 실행 가능성 및 비용 효율성이 높아진다. 향후에는 이러한 예견적 가족 연구가 알코올 의존 및 이와 연관된 정신의학적 장애에 미치는 유전학적 영향과 유전자와 환경의 상호작용 이해를 위한 기반을 제공할 것으로 보인다(Heath, Phil, Nelson, 2002).

제6장 알코올 중독 설명모형

제1절 알코올 중독의 질병적 개념

알코올 중독자와 마약 중독자는 알코올 및 약물 과용 초반기의 행복감을 병적으로 자주 회상하며, 알코올과 약물 사용이 얼마나 파괴적이고 위험한 결과를 초래할 수 있는가를 잊는다. 또한 수많은 사회적 요인들이 알코올과 약물 사용을 가속화한다(Fields, 1998).

1. 약물모델

알코올 중독과 약물 중독의 원인은 어느 한 가지로 단정 지을 수는 없다. 암 또는 기타 의학적 질병에 여러 병인이 있는 것과 같이 중독 역시 총체적이고 복합적인 원인이 존재한다. 중독의 병인에 관하여 다양한 이론과 유형이 연구되었다. 알코올 중독의 초기 유형 연구에서는 유전적 유약함, 혹은 알코올에 대한 자제력 부족 및 취약성을 그 원인으로 상정하였다. 다른 초기 유형은 정신병적 경향을 나타내는 개인에게 초점을 맞추고 있다. 이는 알코올 중독자는 알코올을 부정적 사건을 잊는 수단이나 통제 불가능한 감정을 느끼도록 만드는 충격적 경험을 잊는 수단으로 사용한다는 이론이다. 이후 알코올 중독의 정신적 유형은 알코올 중독의 생화학적, 유전적 영역에 관한 연구를 수반하며 발전하였다(Fields, 1998).

현재 알코올 및 약물 연구 분야는 일반적으로 알코올 중독과 약물 중독에 다양한 병인이 존재한다는 설을 받아들이고 있다. 유전적이고 환경적인 요인 모두가 개인의 알코올 및 약물 문제를 일으킬 수 있는 원인이 된다는 점은 명백하다. 알코올 중독은 다양한 병인으로 인하여 발생하는 외부적 질병임을 명시하는 근거들이 축적되었다(Boris, Hoffman, 1988). 이에 관한 몇 가지 원인 유형에 관하여 논의해 보고자 한다.

2. 질병으로써의 알코올 중독

1957년 미국 의학 연합은 알코올 중독에 관하여 다음과 같은 세 가지 진단 조건을 발표하였다. (1) 알려진 병인의 존재, (2) 시간에 따른 증상 악화, (3) 알려진 결과로써의 알코올 중독의 결과는 의존성, 신체적 증상, 사망이다. 그 후 연구 자료는 질병 모델과 같은 자료를 발표함으로써 알코올 중독의 유전적 영향을 더욱 강조해왔다.

질병 모델은 익명의 알코올 중독자 모임과 다양한 자가 치료 프로그램을 바탕으로 한다. 질병 모델의 회복 수단으로써의 효용성 및 알코올과 약물 의존과 중독 문제로 경험하게 되는 수치심을 감소해 주는 효과로 인하여 알코올 중독과 유전표지의 연관성과 관련된 연구가 계속됨으로써 점차 적용이 증가하였다(Fields, 1998).

Kenneth 등(1990)은 신경전달물질인 도파민의 유전자 수용체와 알코올 중독의 연관성을 규명하였다. 보다 많은 자료로 뒷받침할 필요가 있기는 하나, 이 연구는 알코올 중독자의 유전학적 원인의 중요성을 부각시키는 데 도움을 주었다. UCLA의 Ernest Noble은 이 연구가 알코올 중독의 질병적 개념을 더욱 명백히 하였으며, 병인으로써의 유전적 요인이 환경적 요인만큼 중요하다는 점에 관한 근거를 제공하였다. 일반적으로 알려진 알코올 중독에 관한 몇 가지 병인은 유전자가 알코올 중독의 결정적인 유전 지표가 될 수 없다고 제시한다(Fields, 1998).

Devor는 알코올 중독에 관하여 새로운 발생학적 모델을 설명하였다. 그는 "알코올 중독은 더 이상 유전자나 환경에 의한 단순한 질병으로 취급되어서는 안 되며, 유전적 요인과 환경적 요인의 쇠퇴 및 생애의 위기상황 등을 모두 통합하여 발생하는 질병으로 여겨야 한다."고 주장하였다(Devor, 1994). 결과적으로, 알코올 중독 치료는 개인적 사안에 중점을 두는 대신 약리학적, 행동학적인 치료가 함께 고려되어야 한다는 방향으로 전환되었다(Fields, 1998).

Goodwin은 덴마크에서 입양아에 관한 연구물 중 알코올 중독자의 아들이 알코올 중독자가 될 가능성은 비알코올 중독자 부모의 아들에 비해 네 배가 높다는 결과를 발표하였다. 이 연구는 자녀가 알코올 중독자가 아닌 수양부모에게서 자라는지 혹은 친부모에게서 자라는지가 결과에 영향을 끼친다고 밝힘으로써, Cloninger 등의 알코올 중독에 관한 유전학설에 관한 실제적 근거를 제시하였다. 이 연구는 다음과 같은 Goodwin의 초기 연구 결과를 구체화시켰다(Goodwin, 1971).

1) 생물학적인 알코올 중독자 부모를 둔 입양아 아들은 생물학적 부모가 알코올 중독자가 아닌 입양아 아들에 비하여 알코올 중독자가 될 확률이 네 배 가까이 증가한다.
2) 생물학적 부모가 알코올 중독자인 아들은 또래에 비하여 이른 시기에 알코올 중독자가 된다.
3) 알코올 중독자 아버지의 딸은 알코올 중독을 나타내는 빈도수가 높지는 않으나, 근심과 불쾌감을 자주 나타내었다.

일란성 및 이란성 쌍둥이 연구는 알코올 중독에 관한 유전학적 요인에 근거를 제공하였다. 이란성 쌍둥이가 단지 50%의 유전자를 공유하는데 비하여 일란성 쌍둥이는 유전자의 100%를 공유하기 때문에 이란성 쌍둥이보다 일란성 쌍둥이의 알코올 중독 비율이 더 높게 나타났다. Kaji는 174쌍의 쌍둥이 연구를 통하여 실제로 이란성 쌍둥이가 단지 유전자의 32%가 일치하는데 반하여 일란성 쌍둥이는 71%가 일치하였다고 보고하였다(Kaji, 1960). Hrubec과 Omenn 역시 이란성 쌍둥이(12%)보다 일란성 쌍둥이(26%)의 유전자가 더 많이 일치하였다고 보고하였다(Hrubec, Omenn. 1981). 그러나 Gurling과 동료들에 의한 연구(1984) 결과는 이와 같지 않다.

제2절 알코올 중독의 설명모형

1. 정신적 취약 유형

한동안 미디어에서는 알코올 중독 경향을 나타내는 성격유형을 강조하였다. 이러한 단순한 접근은 알코올 중독자 및 기타 중독자가 단지 강박 증세를 나타내는 특이 성격을 보유한 것과 혼동을 일으켰다. 다양한 성격유형이 알코올 중독 및 약물 중독에 취약하지만, 결과적으로 특정 중독 유형이란 현대 의학의 범위로 다룰 수 없다는 점은 명백하다. 중독 유형이라는 용어는 지속적 의존 패턴을 전제로 하고 있기 때문에, 정신적 취약함이라는 용어가 더 적합하고 발전적인 정의라고 볼 수 있다(Fields, 1998).

1) 기분과 감정상의 무질서

불안, 침울함, 우울감은 특히 여성의 중독물질 남용과 의학적, 비의학적인 정신영향적 물질에의 중독을 발현시키는 흔한 원인이다(Whitlock, et al., 1967).

감정 조절에 문제를 경험한 개인은 알코올 혹은 약물을 사용한 자가치료를 시도할 가능성이 크다. 알코올과 약물은 근심, 공포, 우울함, 무기력증, 조증의 완화와 자가치료에 사용된다. 주로 발생하는 우울감과 정신적 불안은 알코올 중독자들에게서 1.5배에서 2배가량 더 많이 일어난다(Helzer, Pryzbeck, 1988). 심각한 발병률이 일반인에 비하여 남성 알코올 중독자의 경우 3배 정도 더 발병한 것에 비하여 여성 알코올 중독자에게는 10배나 더 많이 발병하였다(Hesselbrock, Meyer, Keener, 1985).

간헐적이거나 만성적으로 정서 불안을 느끼는 우울증 환자는 오피오이드나 코카인 등 강력한 느낌과 행복감을 느끼게 하는 듯한 효과를 지닌 약물을 사용할 가능성이 있다. 코카인을 사용하고 있는 조울증이나 정신불안 환자는 약물이 우울한 사건으로부터 해방시켜 줄 뿐만 아니라 내적 고양감마저 느끼게 해 준다는 점을 발견하게 된다(Fields, 1998).

2) 성격적 특징

많은 연구자와 치료자가 기술한 알코올 중독자와 약물 중독자의 성격적 특징은 다음과 같다(Fields, 1998).

- 매우 감정적이다.
- 걱정이 많고 과민 반응하는 경향이 있다.
- 대인 관계에 미숙하다.
- 포용력이 적다.
- 분노를 적절하게 표현하지 못한다.
- 권위에 대한 양면적 반응을 나타낸다.
- 과시적 행동양상과 낮은 자존감을 나타낸다.
- 완벽주의자이다.
- 강박관념에 사로잡혀 있다.
- 고독감을 느낀다.
- 성역할에 혼란을 느낀다.
- 우울증이 있다.
- 대인관계에 있어 의존적이다.
- 적대적이다.
- 성적으로 미숙하다.
- 환경 변화에 경직과 무력감을 느낀다.
- 흑백논리 성향을 띈다.

3) Attention Deficit Hyperactivity Disorder (ADHD) ; 주의력 결핍 과다행동 장애

최근 성인의 ADHD가 방송매체의 주목을 받고 있다. 매체는 특히 지속적 약물남용 경향을 보이는 사람에 관하여 관심을 보인다. ADHD의 세 가지 특징은 부주의함과 충동성, 과민반응이다. 이는 남성에게 더 흔하게 나타난다. 남성과 여성의 유발 비율은 대략 3대 1에서 10대 1 사이로 예측된다. ADHD가 있는 사람은 자가 치료나 증상 개선을 위하여 알코올이나 약물을 사용할 가능성이 매우 높다(Fields, 1998). 부주의함에는 임무 미완수, 산만함, 심각한 부주의함, 일상적 활동에 대한 망각, 물건 손실 등이 포함된다. 충동성은 타인의 감정을 고려하지 않은 채 이루어지는 언행, 타인에 대한 방해, 결과 예측이 없는 행동 등이다.

ADHD 연구는 아동과 청년, 또 일부 성인을 대상으로 하여 매우 많이 진행되었다. 이러한 연구는 어린 시절의 발현 증상이 성인기의 ADHD를 결정짓는지의 여부에 관한 진단방법 확립을 위하여 반드시 필요한 것이었다. Christopher Varley는 그의 논문 '과행동의 성인'(hyperactive Adults ; Professional Counselor Magazine, December, 1995)에서, "ADHD 진단을 위해서는 주요 증상들이 현재까지 계속되거나 악화되고 있어야 하며, 이러한 증상이 개인의 삶에 상당한 불편함을 초래하고 있어야 한다. 이는 우리 모두가 경험하는 간헐적인 부주의함, 불안감, 충동성과는 구별된다"고 기술하였다.

성인의 ADHD와 알코올중독의 연관성 증명을 위해서는 더 많은 연구가 행해져야 할 필요가 있다(Fields, 1998).

2. 정신분석 모델

알코올과 약물 의존에 관한 전통적인 정신분석학적 관점은 자기애의 결과로 인한 구강기 고착화에 집중하였다. Otto Fenichel(1945)은 정신활동에 영향을 미치는 약물을 사용하는 개인의 약물 사용 목적을 '성적 욕망과 안전, 자존감에 대한 갈망 등 초기의 구강기적 욕망을 동시 충족시키기 위함'이라고 주장하였다. K. Menninger(1963)는 알코올 사용은 근원적으로 영아기에 어머니로부터 모유(안전감)를 거부당한 것에서 비롯된 스트레스를 완화하기 위하여 행해진다고 믿었다. 기타 정신분석학적 이론들은 음주를 불충분한 남성다움에 대한 불안 경감 수단으로 정의하였다(Machover, et al., 1959). 또한 분석학적 이론은 중독자의 약물 사용을 뒤늦게 발현된 동성애 성향 및 동성애에 관한 자기소외적인 감정을 억압하기 위한 것이라고 주장하였다(인간의 자기애는 동성애자가 될 가능성과 양립하지는 않는다)(Fields, 1998).

음주에 관한 현재의 주요 정신분석학적 이론은 '대상과의 관계에서 나타난 구조적 결함'이다. 이는 감정과 자제력 조절의 어려움으로 인하여 효율적인 인간관계 성립을 힘들어 하는 개인을 대상으로 한다. 이 이론에 따르면 이러한 개인은 거부당한 것에 대한 방어 메커니즘으로 과장된 방어감을 형성한다. 1986년의 논문 '알코올중독의 병인 모델'에서 James Donovan은 대상과의 관계에 있어서의 어려움을 정의하는데 사용한 정신분석학적 기술들을 개괄하였다(Fields, 1998). 주요 내용은 다음과 같다.

- 고무감의 장애 및 결함과 감정 조절 불능(Krystal, Raskin, 1970)
- 고통과 외부에 대한 책임감에 의한 중압감을 조절하기 위한 약물 사용(Chein, et al., 1964)
- 중독 시 나타나는 불순응적 자기애와 분노 및 외로움으로 인한 잠재적인 방어적 태도를 강조(Wursmer, 1974)
- 미비한 자존감, 스스로에 대한 통제력 부족, 알코올 중독에 관한 낮은 감정적 규제 등(Khantzian, 1978)
- 감정 조절 불가능과 과한 자제와 방만한 자제의 반복에 의한 행동적 특성, 모호한 감정과 부정적인 가치관, 자기표현 시에 느끼는 혼란을 기술(Khantzian, et al., 1990)
- 약물 중독은 특정한 심적 부담과 내재된 권위 형태에 대한 부정과 타도를 도모하는 과정에서 발생(Wursmer, 1987)
- 지속적인 중독의 근원적 취약점으로 (1) 감정변화 표현에 미숙함, 부정적 상황을 예견, 장애 사안에 대한 감정적 반응, (2) 자기애적 방어 경향, 낮은 자존감, 자아와 이상적 이미지와의 부조화, (3) 미숙함과 강도 높은 자기방어, 메커니즘 수용에 있어서의 미비함, 생각과 판단력 결여 등을 제시(Treece, Khantzian, 1986)

3. 행동학적 모델

Schilit, Lisansky와 Gomberg(1991)는 화학적 의존증에 관한 네 가지 행동학적 모델로 (1) 긴장 완화, (2) 기대감 및 인지, (3) 생물 행동적 유형, (4) 조절 등과 같은 네 가지를 제시하였다.

긴장 완화 모델은 항상성 조절과 균형에 관한 개념을 포함한다. 개인은 스트레스나 불안, 감정적 긴장, 갈등 등 회피하기를 원하는 감정 상태의 해소를 위하여 알코올이나 약물을 사용할 수 있다는 이론이다.

기대와 인지력 모델은 알코올과 약물의 사용이 이전의 사용 시 경험한 긍정적 상황의 예상된 반응이라는 점을 비판한다. 이는 화학적 방어 시 나타나는 강박적 측면을 기술한 것으로 보인다.

생물 행동적 유형은 알코올 및 약물과 관련된 조절, 강화, 고무적 상황(자극제들), 기쁨과 허탈감에 초점을 맞춘다. 이 모델은 대부분 자기 설명적이며 이 논문의 후반부에 예시가 제공된다(Fields, 1998).

4. 정신사회학적 모델

정신사회학적 모델에는 다양한 유형이 존재한다. 이 중 가장 기초적인 유형은 알코올과 약물 사용에 관한 사회학습적 유형이다. 사회학습적 유형은 긴장완화유형 등의 모델을 통합한 것이다. 예를 들어, 부모가 음주를 하며 긴장을 완화시키는 장면을 목격한 자녀는 음주에 대하여 긍정적인 인식을 형성하게 된다. 이러한 경우, 아이는 부모가 음주나 약물 사용 후 더욱 친밀해지고 긍정적으로 변한다는 사실을 자주 경험한다.

Schilit 등(1991)은 음주를 사회적으로 습득되거나 학습된 행동패턴으로 상정하였으며 과거로부터 전해져 온 관습과 유동적 조건과 긴장 감소 등의 총체적 강화 요인, 인지적 요인, 모델화의 영향, 행동과 유전학적 메커니즘의 연계에 의해 유지된다고 기술한 Nathan(1983)의 논문을 인용하였다(Fields, 1998).

5. 가족 모델

가족 모델은 이 논문에서 가장 강조된 모델로, 가족생활 모든 측면을 포함한다. 가족 내 알코올 및 약물 사용을 유발하는 사례는 다음과 같다(Fields, 1998).

- 육아의 어려움
- 부부의 불화
- 알코올 혹은 약물 중독
- 불균형적이고 비정상적인 가족관계
- 가족 내에서 발생한 중대한 충격과 스트레스
- 물리적, 감정적, 성적, 정신적 폭력
- 불합리한 장애요인
- 수치스러운 사건, 방치, 거부

6. 긴장과 스트레스 모델

긴장은 회피를 원하는 동기, 두려움의 원인, 근심, 갈등, 달성이 어려운 목표로 인한 절망감 등 다양하게 정의할 수 있다. 스트레스는 긴장과 동일한 의미의 현대적 용어이다. 메리안 웹스터 대학생용 사전(Merrian Webster's Collegiate Dictionary)은 스트레스를 '육체적, 정신적 긴장과 병인으로 작용할 수 있는 요인을 야기하는 물리적, 화학적, 감정적 사항'으로 정의하였다.

긴장 감소 이론에 관한 가설은 다음과 같이 두 가지 사항을 포함한다. 첫 번째로, 알코올은 긴장을 감소시킬 것이며, 두 번째로, 개인의 음주는 알코올의 긴장 감소 효과에서 기인한다는 것이다(Blane, Keneth, 1988).

알코올과 약물 연구의 권위자인 Stanley Gitlow는 알코올과 약물 사용을 결정하게 하는 큰 원인으로 스트레스의 불쾌감 및 억압을 다룬 병인모델을 강조한다. Gitlow는 스트레스와 자극을 견뎌내는 수위에 생물학적 다양성이 존재한다고 믿는다. "한 개인에게는 극히 작은 불편함 정도로 감지되는 초기 자극이 다른 개인에게는 고통스러울 정도의 긴박함으로 인식될 수 있다"고 주장하였다(Gitlow, 1985).

Petrie는 자극에 대처하는 세 가지 기본 유형을 구분했다. 첫 번째로, 자극 경감자는 자극을 원래 수위보다 더 낮게 인식하며 반응한다. 그리고 자극 조정자는 자극을 있는 그대로 인식하며 반응한다. 또한 자극 촉진자는 자극을 본래 수위보다 더 높게 인식하며 반응한다(Petrie, 1960).

자극 촉진자와 같이 불편함으로부터 구제가 요구되는 과민함을 유발하는 인식 유형이 존재하는 것으로 드러났으며, 흥미롭게도 유전적으로 이러한 중추신경계(Central nervous system ; CNS) 요인이 결정되는 것으로 나타났다. 1984년 Lynne Henneck는 알코올 중독자가 아닌 아버지의 아들보다 알코올 중독자인 아버지의 아들에게서 자극 촉진자가 매우 높은 비율로 나타났다고 보고하였다. 또한 알코올이 자극 촉진자의 환경으로부터 자극을 경감시키는 수단으로 사용된다고 주장하였다(Henneck, 1984).

Gitlow는 알코올 중독을 생화학적 결점으로 묘사하였다. 이러한 결점이 있는 개인은 자극에 보다 쉽게 동요되고 불편함을 느낌으로써 알코올의 진정 효과를 느끼기 위하여 음주를 하게 된다는 것이다. 불행히도, 이러한 개인은 알코올의 음용을 중단함으로 느끼는 불안감을 해소하기 위하여 또 다시 음주를 해야만 한다(Giltrow, 1972).

Hans Selye는 자신이 쓴 고통없는 스트레스(Stress without Distress)라는 책에서 개인이 스스로 적정 스트레스 수준을 평가하기를 권장한다. Selye는 스트레스 인내 유형을 거북이와 경주마로 묘사하였다. 과다한 스트레스는 조증과 근심을 유발하며, 너무 적은 스트레스는 무기력증과 우울감을 유발한다(Selye, 1975).

개인은 스트레스의 양과는 상관없이, 자가치료 또는 스트레스로 느끼는 불편함에 적응하기 위하여 알코올이나 약물을 사용한다. 이에 대한 예증으로써 일상의 긴장을 풀기 위하여 일과의 마지막에 전통주나 마리화나를 즐기거나 수행력을 높일 목적으로 코카인, 커피, 다른 각성제 등을 섭취하는 것 등을 들 수 있다(Fields, 1998).

알코올 혹은 기타 진정 작용이 있는 수면제 등을 복용한 경우, 정상적으로 작용하던 기능의 자제력이 저하되었다. 이 상태에서 음주를 지속하게 되면 상태는 더욱 악화되어 운동신경 조절 기능이 상실되고 근육 조절 작용 역시 손실된다. 과도한 알코올 섭취는 알코올 중독의 요인이 될 뿐 아니라 혼수상태와 종국적인 사망을 초래한다. 알코올 중독자가 알코올 섭취를 중단하게 되면 금단 증상이 나타난다. 소량의 섭취 수준에서 보여지는 금단 증상은 약간의 불안감과 폭력적 행동 양상으로 나타난다. 자제력 상실과 음주 중지로 인한 불안감, 공격적 행동 양상이 나타난다. 한 시간 동안 알코올을 섭취했을 경우, 육체의 정상적 긴장상태로의 회복에는 여섯 시간에서 여덟 시간이 소요된다(Fields, 1998).

다량의 알코올을 섭취했을 경우 숙취, 경련, 또는 사망 등의 금단 증세가 더 심각해진다. 다섯 시간에서 일곱 시간 동안 알코올을 섭취했을 때 육체가 평균적인 긴장 상태로 회복되는 데 열여섯 시간에서 스무 시간이 걸림을 보여준다. 24시간 동안의 알코올 섭취가 대략 600시간에서 25일 정도의 회복 기간을 요한다는 점을 나타낸다(Fields, 1998).

알코올 섭취 중지는 기타 약물 섭취 중지에 비하여 훨씬 위험하다. 술을 마시는 사람은 매시간 정상적인 상태로 회복되는데 따르는 금단 증상을 겪는데, 이러한 금단 증상을 피하기 위해 더 많은 알코올을 마시게 되는 것이다. 또한 금단 증상을 피하기 위하여 알코올 중독자가 해장술에 의존하는 경우가 많이 나타난다(Fields, 1998).

7. 사회문화적 모델

Bales(1946)는 문화적 구조와 사회적 구조가 알코올 중독 비율에 미치는 영향에 관하여 다음과 같이 정의했다(Bales, 1946).

1) 문화적 긴장에 적응하는데 필요한 수준
2) 문화가 음주에 대해 보이는 입장
3) 문화가 만족감의 대체 수단을 제공하는 정도

사회, 문화 단체, 사회경제적 집단, 이웃 간에 긴장완화제로서 제공되고 있는 술과 약물을 대체할만한 미미하거나 제한적인 것들은 중독 가능성이 더욱 높다. 이러한 집단이 심각한 내적 긴장(수치), 압박감 혹은 공격심, 극한 갈등,

딜레마, 혼합된 메시지, 성적 긴장감, 속죄와 같은 긴장감을 완화시키기 위한 방편으로 알코올과 약물에 의존하는 경향이 높아질수록 개인의 알코올과 약물에의 의존성 역시 높아지게 된다. 이에 더하여 알코올과 약물의 공급과 분배에 관한 제한이 부재하거나 관대하며, 비용까지 저렴하다면 알코올과 약물 남용은 급격히 늘어난다(Fields, 1998).

사회와 민족의 관습적인 태도 또한 알코올과 약물 사용의 조정자로 작용한다. 아일랜드(Irish)와 미국 인디언(American Indian) 집단은 타향에 거주하는 남성의 음주를 긍정적으로 허용하고 있으며, 이에 따라 알코올 중독 비율이 높게 나타난다. 약물과 알코올 의존 및 중독은 나이, 직업, 사회적 지위와 문화, 종교적 신념 등 사회학적 요인의 영향을 받는다. 예를 들어, 미국인이며 젊고, 독신이며, 실업 상태로 지방에 거주하는 남성은 높은 약물 사용률을 보였다(Donovan, 1986).

보다 큰 사회로부터 이질감을 느끼거나 소속감을 느끼지 못하는 개인은 알코올과 약물에 관한 사회의 규칙과 가치가 그들에게는 적용되지 않는 것처럼 느낄 수 있다. 사회로부터 느끼는 이질감은 알코올과 약물에 관하여 더욱 호의적인 입장을 취하게 되는 결과를 가져온다. 알코올과 약물 사용에 관한 사회적 모델의 적용은 크랙 코카인의 유행으로 증명된다.

아메리칸 드림의 실패는 알코올 중독과 약물 중독을 초래하는 절망감을 유발한다. 이러한 절망감은 미국의 도시 내에 거주하는 빈민들에게 가장 빈번하다. 그러나 이러한 절망감은 지역이나 사회경제적 상황을 가리지 않는다. 육체노동자들로부터 임대 아파트에 거주하는 서민, 교외에 거주하는 중산층 고등학생이나 대기업 이사에 이르기까지 약물과 알코올 사용은 미국 사회에 만연해 있었다(Fields, 1998).

생물학적, 정신학적, 환경적 요인은 개인을 알코올과 약물중독 문제발현의 위험에 처하게 만든다. Hawakins 등(1992)은 청년과 젊은 성인에게 해당되는 다양한 위험 요소와 이를 다룰 수 있는 방법을 정의하였다. 이 항목은 자기 이미지, 사춘기, 대학 진학의 실패, 가족과 양육, 위험을 수용하는 행동양상 등 특별한 위험 요소에 관해 조사되어진 것이다(Hawkins, Catalono, Miller, 1992).

8. 자기 이미지

가장 일반화된 알코올 및 약물 문제의 위험 요인은 낮은 자아개념이다. 부모와 학교는 자아 개념이 결여된 아동에게 일반적으로 나타나는 저조한 성취도, 수줍음, 공격성이나 반사회적 행동양상들을 거론한다. 생활기록부나 발달상황기록부에는 '최대한 노력하지 않는다.' '임무완수를 어려워하며 답보적이다.' '수업에 참여하지 않으며 다른 생각을 한다.' 또는 '선생님보다 학우에게 관심이 있다.' 등의 사항이 기록된다. 업무 및 잡무 완수에 어려움을 느끼는 성인에게도 물론 동일한 평가가 행해진다(Fields, 1998).

제3편

음주와 정신장애

제7장 스트레스와 음주

제1절 알코올과 스트레스 감소

알코올은 오랫동안 다양한 상황에서 유발되는 스트레스를 감소시키기 위한 목적으로 사용되어 왔다. 알코올이 스트레스에 반응하여 일으키는 광범위한 행동적, 생물적, 정신적 변화는 알코올의 스트레스 완충 반응(Stress response dampening ; SRD) 효과로 추측할 수 있다. 이는 몇 가지 측정방법으로 평가가 가능하다. 음주 후의 SRD 경험 범위는 다양한 개인적, 상황적 요인들로 결정된다. SRD 효과에 대한 개인차를 결정하는 개인적 요인으로는 알코올 중독에 관한 가족력, 성격적 특징, 사회적 관계, 정신적 기능, 성별 등이 있으며, 상황적 요인으로는 긴장을 유발하는 상황의 전환, 음주 및 스트레스의 발생 시기를 들 수 있다. 주의-배분 모델(The attention-allocation model)과 평가-혼란 모델(The appraisal-disruption model)은 SRD 효과에 미치는 상황적 요인의 영향을 설명하기 위하여 개발되었다(Sayette, 1999).

음주와 스트레스의 연관성은 일반적으로 스트레스를 유발시키는 상황이 음주를 촉진시키며, 음주로 인하여 스트레스가 완화되는 방식으로 설명되어 왔다. 알코올의 불안 경감 효과에 대한 믿음은 모든 문화에 존재한다. 미국에서는 사회적으로 허용된 범위 내에서 알코올을 사용하는 일반적인 사람과 알코올과 관련된 사회적, 의학적, 법적 문제를 경험한 사람 모두가 알코올의 긴장 완화 효과를 믿고 있는 것으로 나타났으며, 대중 매체와 연예 산업 역시 지속적으로 알코올을 긴장 완화제로 묘사한다(Wilson, 1988). 연구자들은 알코올의 긴장 완화 효과에 대한 기대가 다수의 사람들이 심각한 음주의 해악에도 불구하고 알코올을 사용하게 되는 근원적인 동기일 것이라고 주장한다(Sayette, 1993).

알코올 소비와 스트레스 사이의 상관관계에 관한 1940년대의 사회학적 조사는 서양 문화권 외 특정 지역의 스트레스 수준과 음주 관련 문제에 관한 연관성을 보여주었다. 이와 비슷한 시기에 Masserman은 고양이가 갈등을 겪을 때 유발되는 스트레스의 정도가 알코올 투여로 인해 경감됨을 보여주는 실험을 수행하였다(Masserman, Yum, 1946 ; Sayette, 1993). 뒤이은 알코올의 강화 효과에 대한 Conger의 이론은 다음과 같은 두 가지의 긴장 완화 가설을 이끌어내었다. (1) 알코올 소비는 대부분의 상황에서 스트레스를 줄여준다. (2) 사람(혹은 동물)은 특히 긴장된 상황에서 알코올을 원하게 된다(Conger, 1956).

1. 스트레스의 정의와 기준

'긴장'이라는 용어는 유기체의 혼란을 유발하는 자극과 사건, 그리고 이에 대한 유기체의 복합적인 생리적 반응을 뜻한다. 그러나 동일한 자극에 대해서도 사람들마다 각기 다르게 반응할 수 있기 때문에, Lazarus와 Falkman은 스트레스를 불편함과 실망, 두려움 등 부정적 사건에 관한 평가와 해석으로 정의하는 것이 가장 바람직하다는 의견을 제시했다(Lazarus, Folkman, 1984.). 이러한 접근 방법을 수용하여, 동일한 사건이 어떤 이에게는 긴장을 유발하는 반면 다른 이에게는 해를 미치지 않거나 혹은 긍정적일 수 있다고 가정한다(Sayette, 1999).

스트레스가 유발하는 다양한 반응은 인간의 행동학적, 생물학적 반응과 광범위한 영역의 고통에 대한 주관적 인식을 포함한다. 스트레스에 의한 생물학적 반응으로는 다양한 뇌 영역의 활성화로 인한 땀 흘림 등과 같은 변화와 피부 전도성 변화, 근육 긴장, 심장 박동 변화와 같은 심장 혈관 반응 등이 있다. 알코올 섭취는 유기체의 스트레스에 대한 반응 정도를 감소시킬 수 있으며, 이러한 경감 효과는 SRD라고 불린다(Levenson, et al., 1980).

알코올의 SRD 효과는 몇 가지 방법으로 측정할 수 있다. 가장 일반적인 측정 방법 중 하나는 분노, 긴장, 불안, 걱정 등의 특정한 감정 상태를 비교하는 것이다. 자주 사용되는 또 다른 SRD 효과 측정법은 심장 박동수를 체크하는 등의 생리학적 반응에 관한 조사이다. 즉, SRD 연구는 불쾌한 자극이 느껴지기 시작한 후부터 끝날 때까지 걸리는 시간을 계산하는 것과 같은 활동성 측정법, 그리고 표정 등의 부정적 감정 표현을 관찰하는 것과 같은 행동성 측정법으로 나뉜다(Sayette, 1999).

2. 스트레스 반응에 관한 알코올의 효과

1980년대는 음주의 스트레스 감소 효과에 관한 많은 연구들이 행해진 시기였으며, 이때 발견된 알코올과 스트레스 사이의 모순적인 관계는 많은 연구자들을 놀라게 하였다. 연구결과, 알코올은 스트레스를 감소, 또는 증가시키거나, 혹은 스트레스에 전혀 영향을 미치지 않거나 악화시키기도 하는 등 매우 다양한 작용을 하였다(Sayette, 1993). Steele와 Josephs(1988)는 이러한 사후 반응을 맥주효과 안에서의 절규(crying-in-your-beer effect)로 묘사하였다.

이러한 모순 때문에 어떤 연구자들은 긴장 완화 가설이 불확실하다고 결론짓기도 하였으나, 다른 연구자들은 부분적 모순에도 불구하고 연구결과들이 대체적으로 긴장 완화 모델을 뒷받침한다고 주장하였다. 그러나 스트레스에 대한 알코올의 복합적 영향과 음주의 스트레스 감소 효과 설명을 위해서는 더 많은 연구가 필요하다는 것이 일반적 결론이다(Sayette, 1993).

음주와 스트레스 감소 효과 사이의 관계를 규명하기 위한 다수의 연구가 진행되어 왔으며, 이 중 두 가지 연구는 알코올의 SRD 효과를 결정짓는 개인적 요인과 상황적 요인을 평가하였다. 개인적 요인에 관한 연구는 알코올의 스트레스 경감 효과를 믿는 사람들을 구별해내는 조사이며, 상황적 요인에 관한 연구는 알코올이 스트레스를 감소시킨다고 느껴지는 환경을 찾기 위한 조사이다. 아래 소개된 연구 자료는 알코올의 SRD 효과에 관여하는 다양한 개인적, 상황적 변수와 역할을 기술하였다(Sayette, 1999). 연구자들은 몇 가지의 성격적 특징이 개인의 SRD 효과에 대한 민감성의 범위에 영향을 끼친다고 보고하였다. 성격적 특징으로는 알코올 중독의 가족 병력과 성향, 타인을 의식하는 정도와 정신적 기능성, 성별 등이 있다(Sayette, 1999).

1) 알코올 중독에 관한 가족력

COA의 자녀는 비알코올 중독자의 자녀보다 음주 문제를 경험할 위험성이 더 높은 것으로 나타났다(Sayette, Willson, 1991). 이러한 위험도 증가의 메커니즘을 조사한 한 연구는 알코올 소비의 SRD 효과에 대한 영향력 유무와 알코올 중독 위험을 증가시키는 동기에 관하여 실험하였으며, 알코올 중독의 가족 병력이 있는 참가자들(FHP)의 SRD 반응과 알코올 중독 가족 병력이 없는 참가자들(FHN)의 SRD 반응을 비교하였다(Sayette, 1999).

현재로서는 아직 이에 관한 연구결과가 확증되지는 않았으나, 연구와 관련된 최초의 대규모 실험으로 FHN 참가자들과 비교하여 FHP 참가자들이 다섯 가지의 정신생물학적 측정 실험 중 두 가지에 더 높은 SRD 반응을 나타내는 것으로 발견되었다(Levenson, Oyama, Meek, 1987). 그러나 이후 행해진 실험에서는 알코올 중독 가족병력이 알코올의 SRD 효과에 영향을 주지 않는 것으로 나타났다(Sayette, et al., 1994). 또 다른 연구에서는 알코올 중독 가족병력이 몇 세대로 이어져 내려온 참가자들만이 알코올에 의한 SRD 반응 상승을 나타내는 결과가 나타났다. 이러한 결과는 알코올 중독 가족력에 의한 다음 세대의 SRD 반응은 몇 세대에 걸친 알코올 중독이라는 넓은 범위의 가족 병력 상에서 평가되는 것이 가장 바람직하다는 점을 시사한다(Sayette, 1999). 이와 같은 연구결과의 모순은 다음과 같은 점에서 SRD와 알코올 중독 가족력 사이의 정확한 상관관계에 대한 정의를 난해하게 하였다. 첫째로, FHP와 FHN 참가자의 각 상관관계의 차이는 실제보다 더 적게 나타나는데, 이는 참가자들의 FHP와 FHN 타입에 대한 구분이 오직 자가 기록에만 의존되어 있기 때문이다(Sayette, 1999). 비록 자가 기록이 어느 정도는 정확할 것이라고 가정하더라도, 부모의 알코올 중독에 관한 응답자의 과장된 평가는 명백히 알코올 중독의 가족 병력이 알코올과 스트레스의 연관관계에 미치는 영향력을 강화시키게 된다(Sayette, 1999).

두 번째는 알코올의 작용에 대한 연구 대상이 음주 연령(21세 이상)에 있는 사람들과 아직 음주 문제를 겪지 않은 사람들로만 국한되어 있다는 점이다. 따라서 가족 병력을 가지고 있는 사람들 중 다수가 21세 이전에 이미 음주 문제를 겪었던 경험이 있음에도 불구하고 연구대상자로 포함되지 않았지만, 이들 역시 음주 문제 발현 위험성을 내포하고 있을 가능성이 매우 높은 것이다. 이러한 연구대상자 선정에 관한 편견은 알코올의 SRD 효과에 관한 알코올 중독 가족 병력의 영향력을 과소평가하게 만들 수 있다(Sayette, 1999).

이와 같은 알코올 중독의 가족 병력과 개인의 SRD 반응의 연관성에 관한 근거의 발견에도 불구하고 여전히 많은 의문점이 남는다. 그 중 하나는 가족 병력과 SRD 간의 잠재적 연관성에 관한 메커니즘으로 현재 이 메커니즘에 관한 정의가 시도되고 있다. 이러한 결과는 FHP 집단과 FHN 집단이 모두 술을 마시지 않았을 때에 행해진 다양한 자극에 대해 FHP 집단이 FHN 집단보다 더 강한 생리학적 반응을 보인다는 사실을 근거로 한다(Sayette, Wilson, 1991). 예를 들어 Finn 등(1990)은 알코올 중독자의 자녀는 전기 자극과 소리 자극 등과 같은 다양한 사건으로 인하여 유발되는 긴장이 존재하는가의 여부에는 관계없이 보다 강한 반응을 보일 것이라는 가설을 제시하였다. 또한 어떤 연구는 FHP 음주자가 알코올 소비 그 자체에 생리학적으로 더욱 민감한 반응을 보이며, 이러한 민감한 반응은 스트레스원에 대한 미래의 반응과도 연관되어 있을 것이라고 주장하였다.

2) 성격적 특징

1980년대부터 연구자들은 알코올에 대한 SRD 반응 발현을 포함하여 알코올 중독 위험성이 높을 것으로 우려되는 성격을 특징지어왔다. Sher와 Levenson은 행동 조절에 어려움을 느끼는 사람이 보다 강화된 SRD 효과를 경험한다는 사실을 발견하였다(Sher, Levenson, 1982). 이는 특정한 성격적 특징을 가진 사람이 SRD 효과를 포함한 알코올의 강화 효과에 더욱 민감할 것이라는 점을 의미한다. 즉, 알코올 중독에 대한 취약성은 민감성과 연관될 가능성이 있다(Sayette, Willson, 1991)는 것이다.

3) 타인에 대한 의식 정도

Hull은 타인에 대한 의식 정도가 높은 사람일수록 알코올의 SRD 효과를 체험할 확률이 더 높다고 말했다(Hull, 1987). 이러한 자가-인식(self-awareness) 모델에 따르면, 타인을 의식하는 사람들은 지속적으로 스스로의 행동을 평가하며, 자기 자신에 대한 타인의 평가가 부정적일 시에는 스트레스를 경험하게 된다. 알코올 소비는 섭취자의 행동에 당위성을 부여함과 동시에 주변 환경에 대한 정보 분석 능력을 감소시킨다. 따라서 음주자의 자기 인식 능력과 이와 관련된 스트레스가 모두 감소하게 되는 것이다. 이러한 긴장 완화의 강화 효과로 인하여 미래에도 음주가 반복될 가능성이 높아진다. 이 가설은 타인에 대한 의식 정도가 높은 사람일수록 알코올의 SRD 효과에 더욱 민감하다는 연구결과에 근거한다(Hull, 1993). 그러나 다른 연구들은 대조적인 결과를 나타낸 것도 있었다.

4) 정신적 기능성

정신적 기능성 또한 알코올에 대한 SRD 반응 범위에 영향을 미친다. 알코올은 뇌가 새로운 정보를 수용하는 과정에 혼란을 가져오며, 따라서 정신적 결함을 가지고 있는 사람에게 더욱 심각한 해악을 미칠 수 있다. 정신 기능과 SRD 효과의 연관성 평가를 위하여 Peterson 등은 정신 기능을 평가하는 신경 정신학적 전기 실험을 행하였다(Peterson, Finn, Pihl, 1992). 연구대상자들은 약한 전기 충격과 같은 스트레스원에 노출되기 전에 한 잔의 알코올을 섭취하였다. 실험 결과, 가장 낮은 정신적 수행 능력을 보인 참가자들이 가장 강한 SRD 반응을 보였다. 다른 연구에서도 역시 정신적 수행기능과 알코올 소비 사이에 동일한 연관성이 나타났다.

5) 성별

알코올과 스트레스의 상관관계에 대한 분석을 포함한 대부분의 알코올 관련 연구들은 남성만을 대상으로 하였으나, 최근에 행해진 실험들은 남성과 여성을 모두 대상으로 하고 있다. 알코올과 스트레스에 관한 연구에 남성과 여성을 모두 포함시킨 초기 연구에서는 알코올의 SRD 효과가 남성과 여성에게 각기 다른 것으로 나타났다(Abrams, willson, 1979). 그러나 그 이후 행해진 남성 및 여성 대상의 최대 규모의 연구는 스트레스에 관한 알코올의 효과가 남성과 여성에게 동일하다고 보고하였다(Sayette, et al., 1994). 또한, 알코올을 마시지 않았을 경우 여성이 남성보다 스트레스원에 더욱 민감하게 반응하며, 알코올 소비로도 이러한 성별차가 역행되지는 않는다고 주장하는 연구들마저도 알코올의 SRD 효과의 범위가 남성과 여성 모두에게 동일하다고 결론지었다. 그러나 스트레스 반응에 대한 측정법이 성별차를 은폐하였을 가능성을 간과해서는 안 된다. 예를 들어 성별차를 보고하지 않은 일부 연구는 스트레스 반응을 오직 심장 박동 수 등과 같은 생리학적인 측면과 자가-보고(Self-report)로만 평가했다. 즉, 감정적 반응과 같은 다른 형식의 측정법들이 알코올에 대한 SRD 반응에 관한 성적 차이를 드러낼 수 있는 것이다(Sayette, 1999).

3. 상황적 요인

알코올에 관한 음주자의 SRD 효과 경험 범위에 영향을 줄 수 있는 수많은 요인들과 마찬가지로 음주 발생 정황 또한 음주자의 반응을 결정하게 된다. 실제로, 알코올의 효과는 업무적으로 긴장했던 날 밤에 혼자 술을 마실 때와 파티에서 친구들과 함께 술을 마실 때가 각기 다르다. 알코올의 상반적인 SRD 효과에 영향을 미치는 두 가지의 상황적 요인은 음주 정황과 스트레스가 발생하는 시기 및 스트레스의 전환이다(Sayette, 1999).

1) 혼란

Steele와 Josephs는 알코올이 스트레스에 미치는 다양한 영향의 원인에 대한 정의에서 알코올이 고통을 전환시키는 경우에만 스트레스를 감소시킬 것이라는 의견을 제시하였다(Steele, Josephs, 1988). 이 주의-배분 모델(The attention-allocation model)에 따르면 알코올은 정신적 기능의 진행 과정에 손상을 주기 때문에, 알코올 섭취 시에는 가장 즉각적인 감각과 가장 상대적인 상황적 특징(고요함 등) 만을 인지하거나 집중할 수 있다. 따라서 알코올을 마시는 동안 음주자가 관여한 가장 최근의 활동만이 알코올의 효과를 결정하게 된다. 예를 들어, 스트레스와 기분 좋은 정황이 동시에 발생했을 때에는 힘든 업무 후의 친구들과의 파티 같은 스트레스를 느낀 상태에서 음주를 했을 때 SRD 반응이 일어나게 되는데, 이는 음주자가 기분 좋은 정황으로의 전환적 국면만을 인지하고 스트레스원에 대해서는 집중하지 않기 때문이다. 대조적으로, 중립적 정황이나 불쾌한 정황이 동시에 발생하지 않은 상황에서의 알코올 섭취는 SRD 효과를 가져오지 않거나 오히려 스트레스를 더욱 가중시키기까지 하는데, 이는 음주자의 주의가 음주 후 발생되는 스트레스원에 집중되기 때문이다(Sayette, 1999). 주의-배분 모델의 가설을 뒷받침한 몇 가지 연구에 의하면, 긴장을 주는 임무 후 기분 좋은 상황으로의 전환이 이루어지고 나서 음주를 하였을 경우에는 알코올이 지속적인 SRD 반응을 발생시키는 것으로 나타났다. 그러나 전환적 상황의 부재 시에 행한 음주는 더 이상 스트레스를 감소시키지 않거나 오히려 스트레스를 증가시켰다(Curtin, et al., 1988 ; Steele, Josephs ; 1988). 주의-배분 모델은 대부분의 사람들이 전환적 상황에서 음주를 행하기 때문에 알코올이 자주 SRD 효과들을 발생시키게 된다고 주장한다. 그러나 어떤 연구에서는 알코올이 전환적 상황이 아닌 경우에도 스트레스를 감소시킨다는 것을 보여주었다(Sayette, 1993). 이 모델은 음주의 스트레스 증가와 감소 효과 양쪽 모두에 대하여 어느 정도 타당성 있는 근거를 제공한다.

2) 음주와 스트레스의 시기

알코올의 SRD 효과에 영향을 주는 상황적 요인 중 두 번째는 음주가 긴장을 유발시키는 경험과 관련되어 발생했을 때이다. 몇 가지 연구들이 알코올의 SRD 효과가 스트레스원을 겪은 후 보다는 스트레스원을 겪기 전에 더욱 많이 발생한다는 사실을 보여준다(Sayette, Wilson, 1991). 이러한 결과를 설명하기 위해 Sayetee는 평가-혼란 모델(The appraisal-disruption model)을 주장하였는데, 이 모델에 따르면 알코올에 취한 상태에서는 새로운 정보 평가에 관련된 정신적 진행 과정이 손상을 입게 된다. 음주는 특히 긴장을 유발하는 기억과 개념의 활성화를 방지함으로써 긴장 상황에 관한 정보 인지의 개시를 저해하는 것으로 보인다(Sayette, 1999).

평가-혼란 모델은 취한 상태가 스트레스원에 대한 노출보다 앞서 있을 경우, 평가 능력의 손상이 음주자가 스트레스원에 모조리 노출되는 것을 예방함으로써 스트레스가 경감된다고 설명한다. 그러나 만약 스트레스원이 스트레스를 일으킬 만하다고 이미 충분하게 평가된 후라면, 음주 지속은 더 이상 스트레스를 경감시키지 않는다. 이 가설에 대한 예제는 다음과 같다. 춤을 추는 것에 능숙하지 못한 사람이 무도회에의 초대로 인하여 매우 불편함을 느끼고 있는 상황을 가정해 보자. 만약 그가 무도회에 가기 전에 술을 마셨다면 긴장을 유발할 수 있는 정보의 진행이 감소하게 되며, 결과적으로 춤을 출 때에 스트레스를 적게 경험하게 된다. 그러나 만약 그가 춤추러 간 이후에 술을 마셨다면 그는 이미 스트레스 반응을 일으킬 수 있는 긴장된 정보를 충분히 겪은 상태이며, 따라서 뒤따른 알코올 섭취는 스트레스를 감소시키지 못하게 된다. 그러나 주의-배분 모델이 지적한 바와 같이, 이 사람은 친구들과의 대화 혹은 춤을 춰야만 하는 불편함을 잊게 해줄 일련의 사건들로도 역시 충분히 스트레스를 전환하는 것이 가능하다(Sayette, 1999).

평가-혼란 모델은 과거 실험의 모순을 해결하였으며, 특히 특정 실험에서만 알코올의 SRD 효과가 발현되는 이유를 설명해주었다. 그러나 이 모델은 몇 가지의 예외적인 연구(Josephs, Steele, 1990)로 인하여 더욱 상세한 연구가 필요하게 되었다. 스트레스 반응 및 이에 의한 정신적 붕괴를 측정하지 않았다는 평가-혼란 모델의 단점을 극복하기 위해서는 평가의 혼란 예방을 위한 정확한 측정 메커니즘이 포함되어야만 할 것이다(Sayette, 1993). 또한, 이 모델은 알코올의 효과에 관한 가장 민감한 정보를 명확히 밝히지 못한다. 따라서 긴장을 유발시키는 정보를 선별하는 과정에서 혼란이 있었는지의 여부를 조사할 필요가 있다(Curtin, et al., 1998 ; Sayette, 1993).

4. 스트레스와 알코올

근래까지 알코올과 스트레스의 관계에 관하여 진행되었던 연구들은 음주가 특정한 개인 및 환경의 스트레스를 감소시킨다고 설명해 왔으며, 특히 과거 20여 년간의 연구들은 알코올의 SRD 효과에 대한 개인의 민감성 요인들을 정의해왔다. 알코올 중독 가족 병력이 SRD 효과를 경험할 가능성을 높일 것이라는 가설은 이러한 요인 중 한 예이다. 이러한 연구 중 일부분은 민감성 발생 메커니즘에 관하여 더 많은 해답과 해명을 요구하는데, 즉 FHP 개인의 알코올 섭취는 행동 조절 및 타인에 대한 의식이나 술에 취해있지 않은 동안의 정보 수용의 어려움에 관한 스트레스를 감소시키는데 효과적일 것으로 예견되고 있으나 이러한 상관관계를 입증하기 위해서는 더 많은 연구가 필요하다 (Sayette, 1999).

각 모델들은 개인의 SRD 반응에 영향을 미칠 것으로 정의되는 개인적 요인에 따라 다양한 가변성을 중재해야 한다. 예를 들어, Peterson과 학생들은 참가자들에 관한 신경 생물학적 연구결과가 SRD 반응에만 연관된 것이 아니라 알코올 중독 가족 병력과도 연관되어 있다는 사실을 발견하였다(Peterson, 1992). 이러한 연구결과는 가족 병력과 정신적 수행 능력, 그리고 알코올의 SRD 효과에 관한 민감성 사이에 어떤 연관성이 존재한다는 점을 시사한다 (Sayette, 1999). 알코올의 SRD 효과가 발현되는 상황적 가변성에 대한 정의에 따르면, 기분 좋은 상황으로의 전환 시에 음주가 행해질 때는 확실히 알코올이 스트레스를 감소시키는 현상이 나타났다. 또한 스트레스원을 경험한 후의 음주는 스트레스에 아무런 영향을 끼치지 않거나 스트레스를 증가시킨 데 반해, 스트레스원을 경험하기 전의 음주는 스트레스를 약화시켰다. 알코올의 SRD 효과를 발현시키는 상황적 가변성의 존재에 관한 가설 중 하나는 기분 좋은 상황으로의 전환 시의 음주에는 확실히 알코올의 스트레스 감소 효과가 따른다는 것이다. 실험실 연구에 의해서도 같은 결과가 도출되었는데 이러한 발견들은 실험실 밖에서의 자연스러운 연구들로 뒷받침 될 필요가 있다 (Sayette, 1999). 알코올의 스트레스 증가 발생 메커니즘의 입증에 관한 연구 역시 필요하다(Curtin, et al., 1998 ; Sayette, 1993). 긴장을 유발하는 상황

동안 이에 맞서 진행되는 음주의 효과에 관한 실험 등이 이러한 연구의 예가 될 수 있다. 더 나아가 특정한 타입의 정보들이 알코올 관련 장애를 일으키는 다른 타입에 비하여 더욱 저항적인지에 관해서도 조사가 행해져야만 한다. 예를 들어, 술에 취해 있는 동안에는 긍정적인 정보보다 부정적인 정보에의 접근성이 떨어지는 등 음주는 각 정보의 진행에 다른 방식으로 영향을 미친다(Sayette, 1993). 개인이 긴장을 유발시키는 정보와 긍정적인 감정을 느끼는 정보에 동시 노출되었을 경우의 반응에 대한 연구 실험은 알코올의 긴장 완화 효과에 대한 이해를 증진할 수 있도록 도울 수 있다(Sayette, 1999). 알코올의 직접적인 스트레스 감소 효과에 대한 근거는 아직 확실하지 않으나, 현재까지 밝혀진 알코올의 SRD 효과의 근원에 관한 몇 가지 메커니즘들은 말초신경과 중추신경 시스템 모두에 관한 알코올의 효과를 강조하고 있다. 다양한 심장혈관 측정법을 사용한 한 연구는 SRD 반응이 말초 신경들의 특정한 부분 집합으로 발생한 심장혈관 기능에 의해 제한을 받음으로써 발생한다는 반응 패턴을 주장하였다(Levenson, Oyama, Meek, 1987). 그러나 다른 연구에서는 이러한 연구를 확신하지 않는다(Sayette, 1993). 또한, 다양한 자료에 근거하여 알코올이 중추신경계에 일으킨 변화의 결과가 알코올의 SRD 효과를 형성한다는 대체 가설이 도출되었다(Koob, Bloom, 1988 ; Saytte, 1993 ; Sher, 1987). 현재, 알코올의 SRD 효과에 대한 정확한 약리학적 메커니즘은 명확히 규명되지 않은 상태이다(Sayette, 1999).

제2절 직업 스트레스와 음주

1. 업무 스트레스와 음주모델

알코올 과음 및 남용, 의존이 있는 근로자는 다른 근로자들의 건강과 생산성에도 피해를 줄 수 있다. 근로자의 알코올 남용 이유에 관한 이해와 전체 근로자에게 발생하는 음주 문제 예방을 위한 효율적 방안 개발을 목표로 한 다양한 연구가 진행되었다. 이러한 연구 중 하나는 소외감-스트레스(alienation-stress) 패러다임에 관한 것으로써, 이 패러다임은 근로자의 음주가 작업 환경의 물리적, 정신사회적 질과 직, 간접적으로 연결되어 있다고 본다. 알코올 연구 영역에서는 전통적으로 직업적 소외감과 업무 스트레스를 각기 다른 패러다임으로 구분해 왔으나, 일반적인 업무 스트레스 패러다임에 업무 -소외감(work-alienation) 패러다임이 포함된다는 점에 대한 강력한 근거들이 존재한다. 업무 스트레스와 알코올 소비의 연관성을 설명하기 위한 몇 가지 모델로는 단순 요인-효과 모델(Simple Cause-Effect Model)과 중재 모델(Mediation Model), 중용 모델(Moderation Model), 그리고 조절된 중재 모델(Moderated Mediation Model)이 있다. 이 모델들 중 특히 조절된 중재 모델은 중요한 두 가지 연구 주제인 업무 스트레스원이 음주와 연결된 원인, 그리고 연결 방식을 거의 정확하게 다루고 있다. 최근에는 업무관련 스트레스원과 알코올 소비 촉진, 음주 문제 간의 연관성이 연구되고 있다. 향후에는 업무 스트레스원과 청년 및 젊은 성인의 음주와의 연관성에 연구의 초점이 맞추어져야 할 필요성이 있는데, 이는 이 집단이 업무 체제에 유입된 직후 일 뿐만 아니라 심각한 음주에도 연루될 가능성이 매우 높기 때문이다. 직업 스트레스와 알코올 사용의 연관성에 관해서도 보다 장기적인 연구가 행해져야 할 필요가 있다.

근로자의 음주가 음주와 직업의 관련성과는 상관없는 중대한 사회 정치적 문제로 주목되는 이유는 음주가 생산성 및 근로자의 건강을 훼손시킬 가능성을 내포하고 있기 때문이다. 고용인의 입장에서는 알코올 및 기타 약물 사용으로 인한 문제들은 업무에 있어서의 손해와 사고, 부상, 주의력 저하, 피고용인의 잦은 교체, 건강관리 비용의 인상 등과 연관된다(Ames, Grube, Moore, 1997 ; Dawson, 1994 ; Frone, 1998 ; Martin, Kraft, Roman, 1994 ; Normand, Lempert, O'brien, 1994 ; Roman, Blum, 1995). 이러한 결과들은 기업의 생산성을 감소시키고 작업 비용을 상승 시킬 뿐 아니라, 고용인의 경제적 경쟁 능력을 감소시키게 만든다. 따라서 경영 및 경제 영역과 마찬가지로 알코올 영역에서도 역시 근로자 음주의 이유와 근거에 관해 지대한 관심을 기울이는 것은 놀랍지 않은 일이다.

근로자의 음주 원인에 관한 연구는 일반적으로 다음과 같은 두 가지 관점을 내포한다. 첫 번째 관점은 근로자의 음주가 업무와 관계없는 외적인 요소에서 기인한 것으로 본다. 즉, 피고용인의 알코올 취약성과 관련된 알코올 중독 가족 병력이나 음주를 피할 수 없도록 만드는 낮은 행동 조절력, 또는 과음을 하는 동료와 같은 업무 외적인 사회적 표준 및 관계 등이 음주 행태에 영향을 미친다는 것이다(Ames, Janes, 1992). 이러한 외적인 요인이 근로자의 음주 습관에 영향을 미친다는 사실은 명백하지만, 두 번째 관점은 근로자의 음주가 적어도 부분적으로는 작업 환경 그 자체로 인한 것이라고 본다. 이 관점은 세 가지 세분화된 패러다임으로 나뉜다.

첫째, 사회적인 통제(The social control) 패러다임은 기업 내부에 조화되지 않거나 기업 구조에 의하여 통제되지 않는 근로자에게 음주 경향이 높게 나타난다고 주장한다. 이 패러다임은 두 가지의 중요한 위험 요소를 지적하는데, 이는 통제력 부족과 작업 행태에 대한 낮은 가시성이다.

둘째, 문화-유용성(The culture-availability) 패러다임은 주변에 알코올이 있는 작업 환경이 피고용인의 물리적, 사회적 음주의 원인이라는 이론이다(Ames, Grube, 1999 ; Ames, Janes, 1992 ; Trice, Sonnenstuhl, 1990). 직업에 미치는 알코올의 물리적 효과는 업무 중, 쉬는 시간, 직업과 관련된 업무 중에 섭취한 알코올로 인한 안정감으로 정의된다. 직업에 미치는 알코올의 물리적 효용은 업무 중이나, 업무 종료 후 직장 동료가 술을 권하는 정도로 정의된다(Ames, Grube, 1999 ; Ames, Janes, 1992 ; Trice, Sonnenstuhl, 1990).

셋째, 소외감-스트레스(The alienation-stress) 패러다임은 피고용인의 음주 행태는 직업 상 근로자에게 요구되는 사항과 근로자의 권태, 결정 과정에의 불참, 상사 및 동료와의 사적 갈등 등과 같은 직업적 환경에서 비롯되는 물리적, 정신 사회학적 질에서 기인한다고 주장한다(Ames, Janes, 1992 ; Trice, Sonnenstuhl, 1990).

2. 직업 스트레스 패러다임

알코올 연구 분야에서는 직업적 소외감과 직업 스트레스를 전형적으로 구분된 패러다임으로 다루어왔다(Trice, Sonnenstuhl, 1990). 작업-소외감(Work-alienation) 패러다임은 풍요롭지 않은 직업들, 예를 들어 최소한의 기술만을 사용하는 직업이나 페이스 조절과 같은 직업 관련 사항에 대한 스스로의 통제력이 미미한 직업, 혹은 의견 결정 과정에 거의 참여하지 않거나 아예 참여하지 않는 직업을 그 원인으로 지목하였다. 이와 대조적으로, work-stress 패러다임은 '직업 스트레스원'이라 지칭하는 기타 잠재적인 작업 기피 조건을 강조하였다. 일반적인 직업 스트레스원에는 유해한 물리적 작업 환경이나 관리자나 동료와의 사적인 갈등, 과중한 업무, 보수, 수당, 승진에 있어서의 불공정한 취급, 직업적 불안감(퇴출 위협)과 같은 직업에서의 위험성이 포함된다. Trice와 Sonnenstuh은 스트레스와 소외감 패러다임은 개념상 전혀 다르다고 주장했는데, 이는 소외감 패러다임은 직업을 인간의 삶에서 가장 중요한 요소로 간주한 반면 스트레스 패러다임은 그렇지 않은 데에서 근거한다(Trice, Sonnenstuhl, 1990). 즉, 스트레스 패러다임에서는 직업이 가장 중요한 요소가 아니기 때문에 직업 스트레스원이 모든 근로자에게 기피적 요소가 아닌 반면, 소외감 패러다임은 풍요롭지 못한 직업이 모든 근로자에게 기피적 요소일 것이라고 말한다. Martin이 소외감과 스트레스 패러다임의 많은 유사점을 발견하였지만 그의 연구 자료에는 여전히 이 둘 사이의 차이점이 나타난다(Martin, 1990).

그러나 일반적인 직업-스트레스 패러다임에 직업-소외감 패러다임이 포함된다는 점에 관한 네 가지의 명백한 근거가 존재한다.

첫째, 직업 스트레스에 관한 연구는 직업 스트레스원의 분류와 직업 스트레스와 관련된 주요 모델 내에 작업장에서의 소외감을 포함시키고 있다.

둘째, 두 패러다임은 알코올 복용을 직업에 관한 부정적 감정의 조절 수단의 표출이거나 기피적인 작업 환경에서 기인한 의견의 표출이라고 간주한다.

셋째, 직업-소외감 패러다임의 기본적 가설에도 불구하고, 직업이 모든 사람의 삶에 아주 중요한 수준이지는 않다. 직업의 정신적 중요성의 가변성은 사람에 따라 다르게 존재한다.

넷째, 이론적 연구와 경험적 연구 모두가 직업의 중요도를 개인별로 다르다고 주장한다는 점은 직업 스트레스원과 알코올 복용의 연관성 설명에 있어 중요한 사안이다(Frone, Russell, Cooper, 1997a).

이 글에서는 직업 스트레스원으로써의 직업 소외감 요소만을 다루고자 한다. 과거에는 소외감 패러다임을 넓게 직업 스트레스 패러다임에 포함시킨 경우에도 단지 직업 역할에서 발생하는 스트레스원에 제한하여 직업 스트레스 연구가 수행되었다. 그러나 다른 직업 관련 스트레스원은 직업적으로 요구되는 사항들이 다른 사회적 역할들을 방해하기 시작할 때 발생한다. 예를 들어 일하는 가족은 일과 가족생활이 서로 방해가 될 때 갈등이 표출되는 경향을 보인다(Frone, Yardley, Markel, 1997c). 이런 형태의 스트레스원은 직업 스트레스 패러다임의 범주에 포함되어야 하는데, 단지 일을 해본 사람만이 이것을 경험할 수 있기 때문이다. 한편 이 논문은 과거의 직업 스트레스원 연구와 직업과 가족의 갈등을 각기 다르게 취급하는데, 이 두 가지 사안이 직업 생활에 있어 질적으로 다르게 나타나기 때문이다.

1) 단순 요인 효과 모델(Simple Cause-Effect Model)

최초의 모델은 업무 스트레스와 알코올 복용에 관한 Simple Cause-Effect Model이다. 이 모델에 기초한 연구는 다양한 직업 스트레스원과 음주에 나타나는 상이한 특징 사이의 총체적 상관성을 기술하려 시도했으며, 일반적으로 나이, 성별, 수입, 직업 등의 기본적 인구통계학적 다양성을 통제한다. Simple Cause-Effect Model의 근거는 복합적이다. 예를 들어 Parker와 Farmer(1990), 그리고 Roxburgh(1998)는 일의 복잡성이 낮은 직업일수록 음주 조절이 어려우며 일일 알코올 소비량이 증가한다고 보고하였다. Ragland와 Colleagues(1995)는 직업 문제에 관한 측정 결과가 과음 및 주간 평균 소비량과 상당한 연관성이 있다는 점을 발견하였다. 그러나 직업상의 요구 사항과 통제 능력은 음주와 연관성이 나타나지 않았다. Crum 등(1995)은 장기적인 연구 자료에 기반하여, 직업적으로 요구되는 사항이 많고 직업에의 통제력이 낮은 직업이 이 두 가지의 스트레스원 중 하나 혹은 둘 모두가 결여된 직업보다 알코올 남용 및 의존 장애를 더욱 많이 발현시킨다고 보고하였다. 그러나 여성에게는 이러한 관계가 성립하지 않았다. Hemmingsson과 Lundberg(1998)는 직업에의 통제력은 낮으나 직업적 요구 사항이 많은 직업일수록 남성의 알코올 남용 및 의존과 더 많이 연관된다는 사실을 발견했다. 이 연구는 여성을 포함시키고 있지 않았다. 위의 연구들은 일의 복잡성과 통제력이 낮고 직업적 요구 사항이 높은 직업들이 근로자들의 높은 음주 비율과 연관된다고 보고하였다. 이와 관련된 어떤 근거들은 이러한 직업 스트레스원들이 여성보다는 남성의 음주와 더 밀접한 연관성이 있다는 점을 시사한다. 그러나 이 연구들과 유사한 직업 스트레스원에 관련된 다수의 연구들이 Simple Cause-Effect Model을 설명하는데 실패하였다(Frone, Russell, Cooper, 1997a ; Greenberg, Grunberg, 1995). 또한 직업 스트레스원과 음주의 연관성에서 성별에 따른 차이점이 발견됨에 따라 확실한 패턴의 성립이 더욱 불가능해졌다(Romelsjo, et al., 1992). Simple Cause-Effect Model 연구의 모순된 발견이 놀랍지 않은 것은 이 모델에는 근본적으로 두 가지의 제한 사항이 내재되어 있기 때문이다. 첫째로, 이 모델은 직업 스트레스원들이 근로자 전체, 혹은 적어도 다수의 근로자에게 음주의 이유가 된다는 전제를 바탕으로 하고 있다. 대부분의 성인이 음주를 행하지만 이들 모두가 불쾌한 직업 조건 해소 방법으로써 음주를 선택하지는 않는다. 친구나 친인척과의 대화, 운동, 레저, 혹은 자신만의 방법 등이 직업 스트레스원에 따르는 부정적 감정에 대한 보다 효과적인 대처 방법일 뿐 아니라 음주보다 부작용이 적게 나타난다. 따라서 단지 자신만의 해결 방법이 부재하거나 음주와 관련된 취약성(알코올이 부정적 감정을 해소해 준다는 믿음 혹은 과음 경향 등)이 있는 근로자만이 직업 스트레스원을 다루기 위해 음주를 할 것이라는 가정이 더욱 합리적이다. 이러한 가정을 적용한다면 음주의 발생 위험에 관한 하위 집단을 정의하지 않은 연구들은 모순되거나 영향력 없는 발견을 한 것일지도 모른다. 두 번째 제한점은 Simple Cause-Effect Model이 직업 스트레스원과 음주의 연관성을 뒷받침한다 하더라도 직업 스트레스원이 음주를 증가시키는 원인에 관한 정보는 제공하지 않는다는 점이다. 즉, 이 모델은 직업 스트레스원과 음주의 연관성을 설명할 수 있는 부정적 감정과 같은 중개 변수를 연구하려는 시도를 하지 않았으며, 직업 스트레스와 음주의 Simple Cause-Effect Model에 관한 주요 가정은 직업 스트레스원이 부정적 감정을 유발하며 음주가 이러한 감정을 해소시켜 준다는 의미를 내포할 뿐이다. 그럼에도 불구하고, 이 가정에 관한 실험이 필요한 이유는 중개 변수 모델화의 실패가 직업 스트레스와 알코올의 연관성 발견을 어렵게 할 수 있기 때문이다. 이러한 제한점은 다음 섹션에서 논의될 것과 같이, 직업 스트레스와 음주의 Simple Cause-Effect Model(Wilsnack, 1992)에 대한 외면의 동기가 되어왔다.

2) 중재 모델(Mediation Model)

Mediation Model은 직업 스트레스가 음주로 이어지게 만드는 다양한 감정들인 슬픔, 분노, 휴식 불가능, 감정 폭발 등을 정확히 구체화하였다. 이러한 중재적 변수를 포함한 Mediation Model은 음주의 원인에 관한 메커니즘을 설명함으로써 Simple Cause-Effect Model의 한계점을 극복하였다. 두 가지의 연구는(Cooper, Russell, Frone, 1990 ; Kawakami, et al., 1993) 음주의 부정적 측면에 관한 중재적 역할 지지에 좋은 결과를 도출하지 못하였지만 기타 다양한 연구들이 직업 스트레스에 관한 Mediation Model을 뒷받침한다. 예를 들어 Vasse 등(1998)은 과다한 업무 혹은 상사, 동료와의 부정적 관계는 주간 평균 알코올 소비량을 증가시키는 것과 밀접히 관련된 불안 및 근심과 크게 관련이 있다고 보고하였다. Martin 등(1996)은 직업적 요구도가 높고 직업에의 통제력이 낮을 경우 월 평균 알코올 소비량 및 음주 문제와 밀접히 관련된 부정적 측면을 해소하기 위한 목적의 과음이 유발된다는 점을 발견했다. 한 연구는 직업적인 불만족감 및 이의 해소를 위한 음주 모두에 관하여 조정적 역할에 관한 실험을 수행하였다. Greenberg와 Grunberg(1995)는 자신의 기술이 충분히 사용되지 않고, 직업에의 통제력이 낮으며, 의견 결정 과정에의 참여도가 낮은 근로자는 직업에 대한 만족도가 낮을 가능성이 더 높다고 보고하였다. 즉, 이러한 불만은 과도한 음주 또는 음주 문제와 밀접히 연관된 해결적 기능으로써의 음주로 연결되는 것이다.

3) 중용 모델(Moderation Model)

Moderation Model에서는 직업 스트레스원과 음주의 관계를 중재하는 변수들이 정확히 드러난다. 이 모델은 특정 가변성과 연결됨으로써, 기본 전제는 직업 스트레스원과 음주의 연관성이 위험의 정도 및 예방적 가변성의 기능에 따라 달라진다는 것이다. 따라서 Moderation Model은 언제, 혹은 어떠한 조건하에서 직업 스트레스원들이 음주와 연결되는가를 설명함으로써 Simple Cause-Effect Model의 한계점을 극복한다. 즉 직업 스트레스원을 모든 근로자의 음주와 연결시키지는 않는다는 말이다. 이 모델에 관한 몇 가지 연구가 있다. 일례로 정의 이론에서 성립된 것으로써 Frone 등(1997a)은 그들의 직업 역할만이 정신적 자아 정의에 있어 중요한 사항이라고 응답한 사람에게서만 직업적 요구사항과 작업장에서의 불분명한 역할 정의가 과음과 밀접한 연관성을 가지고 있음을 보여주었다. 정신적으로 일의 중요도가 낮다고 응답한 자에게는 직업 스트레스원과 과음의 연관성이 낮게 나타났다. Grunberg 등(1999)은 자신이 휴식 혹은 문제 기피를 목적으로 음주를 한다고 응답한 사람들이 그렇지 않다고 응답한 사람과 비교하여 직업으로 인한 하루 평균 알코올 소비량의 증가 및 음주 문제를 유발할 가능성이 더 높게 예측된다고 보고하였다. Parker와 Hardford (1992)의 연구는 음주와 관련하여 직업적 경쟁상의 성역할관에 대한 중재적 영향을 실험하였다. 전통적 성역할에서는 남성을 수입원으로, 여성을 주부로 표명한다. 그러나 평등적 성역할은 남성과 여성이 생업과 가사를 공유해야 한다는 입장을 표명한다. 여성의 경우 전통적 성역할관이 나타나는 집단 내에서 음주에 대한 통제력 상실이 더 많이 관찰되었으며 직업적 갈등으로 인한 음주 횟수도 더 높았다. 대조적으로 남성의 경우 평등적 성역할관이 나타나는 집단에서 음주에 대한 통제력 상실 및 직업적 갈등으로 인한 음주 횟수의 증가와 더 많이 연관되었다.

4) 조절된 중재 모델(Moderated Mediation Model)

이 모델은 중용 모델과 중재 모델이 결합된 모델이다. 이 모델은 중개적 가변성과 중재적 가변성을 명확히 포함함으로써 직업 스트레스원이 어떻게, 그리고 언제 알코올 복용과 연계되어 있는가를 동시에 설명하여 다른 세 모델의 한계점을 극복해 가고 있다. 직업 스트레스와 음주의 Moderated Mediation Model에 관한 연구는 두 가지이다. 몇 가지 상이한 이론적 관점(Cooper, Russell, Frone, 1990 ; Grunberg, et al., 1999)으로 (1) 직업 스트레스원이 직업적 불만과 상당히 연관되어 있으며, (2) 직업적 불만감이 취약성이 있는 사람들에게 나타나는 음주와 상당히 연관되어 있을 것이라고 가정하였다. 첫 번째 가정에 관한 근거로써, Cooper 등(1990)은 직업적 요구사항 및 직업에의 통제력이 직업적 불만과 밀접하게 연관되어 있다는 점을 발견하였다. 이와 비슷하게, Grunberg 등(1998)은 높은 직업적 요구사항과 상사와 동료로부터 받는 잦은 개인적 비난과 자신의 직업에 관해 느끼는 어려움 등이 직업적 불만과 상당히 연관되어 있다고 보고하였다. 두 번째 가정에 관하여 Cooper 등(1990)은 알코올이 주는 자신감 부여 효과 및 어려운 상황으로부터의 도피 등 긍정적인 알코올 기대감이 중재적 영향을 나타낼 것이라는 점에 관련한 몇 가지 근거를 발견했다. 예를 들어 직업적 불만은 높은 기피도를 나타내는 사람의 음주 문제와 더 많이 연관되었다. 이와 유사하게, Grunberg 등(1999)은 음주가 부정적인 감정을 감소시킨다고 응답한 사람일수록 직업적 불만과 음주 문제의 연관도가 높아진다고 보고하였다. 동일한 이유에서 음주를 하지 않는 사람의 직업적 불만은 음주 문제와 연계되지 않았다.

3. 직업-가족 갈등

직업-가족 갈등은 한 역할이 다른 역할의 요구 혹은 책임에 방해가 될 때 유발된다. 직업과 가족의 갈등이 일과 가족생활의 통합에 관련된 어려움을 내포하기 때문에, 이를 음주 증가의 원인으로 작용할 수 있는 중간 역할(between-role) 스트레스원으로 볼 수 있다. 여성의 음주에 관하여 Shore(1992)는 직업과 다른 사회적 역할 사이의 갈등이 음주의 원인은 아니라고 결론지었다. 이 결론은 많은 사회적 역할을 행하는 여성이 적은 사회적 역할을 행하는 여성에 비해 높은 수준의 알코올 소비 혹은 음주 문제를 나타내지 않았다는 발견에서 근거한다. 그러나 이 연구는 중요한 개념적 제한으로 인하여 비판 받고 있다. 사회적 역할의 수로 역할 간 갈등 정도를 제대로 측정할 수는 없으며, 몇 가지 사회적 역할을 행한다는 점이 중요한 조건이긴 하더라도 역할 갈등에 대한 충분조건은 아니다. 다양한 환경적 조건에 입각하여 살펴볼 때, 누군가는 직업과 가족 역할을 동시에 행함에 있어 높은 수준의 갈등을 겪는 반면, 누군가에게는 그러한 갈등이 나타나지 않는다(Frone, Yardley, Markel,

1997c). 그러므로 이 분야의 알코올 연구에서는 직업과 가족의 갈등에 대한 직접적 측정이 요구된다. 최근에 행해진 몇 가지 연구가 이러한 측정법을 사용하였는데, 이 중 세 가지 모델을 고찰하고자 한다.

1) Simple Cause-Effect Model

71명의 소규모 근로자에 관한 한 연구는 직업-가족 갈등과 7일을 초과한 기간의 알코올 소비량 사이의 연관성 발견에 실패하였다. 그러나 Bromet 등(1990)은 직업과 가족 갈등이 생산직 직업여성의 일일 알코올 소비량과 밀접한 관계가 있다고 보고하였다. Frone 등(1996)은 직업과 가족 갈등이 일하는 부모 집단에 속하는 남성과 여성의 과음과 상당한 연관이 있다는 점을 발견했다. 이와 관련된 후속 연구에서 Frone 등(1997b)은 1989년 남성과 여성을 대상으로 평가된 직업과 가족 갈등이 수년전의 과음을 예견하였다고 보고하였다. 대표적 국가 자료를 이용하여 Frone는 남성과 여성의 직업과 가족 갈등이 AOD 의존 진단과 상당한 연관성이 있기는 하나 이것이 AOD 남용을 의미하는 것은 아니라고 기록했다. 요약하자면 과거의 연구들은 Simple Cause-Effect Model에 기초하여 직업과 가족 갈등이 남성 및 여성의 음주 증가와 연관되어 있음을 증명하는 지속적인 근거를 보고하였다. 그럼에도 불구하고 이 모델은 가족-가정 갈등이 음주와 연관된 원인, 또는 특정 개인이 직업과 가족 갈등에 노출되었을 때 특히 더 많이 음주 충동을 느끼게 되는 이유를 설명하지는 않는다. 이 두 가지의 문제는 다음 부분에서 논의하였다.

2) Mediation Model

직업과 가족의 갈등이 왜 음주와 연관되는가를 설명하는 과정에 관한 두 연구가 존재한다. 이 연구들은 직업과 가족의 갈등이 음주의 증가로 전환되는 부정적인 감정의 원인이라는 일반적 가설의 실험을 수행하였다. Vasse, Nijhuis와 Kok(1998)은 이러한 현상이 결국 주간 평균 알코올 소비량의 증가로 귀결되는 감정적 괴로움과 연계된다는 점을 발견했다. Frone, Barnes와 Farrell (1994)은 연관성에 관한 중재적 역할과 일반적인 부정적 감정에 관하여 연구하였다. 이 연구는 직업과 가족 갈등이 서로 밀접하게 연관되어 있으며, 정신적 괴로움에 밀접히 관련된 가족 내 불만과 과음으로의 진행이 상당한 연관성을 나타낸다고 보고하였다.

3) Moderation model

중재 모델에 관한 단 한가지의 연구로 Frone, Russell과 Cooper(1993)는 알코올의 긴장 완화 효과, 그리고 알코올의 부정적 감정 경감 효과에 대한 믿음과 연관된 긴장 완화 기대감과 연결된 중재적 역할에 관한 실험을 수행하였다. 이 연구는 직업과 가족의 갈등이 강한 긴장 완화 기대감을 가진 사람에게만 부정적 감정 극복을 위한 음주 및 음주 문제와 밀접한 연관성을 나타낸다고 보고하였다.

4. 직업 스트레스와 음주

직업 스트레스와 음주에 관한 연구는 지속적으로 진보하고 있다. 직업 스트레스와 음주에 관한 최근의 연구들로부터 도출된 몇 가지 결론은 다음과 같다. 첫째, 스트레스의 원인이 직업과 가족 역할의 복합물이라는 점이 증명됨에 따라 연구는 스트레스의 원인을 직업 역할에 포함시키는 방향으로 확장되어 왔다. 두 번째, 직업 스트레스원과 직업-가족 갈등이 음주와 연관되어 있다는 점에 관한 근거가 축적되고 있다. 세 번째, Simple Cause-Effect Model에 대한 과신에도 불구하고 직업 스트레스와 음주에 관한 보다 상세한 모델의 발전을 향한 명백한 기류가 존재한다. 1980년대의 소수 연구가 Simple Cause-Effect Model을 극복하였으며 직업 스트레스원과 직업 가족 갈등이 음주와 연결되는 경로에 관한 통찰을 제공해주는 모델이 증가하고 있다. 이러한 모델들은 음주 등의 직업 스트레스에 연루될 위험도가 높은 개인에게 많은 정보를 제공하였다.

직업 스트레스와 음주에 관한 연구는 몇 가지 개선이 병행된다면 더욱 발전할 수 있을 것이다. 직업 스트레스원에 관한 평가는 더욱 세밀히 진행되어야 한다. 이 논문에서 다룬 31개 연구의 가장 흔한 직업 스트레스원은 직업적 요구

사항, 직업에의 통제력 그리고 직업의 복잡성이다. 연구의 근거는 이 스트레스원들이 음주와 연관되어 있음을 나타내기는 하나, 이들 중 어떤 것이 가장 중요한 직업 스트레스원인지는 알 수 없다. 따라서 향후의 연구는 직업 스트레스원에 관한 평가를 더욱 체계적이고 포괄적으로 행해야만 한다. 또한, 조직적 행동과 직업적 건강 연구조사에 관한 공증된 측정 자료에도 불구하고 직업 스트레스원을 연구자의 기준으로 측정하는 경우가 자주 발생한다. 이는 연구의 중립성을 해치게 된다. 이 문제는 Hurrell, Jrnelson과 Simmons(1998)가 향후의 연구에 도움이 될 수 있는 직업 스트레스 측정 기술을 검토함으로써 부분적으로 보완이 되었다. 대부분의 직업 스트레스-음주의 연구가 스트레스원인지에 대한 측정에 있어 자가 기록 자료를 사용하기 때문에 정확한 직업 스트레스원 측정 자료 개발 및 사용에 관한 더 많은 연구가 필요하다(Greiner, et al, 1997). 예를 들어, 작업장의 소음과 공기의 질에 관해 근로자의 응답에 의존하기 보다는 소음과 공기의 질에 관한 물리적 측정 자료가 사용될 수 있다. 동일한 이유로, 업무량 및 고객과의 갈등 등 특정한 가변적 요건 측정은 훈련 받은 조사자가 행하여야 한다. 직업-가족 갈등 모델을 포함하여, 알코올 연구조사 외 분야의 직업 스트레스에 관한 일반적 모델에 관한 실험은 부가적인 통찰을 제공해 줄 수 있다(Frone, Yardley, Markel, 1997c ; Hemmingsson, Lundberg, 1998). 음주로 인한 결과의 형식에 관하여 매우 광범위한 연구가 진행되었다. 연구 주제 중 한 가지는 음주로 인한 결과의 형식이 직업 스트레스원 또는 직업-가족 갈등과 음주의 연관성에 영향을 미쳐왔는지에 관한 것이다. 직업 스트레스원은 일평균 소비량 증가보다는 과음 횟수 증가와 더욱 밀접히 연관되어 있을 것으로 보인다. 이러한 차이는 연구의 모순점을 설명할 수 있을 것이다. 또 다른 연구주제는 음주 정황이 너무 적게 관찰되었다는 점이다. 대부분의 연구는 음주에 관한 총체적 측정 자료만을 사용했을 뿐 직업과 관련된 음주에 대해서는 거의 관심을 기울이지 않았다. 여기서 주목해야 할 의문점은 직업 스트레스원과 직업과 관련된 음주의 측정자료 간에 연관성이 존재하는지에 관한 것이다.

연구결과들은 직업 스트레스와 음주의 관계가 Simple Cause-Effect Model이 함축하고 있는 것 이상으로 더욱 복잡하다는 점을 보여준다. 따라서 타당성 있는 중개적, 중재적 가변성의 정의 및 연구가 더 많이 이루어져야 한다.

앞서 제시된 네 가지 모델 중, 중용적 중재 모델은 직업 스트레스와 음주의 연관성에 관한 이해를 도울 수 있는 가장 많은 잠재력을 내포하는데, 이는 이 모델이 직업 스트레스원이 음주와 연관되는 이유와 시기에 관한 두 가지 기본 문제를 동시에 다루고 있기 때문이다. 향후의 연구는 직업 스트레스원과 음주 사이의 연관성에서 각기 상이한 발현단계가 수행하는 역할에 초점을 두어야 한다. 예를 들어, 직업 스트레스원과 음주의 연관 관계는 청소년 및 젊은 성인에게서 더 많이 나타난다. 이는 직업에 임하게 된 초기에 과음에 연루될 가능성이 매우 높기 때문인 것으로 보인다. 실제로, 수많은 연구가 직업이 있는 청소년과 젊은 성인의 주간 업무 중 많은 시간이 단면적, 장기적으로 심각한 음주와 연관된다고 보고하였다(Frone, 1999). 이 발견은 직업이 청소년 음주의 원인이라는 점을 시사한다. 그러나 업무 시간이라는 범위에 제한되어 있기 때문에 무엇이 젊은이의 음주 증가를 촉진시키는지에 관해서는 알 수 없다. 이러한 음주의 원인은 직업 스트레스원과 낮은 사회적 통제력, 또는 음주에 대한 사회적, 물리적 능력이라는 관점에서 조명될 수 있다. Frone와 Windle(1997)은 직업 스트레스의 역할 가능성에 대한 최초의 근거를 제시하였다. 이 연구는 직업적 불만이 직업이 있는 고등학생의 음주 횟수 및 횟수 당 알코올 소비량과 밀접한 관계를 가지고 있다고 보고하였다.

Crum 등(1995)은 업무 부담과 직업적 통제는 새로운 양상의 알코올 남용과 한 해 이상의 알코올 의존을 예견한다는 점을 발견하였다. 그리고 Frone, Russell과 Cooper(1997b)는 직업-가족 갈등이 4년 이상의 과음 증가를 예견한다고 보고하였다. 그러나 현재까지의 연구조사는 아직 장기적 자료가 부족한 상태이다. 직업 스트레스원과 직업-가족 갈등이 음주와 연관되어 있다는 결론이 도출된다 하더라도 연관성의 직접적 원인은 단면 연구에 대한 지나친 의존으로 말미암아 명백히 밝혀지지 못한 상태이다. 직업 스트레스원과 음주 행태의 다양성이 단기적 주기에서 나타나기 때문에, 장기적 연구 방법을 적용하여 몇 달이나 몇 년의 분리된 기점에서 자료를 수집하는 전통적 패널 형식보다는 일간 연구 또는 주간 연구와 같은 단기적 방법이 훨씬 분석적일 것으로 보인다.

제8장

식이 장애와 음주

제1절 식이 장애

알코올 중독과 식이 장애는 정신 장애 혹은 성격 장애와 동시에 발현되는 경우가 많다. 장애의 동시 발현은 장애들의 병인이 공통 요인 및 공유 요인을 내포할 가능성을 시사하지만, 이러한 연관 관계를 명확히 규명한 연구결과는 보고되어 있지 않다. 식이 장애와 알코올 사용 장애의 빈번한 동시 발현은 장애의 진단과 치료, 그리고 향후 연구에 있어 매우 유의미한 현상이다(Grilo, Shinha, O'mary, 2002). 다수의 연구가 식이 장애(eating disorder ; EDs)와 알코올 및 대체 약물 관련 장애(Substance use disorder ; SUDs)가 정신 장애 또는 성격 장애와 동시에 발현되는 경우가 많다고 보고하였다. 이번 장은 장애의 동시 발현이 발생하는 범위와 특성, 그리고 EDs와 SUDs의 병인 및 지속의 공통 요인과 공유 요인의 존재 가능성에 관한 연구를 고찰하였다. 또한 식이 장애와 알코올 사용 장애 두 분야의 임상학자와 연구자들에게 특히 유의미한 정보를 제공하는 한편, 알코올 중독 전문가의 EDs 연구에 관하여 자세히 논의하였다. 가장 최근의 분류 시스템인 정신 장애의 진단과 통계자료(Diagnostic and statistical Manual of Mental Disorder4 ; DSM-IV)는 EDs를 세 가지로 구분하여 진단할 것을 권하였다. 이 전형적 진단에는 신경성 거식증(anorexia nervosa ; AN), 신경성 과식증(bulimia nervosa ; BN), 그리고 분류되지 않은 섭식 장애(eating disorder not otherwise specified ; EDNOS)가 포함되어 있으며 최근 여기에 EDNOS의 특별 사례로 폭식증(binging eating disorder ; BED)을 포함시켰다(Grilo, Shinha, O'mary, 2002).

1. 신경성 거식증

신경성 거식증은 정상 체중이 지속되는 것에 대한 거부감(나이와 키에 따른 표준 체중보다 15% 이하)과 비만해지는 것에 대한 강한 거부감을 나타내는 현상과 월경기간이 세 달 이상 중지되는 증상을 의미한다. AN인 사람들은 자신의 신체 이미지를 심하게 왜곡하는 경향이 있다. 이들은 매우 말랐음에도 불구하고 자신이 과체중이라고 생각하며 저체중을 문제시하지 않는다. DSM-IV가 구분한 AN의 두 형태는 과도한 다이어트나 음식을 섭취하지 않고 운동을 하는 특성을 보이는 '제한 유형'과, 음식을 섭취하고 나서 스스로 구토하거나 설사제, 관장제, 이뇨제를 오용하는 형태의 '제거 유형'이 있다. 이러한 과정에서 기아로 인한 의학적 질환 및 사망이 발생하는 사례도 있다. AN 중 약 50%는 때때로 신경성 과식증을 발현할 가능성이 있다. AN은 희박한 질병으로써 대부분 여성에게서 발생하며 발생 비율은 청소년과 젊은 성인 여성의 약 1%로 추정된다(Hoek, 1993).

2. 신경성 과식증

신경성 과식증은 과식에 대한 자제력을 상실한 채 단기간에 비상식적으로 많은 양의 음식을 섭취하는 일련의 사건이 정기적으로 발생하는 증상을 의미한다. BN은 극단적인 몸무게 억제 방법인 구토나 설사제, 다이어트 약재, 이뇨제 등의 사용, 심한 다이어트나 굶는 행위, 격한 운동 등이 정기적으로 반복되며, 자신에 관한 평가에 부정적 영향을 미치는 체중 또는 체형에 대한 역기능적 태도가 나타나기도 한다. DSM-IV에 따르면, 음식 섭취에 따른 부적절한 체중 조절 방법이 평균적으로 최소한 세 달 이상, 일주일에 두 차례 이상으로 발생할 때 신경성 과식증으로 진단한다. DSM-IV는 BN을 하제사용 유형(Purging type)과 하제비사용 유형(Non-purging type)으로 분류하였는데, 이는 심한 다이어트와 기아, 또는 체중 조절을 목적으로 한 운동 방법 등으로 분류할 수 있다. 만약 최근 AN이 발생하는 과정 중 BN의 한 형태가 발생하였다면 AN으로 진단된다. BN도 AN과 마찬가지로 여성에게 흔히 발생하며 젊은 여성의 2~3%에게서 나타난다(Kaye, et al., 2001).

3. 분류되지 않는 섭식 장애

분류되지 않는 섭식 장애는 일반적으로 EDs의 가장 광범위한 형태로 여겨지며, 이에 관한 연구가 가장 이루어지지 않은 상태이다(Anderson, 2001 ; Grilo, 1997). 연구 범위를 벗어난 특별한 보충적 필요조건이 있는 식이 문제의 치료를 목적으로 내원한 환자 대다수가 '부분적 증후군' 또는 EDNOS 사례들이다. 즉, '전형적' EDs의 모든 진단 조건에 해당하지는 않지만 충분한 증상 및 관련 문제가 나타나는 경우이다. 그러나 어떤 연구들은 특정한 진단조건에 해당하지 않는 것에 관하여 이의를 제기하며 연구자들 또한 전형적 EDs 진단 조건이 너무 엄격하다고 주장한다(Anderson, Watson, 2001). 실제로 다수의 환자가 AN 또는 BN의 정확한 진단 조건에 모두 해당되지는 않으나 자신의 식이 행태와 신체 이미지에 관한 임상적으로 유의미한 문제들을 경험하고 있다.

4. 폭식증

폭식증은 DSM-IV의 조건부 범위에 포함되며, EDNOS의 특별 사례이다. BED는 BN 진단에 해당되는 보상적 체중 조절 방법 없이 폭식이 재발하는 것(평균 주 2회, 6개월 이상 증상이 계속되며 폭식으로 인한 환자의 고민이 현저하게 드러날 것을 요구)이다(Grilo, 1998 ; 2002a). BED는 AN이나 BN과 달리 남성이나 유색 인종에게도 흔히 발생한다. 폭식증은 대부분 성인에게 빈번히 나타나며, 성인의 약 3%와 비만인 중 약 8%가 이 질병을 나타내는 것으로 추정된다(Spitzer, 1993). BED는 비만 위험 증가 및 비만 관련 의학적인 문제인 적혈구 과다증과 관련되어 있다(Grilo, 1998).

제2절 알코올 사용 장애와 식이 장애

대부분의 연구들에서 EDs와 SUDs가 특히 치료 중에 있는 환자에게 높은 비율로 나타나며, 두 장애가 동시 발현되는 경우가 많다고 보고하였다(Beary, Merry, 1986 ; Brewerton, 1995 ; Bushnell, et al., 1994 ; Goldbloom, et al., 1992 ; Grilo, et al., 1995b ; Higughi, et al., 1993 ; Suzuki, Taylor, 1993).

EDs와 SUDs의 동시 발현 비율은 일반적으로 높게 나타나나, 가장 중요한 점은 동시 발현 비율 간의 현저한 모순과 가변성이다. 선행 연구는 SUDs 환자의 BN 발생 비율이 8~41%이며, AN비율은 2~10%일 것으로 추정하였다. 그러나 방법론적 접근법으로 보고된 동시 발생 비율 간에 부분적 모순 및 모호한 사안들이 밝혀졌다. 또한 다양한 보충 방법과 평가, 그리고 진단 방법은 연구에 나타난 가변성 중 일부를 비판하였다(Grilo, Shinha, O'marry, 2002). 중대한 방법론적 제한이 있기는 하지만 연구들은 여전히 EDs와 SUDs가 동시에 발현되는 경우가 많을 것으로 본다. 따라서 유익한 병인 모델, 병리학 모델, 생리학 모델의 개발과 치료 및 임상을 위한 접근방법 개발을 위한 동시 발현 정의에 관한 노력이 계속되고 있다. 다음으로는 이러한 연구의 고찰을 위하여 EDs와 SUDs의 동시 발현 범위를 조사한 후, 관련 연구들이 EDs와 SUDs의 병인에 나타나는 공통 요인과 공유 요인의 존재 가능성을 지지하고 있는가에 관하여 살펴보려 한다.

1. 동시 발현과 공존 질환

'공존 질환(comorbidity)'은 정신 병리학 연구 시 상용되는 용어이나 다양한 의미와 정의를 반영한다. Kendell과 Clarkin(1992) 및 연구자들(Grilo, 2002b)은 독립 장애의 무작위적 동시 발현과 공통 병인을 공유하는 기타 장애의 동시 발현, 그리고 이 장애들 간에 발생하는 특정 형태가 없는 기타 장애를 포함하여 공존 질환에 관한 다양한 정의를 내렸다. 공존 질환은 부분적으로 진단 기준의 중복으로 인한 진단 시스템의 인위성을 반영하고 있는 듯하다. Berkson(1946)의 초기 발견과 Dufort, Newman과 Bland(1993)의 후발 연구에서 나타난 것과 같이, 환자 진료에 관한 연구들은 신중하게 해석되어야 하는데도 불구하고 선입견('치료를 원하는 환자는 문제가 특히 심각한 경우이다' 혹은 '다양한 문제가 나타나는 사람은 하나 혹은 그 이상인 다수의 문제를 치료하기를 원할 것이다' 등)으로 인하여 공존 질환의 해석이 난해해지거나 환자와의 보편적 대화가 제한될 수 있기 때문이다. 실제로, 공존 질환이 시작될 가능성이 있는 시기는 동시 발현 진단 비율이 개인적 장애에 관하여 기대되는 요인이나 선재 요인의 비율과는 통계적으로 상이한 시점이다(Kendler, et al., 1995). Allison(1993)은 동시 발현 양상들의 차이점 해석에 필요한 정황 제공을 위한 적절한 조절집단 혹은 비교 집단의 선택에 관한 중요성을 주장했다. 적절한 비교 집단에는 식이 장애나 알코올 사용 장애가 없는 정신의학적 환자가 포함될 수 있다. 시스템적 보충 방법을 이용하여 치료 중인 사람과(Grilo, 1995b ; Wilfley, et al., 2000) 일반인(Dansky, Kilpatrick, 2000 ; Telch, Stice, 1998 ; Yanovski, 1993)을 대상으로 한 최근의 연구는 자가 기록보다 표준화된 시스템 보충 방법으로 진단 인터뷰를 이용하였으며, 환자의 EDs와 SUDs가 동시에 발생한 경우에도 적절한 비교 집단들보다 그 발생률이 월등히 크지 않거나 만약 그렇더라도 경계수위를 단지 조금 넘어선 수준이라는 결과를 보여주었다. Grilo 등(1995a ; 1995b)은 SUDs를 가지고 있는 입원 환자에게서 EDs가 진단되는 경우가 많기는 하지만 이는 다른 정신의학적 입원 환자에게서도 역시 진단되는 경우가 많다. 이러한 통제 연구로 AN과 BN의 발생빈도가 SUDs 환자들 보다 SUDs가 아닌 환자에게 더 크지 않다는 사실이 발견되었다. EDs는 SUDs가 아닌 환자 보다 SUDs인 환자에게 훨씬 높은 빈도로 진단되었다. 또한 어떤 연구는 비제거적 AN인 환자가 제거적 AN환자를 비롯한 다른 형태의 EDs 환자보다 SUDs를 나타낼 확률이 더 적을 것이라고 보고하였다. SUDs가 AN이나 BN보다 SUDs의 불규칙적 징후들과 동시 발현된 비율이 높다는 점은 뒤에서 더 자세히 논의되었다(Grilo, 2002). 적절한 비교 집단을 포함시킨 BED의 동반질환에 관한 세 가지 연구는 BED인 사람의 전 생애적 알코올 사용 비율이 높다는 사실을 발견하였으나 SUDs인 사람은 비교 집단보다 그 비율이 더 높지는 않았다(Telch, Stice, 1998 ; Wilfley, et al., 2000 ; Yanovsky, 1993). Von Ranson, Iacono와 Mcgue(2002)는 진단 인터뷰로 평가한 두 대규모 집단(672명의 사춘기 소녀들과 718명의 성인 여성)에 관한 커뮤니티 연구에서 발견된 사항들을 보고하였다. 저자는 EDs와 약물 사용이 연관되어 있는 것으로 보이기는 하나 그 관계가 분명하지는 않다고 기록하였으며, 이 장애들 간에 아주 밀접한 관계가 존재하지 않는다는 결론을 내렸다. 이러한 발견은 EDs와 SUDs의 기타 형태들 간에 나타나는 동반 질환을 해석함에 있어 주의가 필요하다는 점을 의미한다(Grilo, Shinha, O'marry 2002).

2. 동반 질환적 정신 장애

본 내용은 우선적으로 EDs와 SUDs의 동시 발현을 중점적으로 다루고 있으나 이 장애들은 기타 정신 병리학적 형태와 동시에 발생되는 경우가 흔하다. 따라서 EDs와 SUDs와 다른 정신의학적 장애 사이에 나타나는 관계에 관한 연구 조사와 더불어 기타 정신의학적 장애와 성격 장애간의 관계를 전반적으로 기술하였다(Bulick, et al., 1997 ; Grilo, 2002b ; Grilo, et al., 1995a ; Grilo, et al., 1995b). 통제 연구들은(Dansky, 2000 ; Grilo, 1995a ; Grilo, 1995b Wiseman, 1999) EDs와 SUDs간의 명백한 동시 발현이 기타 정신의학적 동시 질환과 부분적으로 연관되어 있을 것이라고 주장하였다. 특히 Dansky, Brewerton과 Kilpatrick(2000)은 국제여성연구(National Women's Study)에 고된 BN과 알코올 사용 장애의 관계가 다른 정신의학적 장애들, 특히 주요 우울증 장애와 외상 후 스트레스 장애와 간접적으로 관계되어 있을 확률이 높다고 보고하였다. Grilo(1995b)는 SUDs가 있으나 EDs는 없는 그룹과 SUDs는 없으나 EDs는 있는 입원환자들을 비교하였다. 이 통제 비교에서 B군(산만

함 또는 불안정함)으로 구분되는 인격 장애가 EDs와 SUDs가 동시에 발생하는 환자에게 더 많이 진단된 반면, C군으로 구분된 인격 장애(불안 또는 두려움)는 SUDs의 동시 발생이 나타나지 않은 EDs 환자들에게 더 많이 진단되었다. 이러한 세 그룹간의 비교는 잠재적 동반성에 관한 구분을 세밀히 할 수 있도록 하였으며, 식이 장애와 약물 사용 장애를 모두 나타낼 확률이 가장 높은 하위집단을 정의하는 작업을 가능하게 하였다. 이 연구와는 다르게 Bulick 등(1997)의 연구는 알코올 중독과 BN인 여성이 알코올 사용 장애 내력이 없이 BN인 여성보다 다양한 정신의학적 문제를 더 많이 발현하기는 하지만, 다변적 분석에 의하면 기준에 미치지 않는 인격 장애가 두 그룹 사이에 나타난 단 하나의 차이점이라고 밝혔다. Wiseman 등(1999)은 두 장애의 형성 순서의 중요성에 관한 연구결과를 발표하였다. SUDs 이전에 EDs를 먼저 발현한 환자들은 SUDs 후에 EDs를 발현한 환자들보다 정신 병리학적으로 더욱 심각한 정신 장애와 성격 장애를 나타냈다(Grilo, Shilha, O'marry, 2002). 이러한 발견들은 부가적인 정신의학적 장애의 EDs 및 SUDs와의 동시 발현 현상과 장애들 간의 상호작용을 의미한다. 특히 이러한 발견들은 식이 장애와 약물 남용 장애를 함께 겪고 있는 환자에게 있어 충동을 자제하는 능력이 결여되어 있을 것이라는 점을 시사한다. 이는 최근 몇 년간 증가한 아동 약물 남용이 EDs와 SUDs 모두를 가지고 있는 환자의 공통 요소인 성격 장애에 의해 발현할 것이라는 가설에 관한 근거를 제공한다. 그러나 이 연구가 아동의 약물 남용과 특정 장애간의 밀접한 관계를 지지하는 것은 아니다(Grilo, Masheb, 2001; Smolak, Murnen, 2002). 이 장애들 간의 연관성에 관한 또 다른 주제는 SUDs와 함께 EDs 증상이 상당히 높은 빈도로 나타난다는 사실이다(Grilo, O'marry, 2002).

3. 약물사용 장애 여성의 식이 장애

Grilo 등(1995a)은 EDNOS(AN 또는 BN은 아닌) 증상이 SUDs가 아닌 사람보다는 SUDs인 사람에게 훨씬 흔하게 나타난다고 보고하였다. 이 주장은 임상학자들이 전형적인 EDs 진단들에 따른 EDs의 역치아래 수준(subthreshold level)에 관한 고려 및 차단을 하는데 있어 특히 중요하다. 또한 동시에 발생하는 역치아래(subthreshold) 식이 장애 평가는 뒤따르는 본격적 장애의 발현 예방을 위한 초기적 중재를 더욱 용이하게 할 수 있다. 몇 가지 연구들은 SUDs인 환자에게 발생하는 EDs의 특징에 관하여 실험하였다(Schuckit, et al., 1996 ; Peveler, fairburn, 1990). Sinha 등(1996)은 알코올 의존이 있는 경우, 불안 장애를 동반한 알코올 의존의 경우, 불안 장애만 있는 경우, 알코올 장애와 불안 장애가 모두 없는 경우로 나뉜 네 그룹의 대화를 바탕으로 하여 201명의 젊은 여성들(18세에서 30세 사이)의 섭식 행위와 EDs에 관한 개인적 특징들을 평가하였다. 알코올 의존인 여성은 식이 장애의 행태적, 개인적 특징을 상당한 수준으로 나타내었으며, 알코올 의존이 아닌 여성보다 BN과 EDNOS의 진단 조건에 해당될 확률이 높았다. 흥미로운 점은 이 연구에 따르면 불안 장애가 식이 장애의 행태적 특징과 더 밀접한 관계를 맺는 반면, 알코올 중독은 개인적 특징과 더 밀접한 관계를 맺고 있었다는 사실이다(Grilo, 2002).

4. 성별, 인종별 식이 장애

Jackson과 Grilo는 EDs의 특징을 실험하고 SUDs인 집단에 관한 인종적 분류를 행함과 동시에 성별 및 민족적 차이를 연구하였다. 초기에 카프카스인(Caucasian)을 대상으로 진행했던 연구들과 마찬가지로(Peveler, Fairburn, 1990), 식이 관련 장애들은 약물 남용자에게 흔하게 나타났다. 남성과 여성 중 약 20%가 폭식증이 있다고 기록하였고 약 12%가 부적절한 체중 보상 행위를 한 적이 있다고 응답하였다. 체형에 대한 문제적 태도도 흔하게 나타났는데, 몇 가지 연구들이 측정한 임상학적으로 심각한 수준이라고 판명되는 체형에 관한 과대평가수치는 Sinha 등(1996)의 연구에서는 젊은 여성의 28%, Peveler와 Fairburn(1990)의 연구에서는 26%, Jackson과 Grilo의 연구에서는 28%였다. 비만이나 식이 장애, 체형에 관한 불만족 수준에서의 특정한 민족적 차이점은 나타나지 않았다. 과체중 및 행태적 특징에 관한 관점은 남성과 여성이 동일하였으나, EDs의 개인적 특징에 관해서는 여성이 특히 민감했다. 임상학적 지식과 대조적으로, 체중 및 식이 문제는 남성 또는 소수 집단에서 자주 발생하지는 않았다(Grilo, 2002).

제3절 대체 약물 관련 장애와 식이 장애

앞서 언급한 연구들은 EDs와 SUDs가 동시 발생할 비율이 높으며, EDs 증상이 SUDs가 아닌 사람 보다 SUDs인 사람에게 훨씬 높다는 사실을 보여주었다. 관련 연구는 현재도 계속되고 있지만 이러한 동시 발생의 이유에 관해서는 보고된 사안이 없다. 한 가지 잠재력 있는 설명은 이러한 장애들의 공통적 기저 요인의 징후가 각각 다르다는 점이다. 세 가지 방식의 연구가 이 가설을 뒷받침하고 있는데, 다이어트 및 약물 남용에 관한 연구, 뇌 화학작용에 관한 연구, 가족 및 성별 연구가 여기에 포함된다(Grilo, Shinha, O'marry, 2002).

1. 다이어트와 약물 사용

이 연구는 젊은이들의 다이어트와 식이 장애, 그리고 약물 사용 간의 특징적 관계를 설명하였다. 예를 들어, Krahn 등(1992)은 여대생들의 심한 다이어트와 EDs 관련 문제 증가가 알코올과 담배, 대체 약물 사용 증가율과 관련되어 있다는 사실을 발견하였다. 또한 Krahan 등은 청소년기 이전(6학년)의 다이어트가 향후의 알코올 사용을 예견한다고 보고하였다. 실험실 동물들의 음식 부족 상태가 알코올 및 대체 약물을 사용한 자가 치료 비율을 증가시킬 수 있다는 점을 고려할 때, 이러한 발견의 공통적 메커니즘이 EDs와 SUDs에 작용할 것이라는 모델들의 가정과 일치한다(Kendler, et al., 1991). 예를 들어 Krahn(1991)은 음식물의 손실이 중추신경계의 보상 경로 변화의 원인이 됨으로써, 강화 효과를 줄 수 있는 약물의 소비가 증가된다고 주장하였다. 그러나 앞서 강조한 연구결과 및 다른 연구에 의하면 이러한 문제와 관련된 요인에는 특정한 원인이나 공통적 원인이 나타나지 않는다(Grilo, 2002).

2. 뇌 화학작용

뇌 화학작용에 관한 동물 연구들은 EDs와 알코올 사용 장애에 공유 요인이 존재할 것이라는 관점에 대한 근거를 제공하였다. 예를 들어, 한 연구는 두 장애가 인위적 내인성 오피오이드 펩티드(endogenous opioid peptides ; EOPs) 행동과 연관되어 있을 것이라고 주장하였다. EOPs는 알코올 및 음식 섭취에 영향을 미치며(Mercer, Holder, 1997), 알코올중독 발현과 마찬가지로(Reid, 1985 ; Reid, et al., 1991 ; Fairburn, 1995) 식이 행동 또한 조절되는 것으로 알려져 있다(Berridge, 1996 ; Coopers, Kirkham, 1993 ; Gosenell, Levine, 1996). 정신의학적, 행동학적 연구는 음식과 알코올 섭취 기전의 기반인 세로토닌, GABA, 도파민 시스템 등 뇌 신경전달물질 시스템의 광범위한 연구에 주안점을 둔다. 특히 식사 및 감정, 충동 조절과 연관된 세로토닌(serotonin)의 역할이 특히 주목 받고 있다(Brewerton, et al., 1995 ; Kaye, et al., 1998). 또한, 치료 분야에 관한 연구물들은 EDs에 미치는 선택적 세로토닌 재흡수 저해제(selective serotoninreuptake inhibitors ; SSRIs)의 효능의 근거를 보고하였다(Hudson, et al., 1988 ; Kaye, et al., 2001).

3. 가족관계와 유전

초기 연구는 EDs가 아닌 사람보다 EDs인 사람에게 약물 사용 남용에 관한 가족력이 더 많다고 보고하였다(Hudson, et al., 1983 ; Jones, et al., 1983 ; Jones, Cheshire, Moorhouse, 1985). 그러나 최근에 수행된 몇 가지의 대규모 연구들은 EDs, 특히 BN과 SUDs는 가족력에서 독립적으로 분리됨으로써 식이 장애 및 약물 남용 장애에 유전적, 가족적, 환경적 공통 요인들이 거의 나타나지 않는다는 사실을 발견하였다. 예를 들어, Kaye 등(1996)은 알코올 또는 다른 약물에 관한 의존성은 알코올 또는 다른 약물에 의존하고 있는 BN 여성의 일촌에서만 증가되는 경향이 나타났다고 기록하였다. Schuckit 등(1996)은 또한 알코올 의존인 사람들과 그들의 친인척들을 대상으로 한 대규모 연구에서 알코올 의존과 BN의 가족적 유전의 근거는 매우 미비하다고 보고하였다. Lilenfield 등(1997)은 BN과 SUDs가 동시에 발현되는 여성에게 반사회적 행동, 가족 SUDs, 불안, 충동, 감정적 불안 등 불안감 및 다양한 인격적 혼란에 관한 문제가 높은 비율로 나타났다고 보고하였다. 이 연구는 충동과 감정적 불안정감에 관한 가족적 취약성이 BN 환자의 하위 집단에게 SUDs 발현을 일으키도록 할 것이라고 가정하였다. Kendler 등(1995)은 여성 쌍둥이에 관한 대규모의 유전병학적 표본 자료를 사용하여 여성의 알코올 중독의 취약성과 관련된 거의 대부분의 유전적 요인들이 BN 발현 위험도를 변경시키지는 않는다고 보고하였다(Grilo, 2002).

제 4 절 알코올 중독과 식이 장애

알코올 중독 및 SUDs가 EDs와 함께 발생되는 사례가 많음에도 불구하고 현재로써는 동시 발현의 병인이나 지속에 관한 공통 요인과 공유 요인은 아직 규명되어 있지 않은 상태이다. 섭식 문제와 알코올 문제의 높은 동시 발생률은 심각한 정신의학적 혼란(Grilo, et al., 1995b)과 의학적 위험(Cattersson, et al., 1997 ; Mitchell, Specker, De Zwann, 1991)의 신호이며, 이에 관한 임상학적 실제 사례들은 의사나 연구자의 장애 요인이다. 이러한 문제를 다루는 데 있어 가장 큰 쟁점은 (1) 발생 가능한 문제에 관한 정의, 그리고 (2) 두 문제가 발생 했을 때 우선적으로 주안점을 둘 문제는 무엇인가, 또는 두 문제가 동시에 다루어져야만 하는가에 관해서이다(Daniels, et al., 1999 ; Wilson, 1993 ; Mitchell, Edmonson, 1997). 이는 매우 중대한 문제이므로 이러한 치료 주제에 관한 연구는 반드시 진행되어야만 한다. 동시 발현 증상의 치료에 관해서는 단지 소수의 연구가 행해졌을 뿐이며, EDs 환자에 관한 많은 연구에는 약물 의존 환자가 제외되어 있거나 혹은 너무 적은 환자만이 포함되어 있다. 이 단락은 알코올 중독 분야의 전문가를 위하여 EDs 중재 연구조사에 관한 자세한 논의를 제공한다(Grilo, Shinha, O'marry, 2002).

1. 식이 장애의 평가

환자를 효과적으로 치료하기 위해서는 적절하고 종합적인 평가가 필수적이다. 대부분 질의형식으로 되어 있는 평가 계획은 평가에 관한 잠재적 문제가 내재되어 있는 환자의 치료 의지를 저하시키기에 충분히 민감한 요인이다. 환자의 문제 모두를 정의하려 하고, 또 이를 달성하지 못하는 것은 목표 문제마저 보류되게 하거나 저조한 치료 효과를 가져 오게 할 뿐이다. 표준화된 설문지의 사용이 EDs에 관한 정밀하고 철저한 평가를 위한 일반적인 방법이지만(Grilo, Masheb, Wilson, 2001a) 비용 및 시간, 질의자 훈련 부족 등의 문제로 인하여 다양한 형태의 치료 시설들이 이 방법을 사용하는 것은 불가능하거나 비현실적이다.

연구자들은 EDs의 심사와 초기 평가를 위한 두 가지 자가기록 방법을 추천한다. 첫 번째는 수정된 섭식과 체중에 관한 질의(Questionary on Eating and Weight Pattern-Revised ; QEWP-R)로, 방법이 안정화되어 있을 뿐 아니라 보고서를 완성하기 쉽다. QEWP-R 연구 프로그램과 특정 EDs의 발현 조사를 위하여 널리 사용되고 있으며 섭식 행위 및 식이 행태 문제에 관하여 유용한 정보를 제공할 수 있다. 두 번째 방법은 섭식 장애 조사-질문 형식(Eating Disorder Examination-Questionnaire Version ; EDEQ)으로, 섭식 장애 조사(Eating Disorder Examination) 인터뷰의 자가 보고 형태이다(Cooper, Fairburn, 1987). EDEQ는 기존의 자가 보고 측정 방법이 보유하고 있지 않은 다양한 이점과 식이 장애에 관한 행동학적, 입장적 특징에 대한 자세한 정보를 제공한다. EDEQ의 효용성은 연구자들에게 인정을 받고 있으며(Grilo, Masheb, 2001) 약물 남용 조사에 사용되었다(Black, Wilson, 1996). 이 방법과 다른 평가 방법들과의 장점을 비교한 내용은 다른 부분에 설명되어 있으며(Grilo, Masheb, Wilson, 2001a), 이를 요약하자면 이 두 가지 방법들은 설문 형태와 비교하여 일반적으로 EDs의 행동학적 특징 빈도를 축소하는 한편 인지적, 입장적 증상은 확대시키는 경향이 있다(Grilo, Masheb, 2001). 그러나 이러한 한계에도 불구하고 이 조사 방법들은 가능성 있는 문제를 효율적으로 정의하는데 유용하다. 또한 환자 집단에 관한 종합적인 의학적, 정신의학적 조사와 마찬가지로 임상학자 및 연구자에게 유의미한 방법이다. 동시 발현 문제가 있는 환자에게는 신중한 의학적 평가와 추적이 요구되는데(Miltchell, Specker, De Zwann, 1991), 추적 과정에서 이러한 방법은 EDs 조사를 포함한 반복 평가에 특히 유용하다. 몇 가지 임상학적 사례들은 약물이나 알코올 사용을 성공적으로 중단한 후에도 EDs가 재발되는 경우, 약물과 알코올 사용 역시 함께 재발할 가능성을 제시하였다. 가설에 관한 자세한 검증이 필요하기는 하나, 반복 평가의 유용성을 시사한다는 점에서 유의미하다(Grilo, Shinha, O'marry, 2002).

2. 약리학적 치료들

한 연구결과는 항우울제가 장애의 재발 빈도를 감소시킬 수 있다고 보고하였다(Kringlen, Torgersen, Cramer, 2001). 그러나 선행 연구 및 진행 중인 연구는 모두 약리학적 치료가 AN에 미치는 치료 효과는 미미하다고 결론지었다(Attia, et al., 1998). 이와는 대조적으로 약리학적 치료, 특히 항우울제의 경우 일반적으로 BN(Agras, et al., 1992)과 BED(Mitchell, et al., 1990) 치료에 위약(placebo)보다 효과가 높은 것으로 드러났다. 이는 효과적인 치료를 위해서는 특히 항우울제의 경우 다량을 섭취해야만 한다는 점을 발견함으로써 특히 의미가 있다 하겠다(Fbncsg, 1992). 불행하게도 많은 연구들은 대부분의 BN 환자가 부적절한 약을 처방해주는 의사에게 약물 치료를 받아왔다고 보고하였다(Crow, et al., 1999). 그럼에도 불구하고 우울증이 있는 알코올 중독자가 항우울제를 복용했을 경우, 우울증과 알코올 소비가 감소되는 것으로 나타났다(Cornelius, et al., 1997). 그러나 알코올 중독과 EDs가 모두 있는 여성에 대한 항우울제의 효능은 검증을 필요로 한다. 오피오이드(opioid) 활동 억제를 위한 치료제들은 알코올 사용 및 재발 감소와 알코올 중독 환자의 금주율을 증가시켰다(Anton, et al., 1999 ; Heinala, et al., 2001 ; Mason, et al., 1999 ; O'malley, et al., 1992 ; Volpicelli, et al., 1992 ; Volpicelli, et al., 1997 ; Kaye, et al., 2001). 또한 오피오이드 길항제(The opioide antagonist-naltrexon)는 EDs의 치료에 사용될 목적으로 연구되었다. BED

환자의 날트렉손(naltrexone), 이미프라민(imipramine) 복용과 placebo 복용 효과를 비교한 한 연구는 두 치료제가 모두 폭식증을 감소시키긴 하였으나 placebo보다 그 효과가 높지는 않았다고 보고하였다. 한 연구결과에 의하면, naltrexone이 BN 환자들의 치료 초기 몇 주 동안에는 폭식증 빈도를 감소시켰으나 그 효과가 지속되지는 않았다(Jonas, Gold, 1987).

3. 식이 장애의 심리적 치료

인지 행동 치료(Cognitive behavioral therapy ; CBT)는 EDs의 심리학적, 약리학적 치료에 있어 가장 지속적으로 지지를 받아왔다. CBT는 환자와 임상학자 모두에게 효과가 있는 중점적이고 구조적인 치료이다. 식이 장애를 위한 CBT는 개인적이거나 단체적 접근을 통하여 적용될 수 있으며 일반적으로 세 단계를 거친다. 치료 모델 교육 및 공연 과정인 첫 번째 단계는 치료 및 과제의 예견을 포함하여 문제 정의와 섭식 행동 정상화를 위한 단계적 접근 등의 교육 행동학적 전략을 가르친다. 두 번째 단계는 잘못된 신념을 바로잡고 구체적 행동을 시도, 수정하기 위한 인식적 혁신 방법을 사용하는 단계이다. 마지막 단계에는 개선된 사안을 다른 생활 영역에 적용하여 일반화시키고 이를 견고화하기 위한 재발 예방 기술과 문제 해결 방법들이 포함된다. CBT는 대부분의 통제방법 및 심리학적 치료 형태, 인식적 구성요소를 포함하지 않는 행동학적 치료나 약리학적 치료보다 효과적인 것으로 밝혀졌다(Agras, et al., 1992 ; Agras, et al., 2000 ; Fairburn, et al., 1993a ; Willson, Fairburn, 1998 ; Grilo, 1998 ; Grilo, 2000). 또한 표준화된 CBT 치료 매뉴얼(Fairburn, et al., 1993)의 자가도움(self-help) 형식(Froehlich, 1995)은 좋은 효과를 나타내었다(Carter, Fairburn, 1998 ; Peterson, et al., 1998 ; Treasure, et al., 1996). 이 접근법은 일반 임상의사에게 특정 EDs 환자를 돕기 위한 기술과 CBT에 관한 전문적 기술을 제공할 수 있다. CBT가 일반적으로 EDs 치료에 관해 우선적인 방법으로 간주되고 있기는 하지만(Agras, et al., 2000 ; Wilson, Fairburn, 1998), 알코올 중독과 식이 장애가 공존하는 환자를 위한 유용성 정의와 알코올 중독과 식이 장애 환자의 약리학적 치료 접근법 개발에 관해서는 더 자세한 연구가 진행될 필요가 있다(Mercer, Holder, 1997). 관련 자료가 현재 부족하기는 하지만, 치료 연구 조사는 알코올 중독 및 알코올 중독 내력이 BN 또는 BED를 위한 CBT 치료 효과를 감소시킨다고 보지는 않는다(Goldbloom, 1993 ; Wilfley, et al., 2000). 섭식 혼란이 알코올 중독 치료의 결과에 영향을 미치는 지에 관해서는 유효한 연구가 진행되지 않았다. 임상학적인 인격 장애가 발현된다고 가정했을 경우의 치료 효과는 부정적이지만, 이는 EDs 환자 치료 연구의 경험적 근거가 아닐 뿐 아니라(Grilo, 2002b) SUDs 환자 치료 연구에서 발견된 사안들이 혼재되어 있다.

두 집단에 관한 임상학적 경험에 근거하여, 저자는 특정 CBT에 기반한 치료가 알코올 사용과 식이 장애의 동시 발현 치료를 시작하는 데 도움이 될 것이라고 제안한다. 인식적, 행동학적 접근법은 기본적으로 알코올 의존 치료에 효과가 있는 것으로 밝혀졌으며(Kadden, et al., 1992 ; Monti, et al., 1989 ; Monti, et al., 2001), 이 접근법은 EDs 환자에게도 유용하다. 그러나 앞서 주지하였듯이, CBT에 기반한 특정한 인식적 구성요소가 부재하는 행동학적 치료 방법들은 CBT와 비교하였을 때 장기적으로 열등한 결과를 나타냈다(Fairburn, et al., 1993a). 그럼에도 불구하고 행동 및 지지 기술에 관한 특정 치료 형식들은 EDs에 접근할 CBT적 특정 인식 구성요소가 없는 약물 남용자에게 성공적인 효과를 가져왔으며, 약리학적 접근방법들과도 쉽게 통합되는 것처럼 보였다(Monti, et al., 2001 ; O'malley, et al., 1992 Striegel Moore, et al., 2000). 알코올 사용과 병적인 섭식 습관에 관한 한 가지 접근법은 두 장애의 공존 환자를 치료하는데 특히 적절하다. 알코올 중독 환자에게 새로운 기술을 가르치도록 고안된 치료는 EDs를 목표로 한 것은 아니지만 도움이 되는 방법이다. 다수 환자를 특징화한다는 모순을 해결하기 위한(Vitousek, Watson, Wilson, 1998) 또 하나의 적절한 접근법은 동기 향상 면담인데, 이 방법은 SUDs(Project MATCH Research Group, 1997)와 EDs(Treasure, et al., 1999) 치료에 효과가 있는 것으로 여겨진다(Project MATCH Research Group, 1997). 또 다른 가능성 있는 접근법은 변증법적 행동치료 이론(Dialectical Behavioral Therapy ; DBT)으로 이것은 BNS2001과 BEDT2001 양쪽 모두에 근거를 제공한 초기 연구이다. DBT는 문제 인식과 선택, 감정 조절 기술,

지지 기술에 중점을 두고 있으며, 동시에 발생 경향이 높은 경계선상의 인격 장애를 포함하여 EDs 및 알코올 사용 장애 환자 모두의 다양한 요구들을 직접적으로 다룬다. 실제로 BNS2001과 BEDT2001에 관한 최초의 치료 결과는 잠재적 취약성의 치료가 섭식 형태 개선에 직접적인 목적을 두지 않을 경우나 심리치료를 위한 발견 사안이 없는 경우에도 EDs 개선 효과를 나타낸다고 보고하였다(Agras, et al., 2000 ; Fairburn, et al., 1993a Wilfley, et al., 1993). Telch 등(2001)은 DBT가 특히 부정적인 영향으로 인한 EDs 환자에게 도움이 될 것이라고 추측하였다. 근래의 BN 관련 연구(Grilo, 2001b ; Stice, Agras, 1999)와 BED 관련 연구(Grilo, Masheb, Wilson, 2001c)는 EDs의 두 가지 하위형태를 보여주었는데 이는 다이어트, 그리고 부정적 영향과 혼합된 다이어트이다. 다이어트로 인한 환자 집단은 부정적인 자존감 및 우울증과 관련된 문제가 없으며 EDs가 심리적 문제로 귀결되는 경우이다. 부정적 영향이 혼합된 다이어트로 인한 환자 집단은 높은 비율의 알코올 및 기타 약물 관련 문제가 있었다. 만일 이 집단이 특히 충동적이거나 동시 발생적 인격 장애의 경계선상에 있는 경우, DBT 등의 접근법과 지지 기술들이 명백한 효과가 있을 것이다.

4. 알코올과 식이 장애

알코올 중독과 EDs는 기타 정신의학적 장애와 인격 장애가 동시 발현되는 경우가 많다. 이러한 동시 발현 진단이 문제의 원인 및 지속에 관한 공유 요인이 존재할 가능성을 내포하고 있으나 현재의 연구결과들은 장애들 간의 연관관계를 규명하지는 않았다. 섭식 장애와 알코올 사용 장애의 잦은 동시 발현은 임상학적 평가와 치료, 연구에 매우 중요하다. 적절한 치료를 위해서는 장애들에 관한 종합적 평가가 필수적이다. 알코올과 식이 문제가 공존하고 있는 환자를 치료하는 방법에 관한 연구는 매우 중대한 과제이다. 이에 관한 확고한 기준이 제공되기 전까지는 두 장애를 동시에 치료해야만 한다. CBT, 극복기술(coping skill), 또는 DBT 접근법들은 공존 장애 치료를 개시하는 데 있어 적합한 방법들이다(Grilo, Shinha, O'mary, 2002).

제9장 사회불안과 음주

제1절 사회불안 장애

사회불안 장애는 타인이나 대중 앞에서 음식 섭취나 발언 등의 사회적 행위를 행하는 데 있어 과도한 불안감을 느끼는 상태를 이르는 용어이다. 현재 미국 인구의 2~13%가 사회불안 장애를 나타내며, 사회불안 장애 환자 중 약 5분의 1은 사회불안 장애와 동시에 알코올 사용장애(AUDs)를 겪고 있다. 사회불안 장애와 AUDs의 동시 질환에 관한 이론 중 긴장 감소 이론은 사회불안 장애 환자의 두려움 경감에 대한 기대감이 알코올 사용을 이끈다고 설명한다. 알코올의 불안 감소효과에 대한 기대감은 약리학적으로 증명되지는 않았지만 분명히 알코올 소비의 충분한 동기로 작용하는 것으로 보인다. 사회불안 장애의 치료는 약리학적 방법과 심리학적 방법 모두로 가능하며, 치료 방법 중 일부는 동시 질환 AUDs의 환자에게도 효과적일 것으로 기대된다. 기타 장애와 공존하는 사회불안 장애에 나타나는 알코올 중독 치료를 원하는 환자에 관한 정확한 진단은 치료 효과의 향상을 위해 매우 중요하다(Book, Randall, 2002).

대다수의 사회불안 장애 환자들은 낯선 타인이나 심지어 친구들에게 대화하는 것이나 대중 앞에서 말하는 행위와 같은 사회적 상황에서 불편함이나 불안을 느낀다. 사회불안 장애의 수준은 낮은 수준에서 높은 수준까지 다양하다. 사회불안 장애는 사회적 공포와 같은 용어로써, 이에 관한 임상학적 진단은 수행 장애 또는 불안 자극으로 인하여 사회적 불안이 발생할 경우에만 행해진다. 높은 수준의 사회불안 장애를 나타내는 사람들은 전형적으로 알코올이 그들의 사회적 상태를 더욱 편안하게 만드는데 도움을 준다고 대답한다. 실제로, 임상학적인 사회불안 장애 진단을 받은 개인은 일반인보다 알코올 관련 문제의 발생률이 더 높다. Book와 Randall의 논문은 사회불안 장애에 관한 진단과 소인을 연구하고, 알코올 소비와 사회불안 간의 연관성을 평가한 연구물들을 살펴보았다. 또한 단지 사회불안 장애만을 위한 치료적 접근법과 사회불안 장애와 공존하는 알코올 관련 문제에 관한 치료적 접근법들에 대해서도 요약하였다(Book, Randall, 2002).

미국정신의학협회(American Psychiatric Association)의 정신장애의 진단과 통계 자료(DSM-IV ; Diagnostic and Statistical Manual of Mental Disorder, Forth Edition, 1994)에 따르면, 사회불안 장애는 굴욕감을 일으킬 수 있는 당황스러운 사건(홍조, 발한 등과 연관)이나 불안감이 느껴질 것이라고 믿어지는 사회적 상황에 대하여 과도한 공포를 느끼는 것으로 정의된다. 공포를 일으키는 상황은 소집단의 개인적인 관계에서 낯선 타인과의 대화에 이르기까지 다양하며, 대중 앞에서의 연설과 같은 수행적 상황에서의 공포감 역시 자주 나타난다. 사회불안 장애가 있는 사람들은 공포나 극도의 불안감 때문에 그러한 상황을 경험하는 것 자체를 피하려 한다. 대부분의 사회불안 장애 환자들은 보다 심각하게 '일반화된' 형태로써 이들은 대중 앞에서 연설하는 것과 같은 흔한 두려움 외에도 또 다른 사회적 불안들을 나타낸다(Book, Ramdall, 2002).

사회적 공포감에 관한 진단 조건

아래의 모든 항목에 해당 시 사회적 공포감으로 진단한다.

A. 친밀하지 않은 사람이나 타인에게 주목 받을 가능성이 있는 하나 이상의 사회적, 수행적 상태에 대하여 현저하고 지속적인 두려움을 느낌

B. 두려운 사회적 상황에서 거의 항상 불안을 느끼며 이러한 불안감이 상황에 대한 반동으로 나타나거나 공황 및 충격의 상황적 원인이 됨

C. 스스로 자신의 두려움이 과도하거나 불합리하다고 인지함
D. 두려움을 발생시키는 사회적, 행동적 상황을 기피하거나 견뎌야 할 경우 심각한 불안이나 고통을 느낌
E. 두려움을 발생시키는 사회적, 수행적 상황에 대한 기피, 불안, 고민으로 인하여 일상생활과 직업이나 학업적 기능, 사회적 행동이나 사회적 관계가 크게 저해됨. 또는 공포감을 느낀다는 사실에 현저한 고민을 함
F. 18세 이하의 연령층에서 발현되며 장애의 존속기간이 최소 6달 이상임
G. 두려움이나 기피 증상이 대체 약물이나 일반 약제의 직접적인 생리학적 영향의 결과가 아니며, 이를 기타 정신 장애로 진단하는 것이 부적합함
H. 일반적인 의학적 조건이나 기타 정신 장애가 출현 시에 항목A의 두려움이 이와 연관되지 않음

사회불안 장애는 전형적으로 십대에 시작되며 치료 없이는 개선되지 않는다. 이 질병의 원리나 원인이 현재 규명되지는 않았으나 원인이 될 수 있는 다양한 잠재적 요인이 있을 것으로 보인다. 잠재적 요인에는 유전적 배경과 외상에 의한 조기의 감정적 습득, 부모의 행동에 대한 관찰과 모델화, 그리고 뇌화학 시스템으로 인한 생물학적 불규칙성이 포함된다. 사회불안 장애가 있는 사람들은 자주 어린 아이와 같은 수줍음이나 행동의 억압을 경험하며, 정밀한 사례에서는 이 장애를 나타내는 아이들이 학교에 출석하는 것을 거부한다는 사실이 나타났다(Beldel, 1998). 사회불안 장애가 있는 젊은 성인은 학교에서 발표를 기피하는 등 그들이 느끼는 두려움으로 인해 생활양식이 정해지거나, 단지 혼자 일을 할 수 있다는 이유만으로 자신의 능력보다 낮은 수준의 직업을 선택한다. 환자의 삶에서 이루어지는 선택들은 기본적으로 사회적 두려움을 피하며 이루지는 것이기 때문에 사회불안 장애가 있는 대다수의 사람들이 아마도 장기간 적당한 생활을 영위할 수는 있을 것이다. 그러나 일단 승진을 제안 받는 등의 그 인위적인 상황이 바뀌게 되면 사회적 불안에서 느껴지는 두려움은 다시 표면으로 떠오르게 된다. 사회불안 장애를 나타내는 대다수의 사람들은 아마도 새로운 임무를 부여할 사회적 요구에 대면하기 보다는 승진을 거절하는 편을 택할 것이다. 실제로, 이러한 사람에게 삶이란 사회적 두려움에

의해 조정된 것이며, 사회적 고립이나 미비한 재정적 독립 및 저조한 학업적 성취에도 불구하고 이러한 생활 방식을 계속하게 만들 것이다(Book, Randall, 2002).

1. 사회불안 장애의 원인

사회불안 장애의 원인은 사회불안 장애가 단독적으로 발현하는 경우와 사회불안 장애와 알코올사용 장애가 동시에 발현하는 경우 모두 다양하게 측정된다. 이러한 다양성은 많은 부분 연구 간의 방법론적 차이에서 오는 결과이다. 예를 들어, 1970년대에 미국 전역에서 집집방문(door to door)으로 수행된 조사에서 도출된 역학적 연구의 자료(Epidemiologic Catchment Area)에 대한 분석에서 사회불안 장애의 원인으로 상정할 수 있는 것은 단지 2% 뿐이라는 사실이 발견되었다. 이 조사의 사회불안 장애 진단은 타인 앞에서 음식을 섭취할 때, 혹은 이미 안면이 있는 소집단에서 이야기 할 때, 잘 알지 못하는 다수 집단에서 연설할 때 과도한 불안감을 느낀다고 인정한 응답자에게 행해졌다. 그러나 이 연구와는 대조적으로, 향후에 진행된 대화식 연구인 국제 공존질환 연구(National Comorbidity Survey)는 사회불안 장애의 소인이 13%까지 높아진 점을 발견하였다(Kessler, Berglund, 1998). 여기서는 광범위한 사회적 상황 내에서의 불안을 인정한다고 응답한 사람들을 사회불안 장애 환자로 간주하였다. 이와 같이 높은 비율을 나타낸 사회불안 장애는 알코올 의존과 우울증에 이어 세 번째로 유력한 정신의학적 장애이다. 사회불안 장애와 AUDs의 동시 발생 또는 동시 질환의 원인에 관한 전통적 측정방법들은 사회불안 장애를 치료 중인 환자의 20%와 알코올 중독을 치료 중인 환자의 15%에서 두 장애가 동시에 발현되고 있음을 발견하였다(Randall, 2001a).

이 분야에 관한 통제 연구가 충분하지 않았음에도 불구하고 많은 연구자들은 사회불안 장애와 알코올 사용 문제의 높은 동시 질환 발생률을 보고하였다. 이를 설명하기 위한 한 가지 근거 있는 가설은 사회불안 장애를 나타내는 사람들이 자신의 사회적 두려움을 위한 자가치료 수단으로 알코올을 사용한다는 것이다. 긴장 감소 가설에 대한 설명은 다음 장에 기술되었다(Book, Randall, 2002).

제2절 긴장 감소 가설

다수의 임상학적 보고 결과에서는 알코올이 스트레스와 같은 사회적 불안에 대처하기 위한 방편으로 사용되는 것으로 나타난다. 긴장 감소 가설의 관점에서 본 음주의 원인에 대한 한 가지 두드러진 이론은 알코올이 스트레스 및 불안을 감소시키는데 있어 부정적 증강제로 작용한다는 점을 암시한다. 부정적 증강제는 좋지 못한 경험을 제거하는 역할을 한다. 여기에서 불안이나 스트레스는 부정적인 경험이며, 이러한 감정을 감소시키는 알코올 소비가 부정적인 증강제로 간주되는 것이다. 한 개인이 알코올 소비 후에 일단 스트레스 해소를 경험하면, 이 사람은 향후 알코올의 스트레스 감소 효과를 느끼기 위해 알코올을 지속적으로 사용하게 될 가능성이 높다. 알코올이 실제로 스트레스를 감소시키는 지에 관해서는 논쟁의 여지가 있다.

어떤 연구자들은 알코올의 약물학적 특성에 근거하여 알코올이 스트레스를 증가시키며, 이로 인해 부정적 증강제로써 알코올을 사용하는 것은 비효율적이라고 주장한다(Spencer, Hutchison, 1999). 그럼에도 불구하고, 사회불안 장애가 있는 사람들은 불안감이 유발되는 상황에 개입되기를 원치 않는 것과는 상관없이 알코올 사용을 자신의 중요한 대처 방법이라고 응답하였다. 근거의 유무와는 상관없이 알코올의 사회적 불안 해소 효과에 대한 믿음과 같은 긍정적인 기대감은 사회 불안과 알코올 사용 간의 관계에 있어 어떤 역할을 수행할 것으로 보인다. 예를 들어, 사회불안 장애가 있는 사람의 과음 경향은 알코올이 특정 사회적 상황에서의 불안감을 감소시킬 것이라는 강한 믿음으로 인한 것이다. 알코올에 대한 기대감, 기대감과 알코올 소비와의 관계, 행태 습관의 역할은 젊은 성인을 대상으로 하여 광범위하게 연구되어 왔다(Burke, Stephens, 1999 ; Tran, Chambless, 1997). 이러한 연구들은 긍정적 기대감과 부정적 기대감 모두가 행동학적으로 강력한 조절자임을 나타내었다. 긍정적 기대감과 부정적 기대감의 차이점은 사회 불안이 있는 사람 모두가 두려움에 대한 대처 방안으로 음주를 하지 않는 이유를 실제로 설명한다. 알코올의 효과에 대한 부정적인 기대감이 있는 사람은 알코올이 불안감을 증대시키거나 어리석은 행동을 하도록 만들 것이라고 믿기 때문에 음주를 하지 않을 확률이 높다(Book, Randall, 2002).

알코올이 사회 불안을 해결할 수 있다는 긍정적 기대감은 어떤 장소에서 음주가 시도되는 이유를 이에 대한 대처 방법으로써 설명할 수 있을 것이다. 알코올이 스트레스를 감소시킬 것이라는 기대감이 달성되지 않는 경우, 이것은 스트레스 해소를 위해 알코올이 지속적으로 사용되는 이유를 설명할 수 있는 강력한 이유가 될 수 있다. 이와 대조적으로, 사회불안 장애 환자 집단에게 알코올이 사회불안 감소 효과를 내포한 실제적인 약물학적 효능이 있다고 볼 수도 있다. 환자들은 긍정적인 기대감으로 인한 대처 원리로써 음주를 시작했을 것이나, 일단 음주가 시작된 후에는 알코올 소비를 사회불안 장애 증상의 완화와 연관시킴으로써 음주가 지속되는 것으로 보인다(Book, Randall, 2002).

유감스럽게도 알코올의 사회불안 감소 효과에 관한 기대 심리가 실제적인 알코올 소비로 전환되는 이유에 대한 정의, 또는 실험실 상황에서의 알코올의 사회적 두려움 감소 효과에 관해서는 단지 소수의 실험 연구가 행해졌을 뿐이다. 사회불안 장애와 알코올 소비의 관계에 관하여 알려져 있는 대부분의 사실은 이 장애가 있다고 진단된 환자에 관한 연구 보다는 사회불안장애에 대한 임상학적 진단을 받은 경험이 없는 대학생에 관한 연구에서 도출된 것이다(Book, Randall, 2002). 음주에 대한 알코올 기대감의 영향을 실험한 한 연구에서 Tran 등(1997)은 대학생들을 불안 수준의 높고 낮음에 따라 두 집단으로 나누고 알코올 소비에 따른 사회불안 해소 효과로써의 알코올의 작용에 대한 그들의 기대감들을 평가하게 하였다. 이 연구는 알코올이 분명히 사회적 불안을 감소시킬 것이라고 믿는 응답자에게서는 사회불안 수준이 알코올 소비 수준에 영향을 미치지 않는다는 점을 발견하였다. 연구를 행한 조사자들은 불안감이 높은 집단이 불안감이 낮은 집단보다 사회불안에 대처하기 위한 알코올 소비가 더 많을 것이라고 예상했으나, 최소한 치료를 필요로 하지 않는 학생들에게서는 그러한 차이점이 존재하지 않았다. 그러나 차이점의 부재는 부분적으로 대학생 음주의 사회적 배경의 결과임이 분명하다. 즉, 과음으로 정의되기 위한 두 집단의 음주 경계수위가 상대적으로 높은 수준일 것과, 음주가 동급생의 압력 및 사회적 배경 하에서 발생할 것이 예견되었기 때문일 것이다(Book, Randall, 2002).

알코올 기대감과 알코올 소비 간의 연관성을 실험하는 또 다른 방법은 사회불안 감소에 대해 높은 기대감을 가지고 있는 사람에게 음주 시 실제로 불안이 경감되었는지를 묻는 것이다. 72명의 여대생 중, 음주에 대해 부정적 기대감이나 변화가 없을 것이라는 믿음을 가진 여성보다는 알코올의 긍정적인 영향을 기대했던 여성이 실제로 음주 후에 불안감이 감소되었다고 보고하였다(Boer, Sraak, 1994). 알코올 소비 후의 불안 감소 효과가 긍정적인 알코올 기대감을 가지고 있는 집단에서 나타날 것이라고 가정한 연구가 있으나, 이 연구는 음주 행태에 관한 실험을 행하지 않았으며, 높은 수준과 빈도로 사회불안을 나타내는 여성의 경우와도 비교되지 않았다(Book, Randall, 2002).

또 다른 연구는 높은 수준의 사회불안을 나타내는 남자 대학생의 음주를 평가하였으나, 이들보다 낮은 수준의 불안을 나타내는 학생들과 비교하였을 때 알코올 소비가 증가한다는 점에 관한 근거를 발견하는 데 실패하였다(Holroyd, 1978). 심각한 사회적 불안은 높은 알코올 소비량에 대한 부정적 예견 지표로 여겨져 왔다. 즉, 불안 수준이 높은 사람이 불안 수준이 낮은 사람에 비하여 알코올 소비량이 적을 것이라고 가정되었다. 그러나 이 연구는 알코올 기대감을 주제로 행해진 연구가 아니며, 단지 남성만을 대상으로 하였다(Book, Randall, 2002). 결론적으로, 앞의 두 연구에서 나타난 결과는 성별과 알코올 기대감의 상호작용이 알코올의 이로운 효과에 대한 신념, 그리고 불안에 대한 대처 방안으로서의 음주를 결정하는 중요한 요인이라고 본다.

연구실의 통제된 상황에서 행해진 알코올의 사회불안 감소 효과에 대한 연구는 아직 논쟁의 시작 단계에 있다. 이에 관한 몇 가지 연구는 대학생을 대상으로 하여 이루어졌으며, 임상학적으로 사회불안 장애 진단을 받은 환자를 대상으로 한 연구도 수행되었다(Himle, 1999). 이러한 연구들은 알코올이 사회불안 감소 효과에 미치는 어떠한 영향력도 발견되지 않았다. 그러나 연구결과의 제한 사항으로 인하여 조사원들이 알코올 남용 또는 의존 진단을 받은 환자들을 제외시켰을 뿐 만 아니라 알코올 기대감 또한 평가하지 않았다는 사실을 간과해서는 안 된다. 연구자들은 알코올의 효과를 믿는 사람이나 알코올 사용

장애 조건에 해당되는 사람에게 알코올이 사회불안을 감소시키는 효과를 나타내는지는 규명하지 못하였다(Book, Randall, 2002). 연구실의 결과들이 알코올의 사회적 두려움 감소 효과를 증명했는지의 여부와는 관계없이, 사회불안 장애가 있는 다수의 사람들은 알코올의 사회적 두려움 감소 효과에 대해 기대감을 나타내며 실제로 자신의 사회적 불안감의 대처 방법으로써 알코올을 사용하고 있다. 사회불안 장애에 따른 알코올 소비 때문에 어떤 환자들은 결국 사회불안 장애에 이어 알코올 사용 문제까지 발현되게 된다. 또한 대처 원리로 사용되는 알코올로 인하여 알코올 사용 장애 조건에 해당되는 상황까지 다다르지는 않았던 환자라 할지라도, 자동차 사고나 대인 관계에서의 갈등, 또는 의학적 위험 등 알코올과 관련된 위험 문제와 연루될 가능성이 있다. 따라서 사회불안 장애의 치료는 알코올 관련 문제 및 알코올 사용 장애 발현을 예방할 수 있는 확실한 방법 중 하나가 될 수 있는 것이다(Book, Randall, 2002).

제3절 사회불안 장애의 치료

대부분의 불안 장애와 같이, 사회불안 장애는 약리학적 치료와 심리요법으로 좋은 효과가 나타난다. 이에 관한 두 가지의 중재 방법의 목적은 사회적 두려움을 감소시켜 두려운 상황을 더 이상 기피하지 않도록 돕거나 사회적 두려움을 최소한 불편한 느낌과 비슷한 수준으로 낮추는 것이다. 이어지는 논문의 내용은 다양한 중재 치료법에 관한 것이다(Book, Randall, 2002).

1. 약물요법

몇 가지 약물 치료 방법이 사회불안 장애에 효과적인 것으로 나타났다. 여기에 사용되는 주요 약물은 마오억제제(MAOIs)와 벤조다이제핀(benzodiazepines)이며 최근에는 선택적 세로토닌재흡수억제제(SSRIs)가 포함되었다

(Blanco, Antia, Leibowitz, 2002).

1) MAOIs ; 이 약물들은 모노아민(Monoamines)을 분해하는 모노아민 산화효소를 억제해준다. Monoamines은 중요한 신경 전달 물질 중 하나이며 감정 및 불안 장애에 영향을 미치는 것으로 알려져 있다. 몇 가지 연구에서 MAOIs는 불안 장애 치료에 효과를 나타냈다(Blanco, Antia, Leibowitz, 2002). 그러나 이러한 약물로 인하여 치명적인 고혈압이 발생할 잠재력이 있기 때문에 아미노산 티라민(amino acid tyramine-치즈, 레드 와인, 어떤 종류의 수입 맥주, 그리고 요구르트에 포함되어 있음)의 섭취를 제한하는 특별한 식이요법이 요구된다. 이러한 심각한 부작용을 우려하여 대부분의 의사는 현재 이러한 약물을 처방하는데 주의를 기울이고 있다.

2) Benzodiazepines ; 진정작용이 있는 약물 역시 사회불안 장애의 치료에 효과를 보인다. 예를 들어, 알프라졸람(alprazolam)과 크로나제팜(clona-zepam)은 모두 내성이 높으며, 사회불안 증상의 치료에 효과가 있는 것으로 증명되었다(Blanco, Antia, Leibowitz, 2002). 그러나 아래에 더욱 자세히 논의될 사항과 같이 이 약물은 사회불안과 알코올 문제의 동시질환 환자에게는 사용이 권고되지 않는다(Book, Randall, 2002).

3) SSRIs ; 이 약물들은 세로토닌을 이용하여 뇌 신호 시스템에 영향을 주며, 내성이 가장 강할 뿐 아니라 사회불안 장애의 약물학적 치료 목적으로도 가장 많이 연구되어 왔다. 치료에 효과를 보인 약물은 몇 가지가 있지만, 이 중 파록세틴(paroxetine)만이 미국식약청(U.S. Food and Drug Administration)에 의해 승인된 후 사회불안 장애 치료제로써 현재 시장에 유통되고 있다. 이 약물은 사회불안 증상의 감소나 사회불안 장애와 관련된 문제의 경감에 쓰이지 않는 약물과 비교하여 뛰어나게 효과적인 세 가지의 임상학적 장점을 나타냄으로써(Baldwin, 2000) 사회불안 장애 치료를 위한 치료 방법 중 우선적으로 권고되고 있다.

2. 심리요법

사회불안 장애 환자의 심리학적 치료는 역할 수행, 대처 능력 훈련, 두려운 상황에의 노출 및 그에 대한 인식에 관련된 환자의 부정적 신념을 바꾸는데 중점을 두고 다양한 접근법을 사용하고 있다(Heimberg, 2002). 사회불안 장애는 굴욕감이나 비난에 대한 과도한 두려움에서 기인한다. 따라서 인지 행동요법(CBT)이 성공적인 효과를 나타낼 뿐 아니라, 약물 치료의 경우와 마찬가지로 조절 조건과 비교하여 더욱 효과적이라는 점이 입증되었다(Heimberg, Liebowitz, 1998). CBT 접근법은 인간의 행동이 총체적으로 습득된다고 보며, 학습 과정이 문제 행동을 수정할 수 있다는 가정에 기반을 두며, 다음 네 가지 항목으로 분류된다.

1) 노출요법은 환자가 불안을 경감할 수 있는 기술을 학습함으로써 불안을 근절시키게 하기 위한 의도로 불안 자극 상황에 스스로를 노출시키도록 권장한다. 불안 발생 상황에의 노출은 치료요법의 필수적 부분으로 간주되는데, 환자가 자신을 그대로 방치할 경우 모든 상황을 기피하게 됨으로써 전체적인 삶의 방식이 제한된다고 보기 때문이다.
2) 인식적 재구성은 환자가 자신의 불안 자극 요소에 관하여 정의하고 불안 자극 경로에 대한 편견을 낮추는 방법을 학습하는 것이다. 비디오나 소속 집단의 구성원들로부터 받은 부정적 반응에서 비롯된 잘못된 믿음은 인지 치료요법의 중요한 적용 대상이다.
3) 이완 훈련은 스트레스가 유발되는 상황의 신체적 긴장감을 조절함으로써 불안을 감소시키는 방법이다. 그러나 이완 훈련만으로는 일반적으로 인식적 재구성 또는 노출 치료요법만큼 성공적이지 못하다.
4) 사회적 기술 훈련은 환자들이 사회적 관계에서 그들의 행동적 기술을 개선시킬 수 있는 방법을 가르친다. 그러나 사회불안 장애 환자 모두가 사회적 기술이 결핍되어 있는 것은 아니기 때문에 사회적 기술을 훈련하는 것만으로는 사회불안 장애 환자 모두에게 효과가 나타나지는 않는다(Book, Randall, 2002).

사회불안 장애 치료를 위한 CBT 대부분은 이 네 가지 접근법을 모두 포함하고 있다. 네 가지 CBT 측정법 중 무엇을 사용하든, 비약물학적 사회불안 장애 치료방법이 높은 효과를 나타내며, 약물 치료 방법만큼 효과적이라는 점을 반드시 인지해야 한다(Taylor, 1996). 또한 일부 연구결과는 심리치료법이 약물학적 치료법과 비교했을 때 보다 개선 속도는 느리지만, 수혜 효과는 더욱 영속적일 것이라고 본다(Heimerg, 2002).

제4절 사회불안 장애와 AUDs의 치료

이제까지 논의된 바에 따르면, 사회불안 장애는 적어도 알코올 문제와 관련된 동반 질환이 없는 사람의 경우에는 치료가 가능한 것으로 보인다. 유감스럽게도 앞서 언급된 사회불안 치료법 평가에 관한 임상학적 연구는 AUDs에 관한 진단 조건에 해당되는 참가자들은 제외시켜 왔다. 따라서, 사회불안 치료법에 관한 접근 방법들이 AUDs 질환과 사회불안 장애의 동반질환 환자에게도 동일하게 효과적일지는 규명되지 않은 상태이다(Book, Randall, 2002).

1. 약물요법

어떤 치료 방법들은 안전상의 이유 때문에 AUDs 환자에게 금지되어 있다. 예를 들어, 앞서 언급하였듯이 MAOIs는 AUDs가 있는 사람들에게 특별히 위험할 수 있기 때문에 MAOIs 복용 환자는 특정 알코올 음료를 포함하여 amino acid tyramine이 들어있는 음식을 피해야만 한다. 벤조다이제핀(benzodiazepines) 또한 몇 가지 이유로 인하여 AUDs 환자가 복용해서는 안 된다. 첫 번째 이유는 이것이 행동학적 억제 능력 저해의 원인이 될 수 있기 때문에 이 약물을 복용할 경우 처음에 의도했던 양만큼 알코올 소비량을 제한하는 것을 더욱 어렵게 만들 수 있기 때문이다. 두 번째 이유는 benzodiazepines과 알코올은 모두 호흡 활동을 지속하도록 하는 영역이 포함된 뇌의 일부분에 영향을 미침으로써 알코올과 benzodiazepines을 혼합하여 복용한 사람은 잠재적인 사망의 결과가 수반될 수 있는 뇌 일부 영역의 일시적 정지를 경험할 가능성이 있다. 마지막으로, 알코올 중독 및 의존 환자는 benzodiazepines에도 역시 중독 혹은 남용의 위험이 있기 때문이다(Book, Randall, 2002).

단지 소수의 연구만이 사회불안 장애와 AUDs의 동시 질환 환자에 관한 치료를 평가했지만, 사회불안 장애만을 나타내는 개인에 대한 연구를 기반으로 했을 때는 일부 치료가 효과적일 것으로 기대된다. 약물학적 치료 중 SSRIs는 두 장애 모두를 가지고 있는 환자들에게 가장 적합하다. 이 약물은 안전하고 중독성이 없으며 뇌에 작용하는 알코올과 연계되지 않는다. 또한 SSRIs에 관한 근거들은 이 약물이 대부분의 사회불안 알코올 중독자를 포함하여 25세 이후의 늦은 연령에 알코올 중독이 발현된 환자의 치료에 개선적 효과를 나타냈음을 보여준다(Pettinati, Volpicelli, Ktanzler, 2000).

Randal 등(2001b)은 유일하게 사회불안 장애와 알코올 중독의 동반 질환 환자에게 SSRIs를 적용한 연구를 완성하였다. 이 연구는 8주간 진행되었으며 위약(placebo)으로 조절된 임상학적 결과와 paroxetine의 효과를 비교하는 것이었다. 연구결과는 paroxetine이 상당한 수준으로 사회불안을 경감시켰을 뿐 아니라 알코올 사용량과 빈도 역시 감소시켰음을 나타내었다. 이와 같은 결과의 반복적 발견 및 확대를 위한 노력이 계속되고 있다(Book, Randall, 2002).

2. 심리요법

CBT의 사회불안 장애와 AUDs의 동반 질환에의 효과는 규명되지 않았다. 무작위로 추출된 최근의 임상학적 사례에서는 환자에게 두 질환에 관하여 동시에 CBT 치료를 적용하였을 때 이점이 있다는 것을 나타내는 데 실패하였다(Randall, Thomas, Thevos, 2001a). 연구결과에서는 두 질환에 관하여 CBT 치료를 받은 그룹보다 알코올 문제에 관해서만 CBT 치료를 받은 그룹이 조금 더 개선된 것으로 나타났다. 이러한 결과는 하나 이상의 정신의학적 장애로 고통 받는 개인을 치료할 때는 아래와 같은 몇 가지 중요한 요소들이 다루어져야만 한다는 것을 보여준다.

두 장애 중 어떤 장애가 우선적으로 다루어져야 하는가? 치료가 통합되어야 하는가 분리되어야 하는가?(예 : 한 장애에 관해서는 약물요법을 적용하며 다른 장애에 관해서는 심리요법을 적용한다) 이러한 질문에 대한 대답은 적어도 부분적으로는 환자가 치료를 희망하는 장애에 의존해야 할 것으로 보인다. 예를 들어, 일반적으로 알코올을 단지 어떤 하나의 방편으로 사용하는 십대나 젊은 성인의 사회불안 장애에 관한 주된 치료 시에는 미래의 AUDs 발현을 예방하는 방향으로 나아가는 것이 바람직하다. 일단 AUDs가 발현되게 되면 각 장애는 자신만의 성격을 갖기 때문에 사회불안 장애의 치료가 더욱 어려워질 확률이 높아진다(Book, Randall, 2002). 사회불안 장애를 동반하는 알코올 중독자 치료에 관한 평가는 드물지만, 대체적으로 이러한 환자는 동시 치료로 불안 장애가 치료되지 않는 경우에는 전통적인 알코올 중독치료로 볼 수 있는 효과마저도 나타나지 않는 것으로 보인다. 예를 들어, 이러한 환자들은 Alcoholics Anonymous(익명의 알콜 중독자)와 같은 집단 치료법이나 Self-help meeting (자가-도움 모임)에 참가하는 것을 거부하거나 기피하며, 이러한 제한성은 사회불안이 있는 여성에게 특히 흔할 것이다(Thevos 등 2000). 따라서 치료 결과의 개선을 위해서는 알코올 중독 치료를 원하는 환자에게 동반질환적인 사회불안 장애가 나타나는지를 결정하는 것은 중요한 사안이다(Randall, Thomas, Thevos, 2000).

사회불안 치료 결과를 개선하기 위해서는 사회불안 문제 치료를 원하는 사람의 알코올 문제에 관해 정의하는 것과 더불어 음주 문제 예방에 필요한 알코올 소비 관련 설문이 행해지는 것도 중요하다(Book, Randall, 2002).

3. 사회불안과 음주

특정 수준의 사회불안이 있는 대학생에 관한 연구는 음주가 실질적으로 사회불안을 재현하게 할 것이라는 가정을 뒷받침하지 못한다. 그러나 이 연구에 포함되었던 학생들은 사회불안 장애에 관한 전형적 진단을 받지 않았으며, 사회불안 진단 조건에 해당되는 사람들을 포함한 유일한 연구는 알코올 소비 후에 사회불안 증상의 해소를 경험했을 가능성이 있는 것으로 기대되는 AUDs 조건의 환자들을 제외시켰다(Book, Randall, 2002).

알코올 소비에서 실제로 이익을 얻었는지와는 관계없이, 알코올이 사회불안을 감소시킬 것이라는 일부 사람들의 믿음은 사회불안 장애를 나타내는 다수의 사람들이 사용하는 대처 전략으로써의 알코올 사용에 대한 동기이기도 하다. 이는 사회에 대하여 불안장애를 나타내고는 있지만 사회적 정황을 완전히 기피하지는 않는 개인에게 특히 현실적이다(Book, Randall, 2002). 앞서 기술된 바와 같이, 사회불안 장애는 치료가 가능하다. 그러나 만약 이것이 치료되지 않은 채 방치된다면 환자가 사회불안 장애의 자가 치료를 위하여 알코올을 반복적으로 사용할 경우 후발적인 AUDs가 발현될 가능성이 높다. 결과적으로 환자는 동시에 두 장애로 고통을 당하게 되며 이 장애들을 함께 치료해야만 한다. 사회불안 장애의 형성은 거의 대부분의 경우에 AUDs 형성을 예견함으로써(Randall, Thomas, Thevos, 2001a) 이 특별한 동반질환에 관한 치료가 AUDs의 발현 예방을 주목적으로 하게 되는 것이다.

제10장 알코올성 정신질환

제1절 알코올 중독과 정신의학적 장애들

알코올 중독자나 알코올 의존 환자들을 치료하는 임상학자들은 때때로 환자의 정신의학적 질병을 판단해야 하는 어려운 임무에 직면하게 되는데, 이는 알코올 중독과 관련되어 있는 과도한 음주가 몇 가지의 다른 정신의학적 증상들과 함께 존재하거나, 그것을 발병시키기도 하고 또 그로부터 발생되기도 하기 때문이다. 진단의 정확성을 향상시키기 위하여 임상학자들은 일반적으로 알코올 중독과 연관되어 있는 알코올과 관련된 정신의학적 증상들과 신호, 알코올로 인해 발생하는 정신의학적 증상들, 그리고 독립적인 정신의학적 장애들을 구분 짓는 연산법을 따를 수 있다. 환자의 성별, 가족력, 그리고 시간에 따른 질병의 진행 과정 또한 정확한 진단을 내리기 위한 것도 고려되어야만 한다. 더욱이, 임상학자들은 금주를 관찰하는 동안 필요에 따라 그들의 진단을 유보하거나 수정해야 하는 것을 상기해야 할 필요가 있다(Shivani, et al., 2002).

알코올 사용 장애 환자들의 정신의학적 질병에 관한 평가는 때로 어려운 일일 수 있다. 알코올 중독과 관련된 과음은 몇 가지 다른 종류의 정신의학적 증상들과 함께 존재하거나, 증상을 부추기기도 하며, 또 그 증상들로부터 유발되기도 한다. 결과적으로, 알코올 중독은 정신 건강 상태에서 나타나는 어떤 정신의학적 증상을 복잡하게 만들거나 증상과 혼동될 수 있어, 때때로 정신의학적 질병의 성격을 정확히 진단하는 것을 어렵게 만들기도 한다(Anthenelli, 1997 ; Mocesto-Lowe, Kranzler, 1999). 알코올 중독과 정신의학적 장애들이 함께 발생할 때 환자들은 금주를 유지하는 것을 더 어려워하거나, 더 많은 자살을 시도하고, 정신 건강 치료를 더욱 필요로 하는 경향이 있다(Helzer, Przybeck, 1988 ; Kessler, et al., 1997). 사실상 알코올 중독 환자들의 정신의학적 질병들에 관한 철저한 평가는 이러한 개인들의 어려움들을 줄여주기 위해 중요한 의미가 있는 것이다. 이 글은 알코올 중독과 다른 정신의학적 장애들의 동반성과 관련된 진단의 일반적인 어려움들에 대한 개관(일반적인 관점)을 제공한다. 또한 일반적으로 알코올 중독과 함께 발생함으로써 임상학자들이 구별된 진단으로 간주해야만 하는 알코올 중독과 몇 가지 정신의학적 장애들의 관계에 관해 간단히 살펴보았다. 이 글은 또한 임상학자들이 알코올 중독 환자들을 평가하는 중에 부딪히게 되는 어려움을 돕기 위한 몇 가지의 일반적인 지침들을 제공한다(Shivani, et al., 2002).

1. 알코올 중독자들의 정신의학적 질병 진단상의 어려움

사 례

응급실에서 50대의 한 남자가 호소하고 있다. "나는 거의 죽어가고 있어요… 사는 의미가 없어요." 임상학자는 남자의 아내가 남자로부터 떠난 후로부터 대략 일주일 동안 그에게서 심화되어 가는 우울한 감정과 죄책감들, 그리고 자살 충동들을 발견하였다. 환자는 수면의 어려움과 낮은 집중력, 식욕과 체중의 변화 등이 그의 아내가 떠난 이후로 발생했다는 것을 부인했다. 그는 수염이 덥수룩했고 머리가 조금 흐트러지긴 했으나 그의 아내가 떠난 이후에도 일터에 나가 일을 할 수 있는 상태였다. 남자의 숨결에서 알코올 냄새가 풍기고 있었다. 이에 관하여 질문 받자, 남자는 이른 아침 '고통을 덜어줄 몇 잔의 술'을 마셨다는 것을 인정하긴 했으나 이 질문에 관해 더 거론하지는 않았다. 인터뷰 후반의 "나는 스스로를 죽이기를 진정 원하지 않습니다. 단지 내 삶이 원래대로 돌아가길 원할 뿐 입니다."라는 말에서 드러나듯, 그는 그의 저조한 기분과 의욕 저하에 도움이 될 수 있는 어떤 것을 찾고 있었다.

위 사례는 매일의 정신 건강 상태에 따라 보여지는 많은 임상적 사례들의 복합물로, 임상학자들이 알코올 중독 환자들의 정신의학적 질병들을 평가할 때 당면하게 되는 어려움들을 묘사하고 있다. 이 사례에서 임상학자들이 만나게 되는 의문들은 아래와 같다(Shivani, et al., 2002).

환자는 자신에게 적극적인 약물학적, 정신 사회학적 치료를 요하는 중대한 우울한 사건이 있다는 것을 깨닫고 임상학적인 측면으로 우울해하는가? 만약 그렇다면, 환자의 질병에 알코올은 어떤 역할을 하는가? 음주가 사람의 감정상 문제들의 원인이나 결과가 되는지를 어떻게 알아낼 수 있는가? 만약 환자가 우울증이 아니라면 그것은 어떤 증세이며 진행 상황은 어떠한가? 그리고 이러한 증상은 어떻게 치료될 수 있는가?

일반적인 다른 사례와 같이(Anthenelli, 1997 ; Helzer, Przybeck, 1988) 이 사례의 환자는 그의 알코올 중독 경험 때문에 자청해 온 것이 아니라 그의 정신의학적 고민에 관해 도움을 받기 위해 병원에 온 것이다. 고통을 주는 힘겨운 스트레스원은 아내가 그를 떠나갔다는 것이며, 인터뷰 동안 아내의 행동의 원인이 남자의 과도한 음주와 그것이 그들의 관계와 가족에 미치는 영향들이었다는 것이 밝혀졌다. 사실상, 이 방면에 대해 충분한 훈련이 부족하거나 정신의학적 질병에 관한 알코올의 영향에 대해 너무 간과하는 임상학자들은 아마도 환자의 정신의학적 문제점들을 형성시켰거나 원인적 요소가 되는 알코올의 잘못된 사용을 고려하지 않을 것이다(Shivani, et al., 2002). 일반적으로, 과음에서 발견되는 정신의학적 질병들을 고려하는 것은 그 환자의 치료에 도움이 될 만하다. 이는 알코올과 관련된 증상들과 신호들, 알코올로 인해 발생되는 정신의학적 증상들, 그리고 알코올 중독과 함께 발생하는 독립적인 정신의학적 장애들의 세 범주 중 하나에 속한다. 이 세 범주들은 다음 절에서 논의된다(Shivani, et al., 2002).

2. 알코올과 관련된 정신의학적 증상과 신호

과도한 알코올 사용은 뇌 기능에 직접적으로 영향을 주며, 다양한 뇌 화학적인 변화와 다양하고 흔한 정신장애 발현의 일종으로 알려진 호르몬 시스템들의 변화를 일으킨다(Koob, 2000). 사실, 알코올 중독이 광범위한 정신의학적 증상들과 신호들 상에서 명백히 보여지는 것은 놀라운 일이 아니다. 실제적으로, 이러한 정신의학적 질병들은 종종 알코올 중독 환자들이 도움을 청하는 최초의 문제들이기도 하다(Antehelli, Schuckit, 1993 ; Helzer, Przybeck, 1988). 환자의 증상과 신호는 환자의 개인적 취약성에 의한 알코올 사용량과 사용 기간, 그리고 최근에 알코올을 어떻게 사용하였는지 등의 정도와 관련되어 매우 다양하게 나타난다(Antehelli, Schuckit, 1993 ; Anthenelli, 1997). 예를 들어, 다량의 알코올이 슬픔, 성냄, 불안과 같은 보다 큰 감정 변화와 연관되어 있는데 반하여 고통스러운 금주기 동안의 소량의 알코올은 다행한 감정을 유발할 것이다. 알코올의 의존적인 성질은 판단력에 손상을 주며 반사회적 성격장애와 같은 공격적이고 비사회적인 행동들을 유발시킨다(Moeller, et al., 1998). 알코올이 뇌 기능에 미치는 직접적인 약물학적 영향에 따르면, 과음을 하는 알코올 중독 환자들에게 흔히 발생하는 정신 사회학적 스트레스원은 아마도 슬픔, 절망, 불안과 같은 알코올 관련 증상들에 간접적으로 영향을 미칠 것으로 보인다(Shivani, et al., 2002).

3. 알코올로 인해 발생하는 정신의학적 증상들

일반적인 발생으로 분류되는 알코올로 인한 정신의학적 증상들과 명백한 알코올로 인한 정신의학적 증상 사이를 구분 짓는 일은 임상학적으로 유용하다. 증상은 일반적으로 개인의 불연속적인 기간들 중의 예측 가능한 양상을 합친 증상과 신호의 복합물로 정의된다(Shivani, et al., 2002).

정신장애의 진단과 통계자료 4(DSM-IV)의 발표는 최초로 임상학자들이 '유기체의 정신적 증세'의 총체적인 항목 아래 알코올 관련 조건들을 포함시키기보다는 몇 가지의 '알코올이 발생시키는 장애들'에 관한 특별한 진단들을 가능하게 하였다(Anthenelli, 1997). 과도한 음주가 정신의학적 기능에 미칠 수 있는 광대한 범위를 고려할 때, 이러한 알코올이 발생시키는 장애들은 불안, 정신병, 수면 문제, 성적 경향, 정신착란, 건망증 그리고 치매를 포함한 몇 가지의 정신 장애들의 범주들과 연결되어 있다. DSM-IV에 따르면, 알코올이 발생시키는 이러한 모든 장애들의 핵심적 특징은 증상들의 현저하고 지속적인 출현인데, 이것들은 환자의 내력과 신체검사, 그리고 실험으로부터의 발견들과 같은 상황과 경과 추이에 기초하여 알코올의 직접적인 생리학적 영향들의 결과가 된다고 판단된다. 알코올로 인한 장애들로 분류되기 위해서는 이러한 조건들이 알코올의 최후 사용이나 금주 후 4주 안에 발생해야 하고, 전형적인 금주 또는 중독으로부터 결과를 넘어선 임상학적 의의가 있어야만 한다(American Psychiatric Association, 1994). DSM-IV이나 DSM-IV-TR의 진단학적 조건은 알코올과 관련된 정신의학적 증상들이나 신호들, 그리고 알코올로 인해 발생하는 정신의학적 증세들을 명확하게 구분 짓지는 못한다. 대신, 이러한 조건 배치들로 위에서 주어진 정의들에 들어맞는 어떤 알코올과 관련된 정신의학적 질병들이 더욱 넓게 설명되고, '임상적인 주목으로부터 독립적인 경고들'이 알코올로 인해 발생하는 질병들의 명칭이 되었다(American Psychiatric Association, 1994 ; 2002). 다른 말로, 알코올과 관련된 정신의학적 증상들과 신호들은 증세들로서의 제한 없이 DSM-IV 또는 DSM-IV-TR 안에서 알코올로 인해 발생하는 정신의학적 장애들로 명명될 수 있는 것이다. 알코올로 인해 발생하는 정신의학적 장애들은 그것들의 모사인 정신의학적 장애들과 처음에는 구별이 쉽지는 않았다. 그러나 장애들에 관한 이 두 그룹간의 차이점들은 알코올로 인해 발생하는 장애들은 보완적인 치료 이상의 치료요법의 요구 없이, 단지 몇 주 동안의 단주만으로 개선이 되었다(Anthenelli, Schuckit, 1993 ; Anthenelli, 1997 ; Brown, Irwin, Schuckit, 1991 ; Brown, et al., 1995). 사실상 알코올로 인해 발생하는 정신의학적 장애들의 경과 과정과 예후는 독립적인 주요 정신의학적 장애들과는 다르게 나타난다.

4. 정신의학적 질환들과 동반적, 독립적인 알코올 중독

알코올 중독은 또한 알코올 중독과는 독립적으로 발현하고 알코올 사용과 중독보다 선행되었을 몇 가지 정신의학적 질환들과 관련되어 있다. 이러한 독립적인 질환들은 아마도 특정한 취약성이 있을 수 있는 환자들이 더욱 쉽게 알코올 관련 문제들이 발생되도록 할 수 있을 것이다(Hirschfeld, Russell,

1997 ; Schuckit, et al., 1997b). 이러한 동반적 조건 중 가장 흔한 것 중 하나는 ASPD(Antisocial Personality Disorder ; 반사회적 인격장애)로서 일반적으로 알코올 문제들보다 선행되며, 무책임함과 다른 사람들의 권리를 침해하는 장기적 경향들로 표현되는 Axis Ⅱ 성격 장애이다. Axis Ⅰ 성격 장애는 일반적으로 양극 장애와 특정 불안 장애, 정신 분열, 그리고 주요 우울증 등을 포함한 알코올 중독과 연관되어 있다(Helzer, Przybeck, 1988 ; Kessler, et al., 1997). 임상학자들이 어떤 질환들이 알코올 중독과 가장 쉽게 상존하는 경향이 있는 것을 알고, 환자들의 질환들을 평가할 때 이러한 상태들을 특별히 진단하는 것은 매우 중요하다.

제2절 알코올 중독과 흔히 연관되는 정신의학적 장애들

1. 독립적인 주요 우울증

감정의 혼란들은 치료를 필요로 하는 알코올 중독 환자들에게 있어 거의 틀림없이 가장 흔한 정신의학적 질환이며 80%가 넘는 알코올 중독자들의 음주 내력 중 어떤 시점에 영향을 준다(Brown, Schuckit, 1988 ; Anthenelli, Schuckit, 1993). 위에 서술된 넓은 범주 안에 이러한 질환들이 속할 것이며, 감정상의 문제들로 특징지어질 만한 것은 아래의 것들 중 하나이다.

- 기대되는 알코올의 진정 효과가 뇌에 미치는 결과가 시간 제한적임
- 뇌 속의 알코올 감소로 알코올로 인한 감정 장애들이 낮아지는 특징을 보임
- 알코올 중독과 함께 존재하거나 선행되기도 하는 독립적인 주요 우울장애

심한 우울증 환자의 약 30~40%가 동반 우울증 장애를 경험하였다(Anthenelli, Schuckit, 1993 ; Schuckit, et al., 1997a). 특히 여성에게서 우울한 사건들이

자주 알코올 중독 상태에 선행된다는 것을 지적한 것과 함께, 우울증과 알코올 중독간의 정밀한 원인과 영향 관계에 관한 논쟁이 존재한다(Kessler, et al., 1997 ; Helzer, Przybeck, 1988 ; Hesselbrock, Meyer, Keener, 1985). 심각한 우울한 사건을 겪고 있는 알코올 중독자 중 약 60% 중, 특히 남자에게서, 우울증의 특징과 동반되는 알코올로 인한 감정적 장애 문제가 있다(Schuckit, et al., 1997a ; Davidson, 1995). 우울한 사건을 겪고 있는 약 40%의 알코올 중독 여성과 남성들은 독립적인 주요 우울증 장애를 가지고 있을 확률이 높다. 이 말은 그들이 알코올 중독 상태가 되기 전에 심각한 우울한 사건을 겪었거나 또는 금주를 하는 긴 기간 동안에도 우울증 증상들과 신호들이 계속되었다는 것을 말한다.

2,945명의 알코올 중독자를 대상으로 한 연구에서 Schuckit 등(1997a)은 알코올로 인한 우울증이 나타나는 환자들이 독립적인 우울증 질환들을 가진 환자들과 다른 특징들을 갖는다는 것을 발견하였다. 예를 들어, 알코올로 인한 우울증이 있는 환자와 비교하여 독립적인 우울증을 가진 환자들은 카프카스인(Caucasian)이거나, 기혼자이거나, 여성일 확률이 높았으며 다른 불법적인 약물 시도 경험이 적고 알코올 중독으로 인한 치료를 덜 받아왔으며, 이전에 자살 시도를 했던 내력이 더 많았고 주요 감정 장애에 관한 가족력을 가지고 있을 확률이 더 많은 것으로 나타났다.

2. 쌍극성 장애

지난 20년 동안에 수행된 두 주요 역학조사들에 따르면(Helzer, Przybeck, 1988 ; Kessler, et al., 1997) 쌍극성 장애는 알코올 의존과 관련된 두 번째로 흔한 Axis I 성격장애 조증 환자들 중 50~60%가 그들이 병을 앓는 어느 시점 가운데 알코올이나 다른 약물들에 남용 또는 의존하였다고 한다(Brady, Sonne, 1995). 알코올 중독 환자들의 쌍극성 장애를 진단하는 것은 특별한 어려움에 부딪힐 수 있다. 증상들에 대한 불충분한 보고나 감정 상태에 알코올이 미치는 복잡한 영향들, 그리고 두 질병들이 공유하고 있는 흔한 증상들과 같은 몇 가지 요소들이 진단의 정확성을 감소시킨다. 쌍극성 환자들은 또한 알코올 보다는 다른 약물들을 남용할 확률이 많아 진단이 더욱 복잡해진다. 추후에 더 자세히 논의될 것처럼, 두 질병의 연대적 순서에 관한 내력을 획득하는 것은 정확한 진단에 도움이 될 수 있는데 이는 알코올 중독과 쌍극성 장애 모두를 가지고 있는 대략 60%의 환자들이 그들에게 영향을 미치는 사건이 발생하기 전에 이미 AODs 사용을 시작했기 때문이다(Strakowski, et al., 2000).

3. 불안 장애

전체적으로, 일반인들보다 알코올 중독자들에게 현저히 높은 비율의 불안 장애들이 발생하는 것으로 보이지는 않는다(Schuckit, Hesselbrock, 1994). 예를 들어 캐치먼드(Catchment) 지역의 역학조사에서 나타난 결과들은 그들의 일생 동안 알코올 남용이나 의존 진단을 받은 환자 중 19.4%가 어떤 불안 장애가 동반되는 것을 보여주었다. 이는 일반인 집단의 불안 장애 비율의 1.5배 정도가 된다(Regier, et al., 1990). 그러나 공황 장애나 사회공포증, 그리고 외상후 스트레스장애(Posttraumatic stress disorder ; PTSD)와 같은 특정한 불안 장애들은 알코올 중독과 동반 발생하여 증가되는 것으로 나타났다(Schuckit, et al., 1997b ; Kanzler, 1996 ; Brady, Sonne, Roberts, 1995).

알코올이 우울증을 유발하는 원인인 만큼, 알코올이 발생시키는 불안과 독립적인 불안 장애를 구분하는 것은 중요하다. 이것은 불안 장애의 발생과 경과를 실험하는 것으로 확인이 가능하다. 사실, 알코올로 인한 불안 장애들의 증상들과 신호들은 전형적으로 며칠에서 몇 주 동안 지속되며 알코올 금단 증세를 부차적으로 발생시키고, 금주와 보완적인 치료들로 비교적 빠른 시간 내에 해결된다(Kanzler, 1996 ; Brown, Irwin, Schuckit, 1991). 대조적으로, 독립적인 불안 장애들은 과도한 음주 발생보다 선행되며 이것이 장기간의 금주 동안에도 지속되는 증상들로 특징지어 진다.

4. ASPD와 외적장애들

Axis Ⅱ 성격장애 중, 반사회적 인격장애(Antisocial Personality Disorder ; ASPD)는 오랫동안 알코올 중독과 밀접하게 연관되어 있다고 알려져 왔다. 전염병학적 분석들은 알코올 중독이 아닌 사람들과 비교하여 알코올 의존인 남자는 4~8배, 알코올 의존인 여성은 12~17배가 ASPD가 동반될 확률이 높다는 것을 발견하였다(Helzer, Przybeck, 1988 ; Kessler, et al., 1997). 사실 일반 남성 중 4%와 일반 여성 중 0.8%에 비교하여, 알코올 중독 남성의 대략 15~20%와 알코올 중독 여성의 약 10%가 동반 ASPD를 가지고 있다. ASPD 환자들은 비 반사회적 대조집단보다 이른 나이에 알코올 의존이 발현될 가능성이 많으며 다른 약물 사용 장애를 겪을 확률 또한 높았다(Cadoret, Troughton, Widmer, 1984 ; Anthenlelli, et al., 1994). ASPD에 따르면, 다른 조건들은 주의력결핍 과다행동장애(ADHD)와 같은 충동적인 공격적 행동들의 표출로 나타나며 이것들은 또한 알코올 관련 문제들의 위험 증가와 관련되어 있다.

제3절 알코올 중독을 가진 정신의학적 환자들을 진단하는 방법

1. 정신의학적 질환 평가 시의 알코올 사용에 관한 의문점

앞선 예화에서 묘사하였듯이, 환자들은 그들의 정신의학적 질환을 설명할 때 알코올 사용 태도들이나 문제점들에 관해서 자발적으로는 거의 정보를 제공하지 않는다(Helzer, Przybeck, 1988 ; Anthenelli, Schuckit, 1993 ; Anthernelli, 1997). 만약 환자들이 그들의 알코올 사용에 대해 직접적으로 질문을 받지 않는다면, 그 환자의 알코올 관련 문제들에 관한 부정과 축소는 그들이 갖고 있는 중요한 정보를 알 수 없도록 만들며 이로 인한 평가와 진단을 어렵게 만든다. 게다가 과도한 알코올 사용은 기억에 손상을 주어 체험된 사항들을 수집하는 동안의 정보가 신빙성이 떨어지도록 만들 것이다. 따라서 임상학자들은 알코올 관련 문제 환자들을 평가할 때 방계 정보와 환자의 의학적 내력, 실험실 테스트 그리고 포괄적인 정신의학적 실험을 포함하는 여러 가지 자료들로부터 정보를 수집해야만 한다(Shivani, et al., 2002).

환자의 허가를 얻은 후, 그들의 내력은 환자와 배우자나 친척, 가까운 친구 등의 방계 정보 양쪽으로부터 얻어져야만 한다. 이러한 방계를 통하여 산출된 정보는 몇 가지 목적을 제공할 수 있다. 첫째, 알코올 사용 양상이 어떻게 정신의학적 증상과 그것들의 시간적 경과 과정과 연관되는지를 수립함으로써 임상학자는 뒤에 서술되는 환자의 정신의학적 문제와 알코올 문제를 장기적으로 평가하는데 사용될 수 있는 부가적인 정보를 얻을 수 있다. 두 번째, 알코올 사용이 환자의 정신의학적 질환들에 작용하는 역할을 정의함으로써 임상학자는 환자의 음주와 다른 증상들 간의 관계에 대해 의식적 분석을 피하려는 방어 메커니즘인 환자의 부인과 대면하는 것을 시작한다. 세 번째, 임상학자가 가족과 얘기할 것임을 알고 환자는 더 정확한 정보들을 제공할 가능성이 많아질 것이다. 네 번째, 만약 환자가 임상학자가 가까운 가족들의 사례에 많은 관심이 있는 것을 관찰한다면 이것은 더 신뢰성 있는 치료적 관계를 수립하는데 도움이 될 것이다. 다섯 번째, 치료 과정의 초기에 가족들을 관련시킴으로써, 임상학자는 환자의 치유 프로그램의 중요 부분이 될 지지 네트워크 수립에 관한 토대 형성을 시작하게 된다. 마지막으로, 방계정보는 진단의 정확성을 개선시킬 수 있는 알코올 중독과 다른 정신의학적 장애들의 가족력에 관한 추가적 정보를 제공한다(Anthenelli, 1997 ; Anthenelli, Schuckit, 1993). 환자의 의학기록의 재검토는 또 다른 잠재성 풍부한 정보의 원천이다. 이 재검토를 통하여 이전의 정신의학적 질환의 근거 또는 환자의 정신의학적 문제에서 알코올이 더 많이 연관되어 있는 점을 의료기록적인 근거를 찾아야만 한다(American Psychiatric Association, 2000). 적절한 의료 실험 결과들은 호흡 또는 혈액에 관한 적절한 알코올과 관련된 실험들과 과도한 음주의 생화학적 표지에서의 고도, 감마 글루타민 전이효소(GGT), 그리고 적혈구의 평균적인 양의 변화들 등을 포함할 수 있고 이들은 또한 과도한 음주의 척도가 되기도 한다. 만약 임상학자의 서술들이 대부분의 사람들이 현저히 손상을 입을 정도의 혈중 농도 상태에서 비교적 일반적으로 인식력이 있고 행동과 정신이 양호한 상태라면 이러한 결과들은 또한 알코올에 대한 내성에 대한 간접적인 근거를 제공할 수 있다. 그 후 수반되는 실험실 검사는 또한 알코올과 관련된 정신의학적 질환들의 간접적인 원인들을 제외시키기 위한 다른 진단적 과정들을 포함시킬 필요가 있을 것이다. 예를 들어, 알코올 중독자들은 정신의학적 증상들과 신호들의 원인이 될 수 있는 뇌의 혈종들을 동반하는 두부 손상 또는 다른 외상적인 뇌의 손상으로 고통 받는다(Shivani, et al., 2002). 마지막으로, 모든 환자들은 신체검사를 실시하도록 해야만 한다. 이 실험 동안 임상학자는 간경화나 간의 비대화 같은 신체적 징후에 주목해야 한다. 실험실 검사들의 긍정적인 결과들과 신체적 검사의 조화는 알코올 남용 또는 의존의 진단에 상당히 유리한 조건을 제공한다. 이 정보는 치료자가 환자에게 진단을 내리고 중독과 관련된 부인에 당면하기 시작했을 때의 경우에도 유용하게 쓰일 수 있다(Shivani, et al., 2002).

2. 정신장애 증상으로부터 알코올 관련 증상을 구별해내는 방법

만약 임상학자가 알코올 중독 진단이 적절하다고 생각한다면, 다음 단계는 이 배경 내에서 정신의학적 질환들을 평가하는 것이다. 앞서 언급하였듯이, 알코올은 대부분의 중요 정신의학적 질병 상태들과 관련된 동일한 신경전달기와 수용기의 변화를 원인으로 한 정신의 변화적, 증강적인 효과들을 산출한다. 이러한 직접적인 뇌 작용들의 영향으로 인하여 과도한 알코올 사용은 대부분이 주요 정신의학적 장애들과 유사한 정신의학적 증상들과 신호들의 원인이 된다. 이러한 변화들은 알코올의 부재와 존재 모두에 의해 일어나며 임상학자는 평가 초반기 동안 환자의 음주 주기 안에서 이러한 질환 발생의 중독기, 금주 과도기, 금주 유지기, 안정적 금주기를 결정해야만 한다(Shivani, et al., 2002). 과도한 알코올 사용이 정신적 혼란의 원인이 될 수 있기 때문에, 정신의학적인 문제와 알코올 관련 문제들이 동시에 발생한 환자들은 종종 두 가지의 독립적인 진단을 요구하지 않는다. 따라서 임상학자가 할 일은 이전 부분에서 인용되었던 다양한 수단들로부터 얻어진 자료를 결합하는 것과 효과적인 진단을 설정하는 것이다. 알코올 관련 증상과 신호, 그리고 알코올로 인한 증후군을 구별함으로써 이러한 과정들을 시작하는데 도움이 될 것이다. 사실, 여기서 제안하는 '진단'이라는 단어의 우선적인 정의는 DSM-IV에 의한 초안으로써 일반적으로 예견 가능한 경과과정과 질병의 존속과 함께 하는 증상들과 신호들, 또는 증후군들을 종합하는 것이다.

과도하고 장기적인 알코올 사용이 정신의학적인 증상들을 발생시킬 수 있고 어떤 환자들에게서는 더욱 심하고 고착적인 알코올로 인한 정신의학적 증후군들을 발생시킬 수 있다. 그러나 정신의학적 증상들에서 알코올이 관련된 특성은 독립적인 주요 정신의학적 장애들로부터 구분해 내는데 기여한다(Shivani, et al., 2002).

3. 알코올로 인한 증후군과 독립적인 동반 질환의 구별

증후군 수준에 도달한 환자의 증상과 신호의 복합물들과 감정, 불안 또는 정신적 장애의 진단 근거들을 결정한 후에도, 환자는 금주로 해결될 수 있는 알코올로 인한 증후군보다 더 많은 치료가 요구될 독립적 동반적 장애를 가지고 있을 가능성이 여전히 남아 있다(Shivani, et al., 2002).

독립적인 진단들과 알코올로 인한 진단들을 구분하기 위한 접근법 중 하나는 연속된 증상 발생과 발달의 시기를 분석하는 것이다(Schuckit, Andmonteiro, 1988). 예를 들어, 반복적으로 알코올을 사용하는 기간 동안에만 의학적 증상들과 신호들을 나타내는 환자는 알코올로 인한 정신의학적 조건을 가지고 있을 확률이 높다. 반대로, 문제성 있는 AODs 사용의 부재에 정신의학적 조건의 증상과 신호를 나타내는 환자는 거의 적절한 치료를 요하는 독립적인 장애인 경우이다.

환자의 동반적 조건들의 타임라인(예정 시각표)을 수립하여(Anthenelli, 1997 ; Anthenelli, Schuckit, 1993), 외부 정보들로부터의 방계정보와 의학적 기록으로 얻은 자료를 사용하여 장애들의 연대기적 과정을 결정하는 데 도움이 될 것이다. 여기에 임상학자는 환자가 처음으로 알코올을 마시거나 취한 나이보다는 알코올 남용 혹은 의존 조건과 처음으로 접하게 된 나이에 주목해야만 한다. 이러한 전략은 알코올 중독 고착의 전형적인 전조인 문제성 음주의 형성에 대한 더욱 명확한 정보를 제공해 준다(Schuckit, et al., 1995). 만약 임상연구자가 환자가 알코올 남용의 조건에 이른 정확한 시점을 확인하기 어렵다면, 환자에게서 알코올 관련문제가 발생하였거나 기능상 문제가 인지되었을 때로 유추하여 시점을 확인하는 방법이 있다. 그러한 문제들의 탐구는 법적, 직업적, 의학적 문제들과 사회적 관계들의 전형적인 네 가지 영역을 포함한다. 알코올 중독이 형성된 나이는 알코올이 실제로 이 영역들 중 둘 혹은 그 이상과 실제적으로 갈등을 일으킨 최초 시기 또는 알코올 중독 치료를 개인적으로 받게 된 최초 시기를 설정함으로써 추정된다. 부차적인 의문점은 환자가 알코올의 영향들에 내성을 발현한 적이 있는가와 그들이 약물 사용을 중단했을 때의 금단 신호와 증세들로 인한 고통에 대해 내성이 발현된 적이 있는가, 그리고 앞의 두 경우가 알코올 의존의 진단 조건이 되는가를 다루어야 한다(Shivani, et al., 2002).

알코올 문제들의 연대기를 만든 후, 환자의 정신의학적 증상들과 신호들은 생애 전반에 걸쳐 살펴볼 수 있다. 환자의 졸업시기와 입대 날짜 등 중요한 획기적 사건들의 저변을 인터뷰하는 구조를 세우고, 획득한 정보들을 종합함으로써 이러한 문제들이 나타낸 때에 관해 환자가 회상하는 것을 더 용이하게 할 수 있다. 이러한 방법은 환자의 문제들에 관한 가장 정확한 연대기적 재정비를 확인하게 할 뿐 아니라, 치유의 기초에 있어 환자가 당사자의 AODs 남용과 정신의학적 문제들 사이의 관계를 이해하는 것을 돕는다. 사실 이러한 접근은 환자가 이러한 것들과의 관계를 부인하게 되는 것을 돕는 기회를 제공해 주기 위해 시작한다(Anthenelli, 1997 ; Anthenelli, Schuckit, 1993). 이러한 연대기적 기록을 수립하는 한편으로, 임상연구자는 환자가 고통을 받게 될 어떤 지속적인 금주 기간을 알아내고 이 금주 기간이 어떻게 환자의 정신의학적 문제들에 영향을 줄 것인지 아는 것은 중요하다. 어느 정도의 신중한 접근으로 이러한 탐구는 최소 3달 동안 지속되는 금주 기간에 주목해야 하는데, 이는 AODs 사용과 관련된 어떤 감정적이며 에너지 수준들의 변화와 수면 혼란이 동반되는 정신자율신경적, 지각적, 그리고 행동적인 증상들과 신호들이 여러 시간 동안 지속될 수 있기 때문이다. 이러한 타임라인 접근법 사용으로 임상연구자들은 보통 환자의 조건 경과 과정과 예후 추정을 돕고 치료계획을 함께 수립하는데 도움을 줄 수 있다(Shivani, et al., 2002).

4. 환자들의 특성 고려

알코올로 인한 조건 외에 환자가 가지고 있는 독립적인 정신의학적 장애의 가능성을 평가할 때, 성별 또는 정신의학적 질병들에 관련된 가족력과 같은 환자의 다른 특성들을 고려하는 것도 도움이 될 것이다. 예를 들어, 여성들이 남성들보다 더욱 자주 독립적인 우울증 또는 불안 장애들로 고통 받을 경향이 더 많다는 것이 진단된다(Kessler, et al., 1997). 또한 알코올 중독 여성들은 알코올 중독 남성들보다 독립적인 감정 또는 분노 장애를 가지고 있을 확률이 높다는 것은 놀라운 일이 아니다. 대부분의 감정과 분노 장애들이 여성들의 알코올 중독의 형성에 선행됨으로써 알코올 중독자들은 또한 이러한 조건 형성의 일시적인 진행과 다르게 보이기도 한다(Kessler, et al., 1997). 이러한 관점에서 여성 환자들에게 감정 장애들과 불안 장애에 대한 검진이 필요한 포괄적인 정신의학적인 재검토가 이루어지는 것은 특히 중요하다.

환자의 가족에게 발생하는 정신의학적 질병들을 아는 것 역시 진단을 정확히 하는 것을 도울 것이다. 예를 들어, 알코올 의존과 함께 독립적인 심각한 우울한 사건들을 가지고 있는 남성과 여성 환자들에게서 중요 감정 장애들에 관한 가족력의 가능성이 증가되었다는 것이 발견되었다(Schuckit, et al., 1997a). 동일한 발견들은 알코올 의존 쌍극성 환자들까지 포함하였다. 사실 개인의 알코올 중독보다 다른 주요 정신의학적 장애에 관한 가족력은 환자가 이중 진단을 받을 가능성을 높일 것이다.

5. 진단유보와 추적

일단 효과적인 진단이 내려진 후, 임상학자가 그들의 평가에 유동성을 남겨두고 시간에 따라 환자를 지속적으로 관찰하는 것은 중요하다. 대부분의 반정신의학적 평가들과 마찬가지로 여기서 서술한 기본적 접근은 완전히 증명되기 어렵다. 그래서 환자의 경과 과정을 관찰하고 금주 계획의 첫째 주에 금주와 지지적 치료로 인한 개선이 일어났다 할지라도 만약 필요하다면 진단을 수정하는 것이 필요하다. 몇 주 동안 추적을 지속하는 것의 중요성은 대부분의 주요 증상들과 신호들이 금주 시작 첫 4주 내에 해결되어 왔던 경험적인 자료들에 의해 더욱 뒷받침된다. 따라서 환자가 독립적인 정신의학적 장애를 가지고 있다는 충분한 근거가 없다 할지라도 2주에서 4주 동안의 관찰 기간은 일반적으로 대부분의 향정신작용 약제들의 사용을 고려하기 전에 더 권장되어진다(Shivani, et al., 2002).

6. 재발 사례

이것은 응급 상황이었으며, 이 알코올 중독자가 계속되는 자살시도를 해왔고(Hirschfeld, Russell, 1997), 응급실의 임상의가 환자에게 극한 정신의학적 진단을 내렸음을 알아두라. 임상의는 또한 환자에게 그의 아내와 면담도 허가를 받았다. 환자의 알코올 중독에 대한 부인에도 불구하고 방계정보와 병행된 이 면담은 이 남성이 20대 중반으로 거슬러 올라가는 장기적인 알코올 관련 문제들을 가지고 있을 것이라는 임상의의 의구심을 확실히 하였다. 실험분석 자료들은 이 진단을 지지하는 높은 GGT(글루타밀 전이효소 Gamma Glutamyl Transferase ; r-GT) 수준을 보였다. 더욱이 환자의 의학적 기록들에 대한 재검토는 이전의 자살 상상에 의한 입원과 환자의 어머니가 사망한 후인 2년 전의 우울증 증세를 보여주었다. 이 임상의는 그 후 세 가지의 정보에 기초하여 우울증적 특성을 지닌 알코올로 인한 선행적 감정 장애들에 대해 효과적인 진단을 하였다.

첫 번째, 그의 아내와 가족들이 그가 음주 관련 문제에 직면했다고 인정한 시기보다 약 1주 전에 그의 우울증이 시작되었다고 말하였다. 이것은 그가 응급실에 도착하는 것으로 귀결된 몇 시간 전의 음주 충동을 더하게 하는 계기가 되었다. 이 환자는 다혈질적인 감정과 지난 주 동안의 죄책감의 증가와 관련된 질환을 겪고 있었고 환자는 그가 그 기간 동안 과도하게 술을 마셨다고 인정했다. 그러나 그 기간 동안의 중요한 우울한 사건들에 관한 다른 증상들이나 신호들은 부정하였다.

두 번째, 의학적 기록들은 환자의 이전의 우울증 발병과 자살 상상이 이전의 입원 동안 행했던 금주와 지지적인 단체 정신치료로 개선되었음을 가리켰다. 그 당시 환자는 2주 후에 그가 시도한 기간 중 가장 긴 1년 6개월 동안 금주를 하게 만든 원리를 배운 병원의 알코올 중독 치료 담당 구역으로 옮겨졌다.

세 번째, 환자와 그의 아내 모두 이 장기적인 금주 기간 동안 그의 감정 상태가 점차적으로 지속적인 개선을 보였다고 말했다. 그는 금주에 관한 12단계의 활동적인 프로그램에 참가하여 활동했고 오피스 매니저로서의 그의 직업으로 돌아갔다. 입원한 첫 주 동안 환자의 자살 상상은 전부 사라졌고 그의 감정은 점차적으로 개선되었다. 그는 개방된 공간으로 옮겨졌고 지지 단체들 안에 더욱 활동적으로 참가하였다. 그의 알코올 중독에 관한 부인은 상담자들에 의한 지속적이고 부드러운 상담치료의 목표가 되었고 그는 병원의 12단계 프로그램에 참여하기 시작하였다. 3주 후 자신의 알코올 중독을 인정한 후에 그의 감정적 개선이 계속되고 있었지만 아직 수면에 어려움을 겪는 질환이 남아 있었다. 그러나 그는 수면 어려움은 장기적인 금주에 의한 개선이 지속되어야만 하는 과도한 음주의 잔여물 이라는 임상의의 설명에 의해 안정을 느끼게 되었다. 그럼에도 불구하고 이 임상의는 그의 감정과 수면 상태의 관찰을 계속하기 위해 환자와 검진을 예약하여 진단을 계속할 계획을 가지고 있다.

7. 알코올 중독과 정신질환

알코올 중독은 중독과 금주 기간 동안 양쪽 모두 우울증, 불안, 정신질환, 반사회적 행동들의 신호들과 증상들의 원인이 될 수 있다. 이 때 나타나는 이러한 증상들과 신호들은 병합되어 몇 주 동안 지속되고 명백한 정신의학적 장애들과 유사해 보인다. 이러한 알코올 관련 조건들은 며칠 혹은 몇 달 동안의 금주 후에 사라지게 된다. 이러한 조건들을 주요 우울증이나 공황 장애, 정신분열증 또는 반사회적 인격장애(Antisocial Personality Disorder, ASPD)로 성급히 구분 짓는 것은 잘못된 진단을 초래할 수 있고 환자의 원천적 문제인 알코올 남용과 의존에 대해 주목하지 못하도록 만들 수 있다. 그러나 임상학자는 알코올로 인한 정신의학적 장애에 대한 다른 경과 과정과 예후에 대한 깨달음과 제외가 필요한 동반적 독립 질환들에 대한 이해, 진단으로의 구조적 접근, 충분한 종합적 정보와 실행으로 이러한 어려운 환자들에 관한 진단의 정확성을 개선할 수 있다(Shivani, et al., 2002).

제4편

알코올과 질병

제11장 알코올과 건강 이슈

제1절 음주와 건강에 관한 연구결과

알코올 소비는 술을 마시는 사람들의 건강과 안녕뿐만 아니라 나아가 그들의 주변인의 삶에 있어서도 중요한 부분을 차지한다. 여기에서 소개되는 연구물들은 알코올 소비의 위험성들과 이점들을 이해하기 위해 광범위한 범위에서 기술하고 있다. 이러한 연구결과들은 알코올 소비의 부정적인 영향력을 감소시키기 위한 집단들의 노력의 틀을 마련하는데 도움을 줄 수 있으며 건강관련 직업 종사자들이 알코올 소비자들에게 조언을 하는데 도움이 될 수 있고, 개인이 음주에 관한 결정을 내리는데 유익한 정보로 활용될 수 있다.

지난 몇 년 동안 연구자들은 알코올이 신체의 기관들에 미치는 알코올의 영향들과 그것이 심장혈관 질환, 간경변, 태아기의 비정상화와 같은 다양한 의학적 문제들의 발현에 작용하는 역할들을 기술하여 왔다. 많은 연구들은 장기적인 알코올 남용이 신체의 다양한 기관 체계들에 심각하고 해로운 영향을 끼치고 있음을 강조하고 있다. 간과 면역체계, 심장혈관, 그리고 골격을 포함한 인간 신체의 거의 대부분이 영향을 받는다. 뿐만 아니라 알코올 사용과 남용은 부상과 교통사고, 그리고 폭력을 양산한다. 알코올은 노동자의 생산성과

표 11-1. 알코올 관련 질환

ICD-9	질 환
291	알코올 중독 정신질환
303	알코올 의존 증후군
305.0	알코올 남용
357.5	알코올 중독 다신경장애(polyneuropathy)
425.5	알코올성 심근증
535.3	알코올성 위염
571-0, 71.3	알코올성 간경화
790.3	과다 혈중 알코올
E860	알코올 중독
980.0, 980.1	에탄올과 메탄올의 독성

출처 : Rehm, et al., 2003c ; WHO, 2004 ; Ramstedt, 2002.

결근, 가족간의 상호작용, 학교에서의 수행성에 현저하게 영향을 미칠 수 있으며, 직접적 혹은 간접적으로 사망에 이르게 할 수도 있다(Bruun, 1975 ; Doll, et al., 1994).

알코올과 질병의 관계에 있어서 양-반응 법칙으로 설명하기 어려운 점이 있다. 위의 〈표 11-1〉의 10가지 질환과 알코올 사용 간의 매우 강한 원인적 연관성이 있다(Rehm, et al., 2003c ; WHO, 2004 ; Ramstedt, 2002). 또한 스웨덴의 한 연구에서는 알코올 관련 사망을 포함하여 알코올과 관련된 다양한 사회적 폐해가 증가되고 있음을 보여 주고 있다〈표 11-2〉. 알코올 소비량이 0.35리터 증가 시 남자의 경우 알코올 관련 사망률이 9.80% 증가하고, 여자의 경우는 5.28% 증가한다. 사고 사망에 있어서 남자는 2.84%, 여자는 1.13% 증가가 예측되며, 자살의 경우에 있어서 남자는 3.60%, 여자는 2.80% 증가가 예측되고, 살인은 4.44% 증가가 예측된다. 폭력의 증가는 2.48%가 예측되며 질병으로 인한 결근은 4.11% 증가가 예측되고 있다.

한편 아래 〈표 11-3〉에서는 알코올의 잠재적 유익성을 보여주는 질병 즉 당뇨병, 허혈성 심장발작, 그리고 담석증의 사망 상대위험비와 알코올 소비량과의 관련성을 보여주고 있다. 당뇨병과 허혈성 심장발작은 비교적 낮은 수준

표 11-2. 1인당 알코올 소비량이 0.35리터 증가 시 예측되는 폐해의 증가폭(스웨덴)

		현재(명)	%	증가예측(명)	UCI(%)	LCI(%)	UCI(n)	LCI(n)
알코올 관련 사망률	남자	1,560	9.80	153	12.93	6.75	202	105
	여자	410	5.28	22	7.99	2.64	33	11
사고 사망	남자	1,980	2.84	56	3.97	1.72	79	34
	여자	1,220	1.13	14	1.82	0.43	22	5
자살	남자	870	3.60	31	5.75	1.49	50	13
	여자	320	2.80	9	5.30	0.36	17	1
살인	합계	100	4.44	4	7.19	1.75	7	2
합계				289			410	171
폭력	합계	65,180	2.48	1,617	4.61	0.39	3,006	256
병결(일수)	남자	40,167,000	4.11	1,649,699	5.55	2.69	2,227,378	1,079,892

주 : UCI = upper confidence interval(95%) ; LCI = lower confidence interval(95%)

출처 : Harold, et al., Estimates of Harm Associated with Changes in Swedish Alcohol Policy, 2005(천성수 등, 알코올 소비량 감소를 위한 알코올통제정책에 관한 연구. 건강증진기금사업지원단(보고서), 2005 재인용)

표 11-3. 알코올의 잠재적 유익에 대한 상대위험비(금주자와 비교)

질환	ICD-9	음주범주 I		음주범주 II		음주범주 III	
		F	M	F	M	F	M
당뇨병	250	0.92	0.99	0.87	0.57	1.13	0.73
허혈성심장발작	433-435	0.52	0.94	0.64	1.33	1.06	1.65
담석증(Cholelithiasis)	574	0.82	0.82	0.68	0.68	0.50	0.50

출처 : Gutjahr, Gmel & Rehm(2001), Ridolfo & Stevenson(2001) ; Rehm, et al., 2003 ; WHO, 2004 재인용

주 : 정의된 음주의 범주 : 범주 I : 여성이 하루에 순수 알코올을 평균 0에서 19.99g을 초과하지 않음; 남성이 하루에 순수 알코올 평균 0에서 39.99g을 초과하지 않음 ; 범주 II : 여성이 하루에 순수 알코올을 평균 20에서 39.99g을 초과하지 않음; 남성이 하루에 순수 알코올 평균 40에서 59.99g을 초과하지 않음 ; 범주 III : 여성은 하루에 평균 순수 알코올 40g 이상 ; 남성은 하루에 60g 이상 소비. 비교를 위해 : 75cl의 와인병에는 약 70g의 순수 알코올이 함유됨

표 11-4. 성별 평균 음주범주에 의한 주요 만성질환의 상대위험비

질병	ICD-9 digit	ICD-10 digit	F			M		
			음주 범주 I	음주 범주 II	음주 범주 III	음주 범주 I	음주 범주 II	음주 범주 III
분만 전후 기간 동안 일어날 수 있는 상황	764, 79 minus 771.3	P00-P96						
저체중 출생	764.65	P05-P07	1.00	1.40	1.40	1.00	1.40	1.40
악성 종양	140, 08	C00-C97						
구강, 인두암	140, 49	C00-C14	1.45	1.85	5.39	1.45	1.85	5.39
식도암	150	C15	1.80	2.38	4.36	1.80	1.85	5.39
간암	155	C22	1.45	3.03	3.60	1.45	2.38	4.36
유방암			1.14	1.41	1.59	n.a.	n.a.	n.a.
45세 이하의 나이*	174	C50	1.15	1.41	1.46	n.a.	n.a.	n.a.
45세 이상*			1.14	1.38	1.62	n.a.	n.a.	n.a.
다른 종양들	210, 39	D00-D48	1.10	1.30	1.70	1.10	1.30	1.70
당뇨병	250	E10-E14	0.92	0.87	1.13	1.00	0.57	0.73
신경-정신병적 상태	290, 19, 324, 59	F01-F99, G06-G98						
우울	300.4	F32-F33	AAF는 직접적으로 사용된 독립비율로 측정한 것이지만, 지역과 성별로 다양함					
간질	345	G40-G41	1.34	7.22	7.52	1.23	7.52	6.83
알코올 사용장애	291, 303,305.0	F10	AAF 100%	AAF 100%	AAF 100%	AAF 100%	AAF 100%	AAF 100%
심혈관 질환	390, 59	I00-I99						
고혈압 질환	401, 05	L20-I13	1.40	2.00	2.00	1.40	2.00	4.10
관상동맥 심장질환	410, 14	I20-I25	0.82	0.83	1.12	0.82	0.83	1.00
뇌혈관 질환	430, 38	I60-I69	AAF는 음주패턴에 따라 다르며, 지역과 성별에 따라 다양한 양상을 보임					
허혈성 발작	433-435		0.52	0.64	1.06	0.94	1.33	1.65
출혈성 발작	430-432		0.59	0.65	7.89	1.27	2.19	2.38
소화 질환	530, 79	K20-K92						
간경변	571	K70,K74	1.30	9.50	13.00	1.30	9.50	13.00

출처 : Gutjahr, Gmel(2001), Ridolfo, Stevenson(2001), WHO, 2004 재인용

* : CHD에 대한 범주Ⅲ의 평가는 Corrao 등(2000)과 Rehm 등의 연구(2003)에 기초함

주 : 정의된 음주의 범주 : 범주Ⅰ : 여성이 하루에 순수 알코올을 평균 0에서 19.99g 초과하지 않음 ; 남성이 하루에 순수 알코올 평균 0에서 39.99g까지 초과하지 않음 ; 범주Ⅱ : 여성이 하루에 순수 알코올을 평균 20에서 39.99g 초과하지 않음 ; 남성이 하루에 순수 알코올 평균 40에서 59.99g까지 초과하지 않음 ; 범주 Ⅲ : 여성이 하루에 평균 순수 알코올 40g 이상 ; 남성이 하루에 60g 이상. 비교를 위해 : 75cl의 와인 병에는 약 70g의 순수 알코올이 함유됨

의 알코올 소비에서 유익성이 많은 것으로 나타나며, 담석증은 비교적 높은 수준의 알코올 소비에서도 유익성을 보여주고 있다.

〈표 11-4〉는 음주범주별 만성질환의 상대위험비를 보여 주는 것이다. 남녀 모두 음주범위Ⅰ의 낮은 수준에서도 상대위험비가 높은 질병이 간경변, 고혈압, 간질, 각종 종양(특히 식도암) 등이다. 이들 질병들은 음주범위Ⅲ의 수준에 이르면 상대위험의 정도가 커진다. 대부분의 악성종양의 발병위험이 높아지며, 출혈성 심발작 등의 발병위험비가 매우 높아진다. 반면 알코올의 낮은 소비수준에서는 당뇨병, 관상동맥질환, 허혈성 심장질환, 출혈성 심질환의 발병위험이 상대적으로 낮다.

하루에 2잔 이상으로 정의된 비적정음주(nonmoderate drinking)는 심혈관 이외의 질환 뿐만 아니라 심혈관 질환(CVD)의 위험을 증가시키는 것과 사망률이 증가하는 것과 관련이 있다. 하지만 하루에 2잔을 기준으로 하거나 그보다 적은 양으로 정의된, 가벼운-적정 음주(lighter-moderate drinking)는 가장 특징적인 관상동맥의 심장질환인, 허혈성 심혈관 발작사건들의 비율감소와 관련이 있다. 또한 하루 2잔 이하의 음주자에게는 일반적으로 유방암(breast cancer)의 일부를 제외하고, 대부분의 심혈관 이외의 질환의 위험도 낮은 것으로 보고되고 있다. 유방암의 위험은 하루 약 10%의 음주 증가에 따라 차이가 난다(Longnecker, et al., 1998). 또한 비록 적은 수의 자료이지만, 적정수준의 알코올 소비에서 대장암(colon cancer)의 위험이 다소 증가될 수도 있다(Klatsky, et al., 1998 ; Criqui, 1999).

제2절 알코올과 수명

술은 접촉하는 모든 유기체의 성분을 녹여서 추출해내는 성질을 가지고 있다. 알코올은 물에도 잘 섞이고 기름에도 잘 섞이는 성질 때문에, 술을 마시는 순간 구강점막부터 시작하여 식도, 위, 그리고 소장을 거치는 동안 매우 빠르게 흡수된다. 알코올의 이러한 특성으로 인해서 뇌혈관이나 태반관문과 같은 매우 안전한 체내보호 장벽들도 어려움 없이 통과한다는 것을 기 서술한 바 있다. 알코올은 뇌를 직접 자극하기 때문에 술을 마시면 평상시에 느끼지 못하던 기분을 느끼게 되고, 술은 마취제와는 구조적으로 다르지만 작용은 매우 비슷하여 중추신경을 억제한다. 처음에는 뇌의 바깥 부분인 피질에서부터 영향을 받기 시작하므로 비록 소량의 술을 마시더라도 자신이 처한 상황을 잘 파악하지 못하게 된다. 위험을 인식하고 이에 대처하는 능력, 그리고 도덕적으로 행동하는 능력이 술에 의해 점령을 당하였기 때문에 위험을 인식하지 못할 뿐 아니라 평소보다는 훨씬 더 대담한 행동을 하게 되는 것이다. 과량의 술을 마시면 뇌의 중추신경 기능이 현저히 떨어지면서 무의식과 혼수상태에 빠지게 된다. 심하면 심장마비나 호흡 정지로 사망하게 된다.

장기간 알코올에 노출되었던 사람들의 뇌를 단층촬영을 통해 구조를 조사해 보면 뇌의 부피가 알코올에 노출되지 않은 사람보다 훨씬 감소되어 있다. 그래서 술을 장기간 과음하면 알코올성 치매 뿐 아니라 감각 상실, 지능의 퇴보 등 백치의 상태가 되기도 한다.

최근 연구에 따르면 지나친 음주는 신체의 면역기능을 약화시켜서 신체의 스트레스 반응을 손상시키고 있는 것으로 밝히고 있다. 대부분 스트레스를 잊어버리려는 의도에서 술을 한두 잔씩 시작하여, 기분 전환을 꾀하고 있다. 소량의 음주는 기분을 좋게하여 여러 가지 스트레스 요인을 잠시나마 잊게 할 수 있다. 그러나 장기간 또는 과음이나 폭음을 하면 알코올 그 자체가 스트레스 반응에 관여하는 조직들에 직접 작용하여, 이곳들의 호르몬 분비를 증가시켜 스트레스를 더 심하게 만든다. 알코올이 뇌를 자극하게 되면 뇌 속에서 도파민이라는 물질이 분비되는데, 도파민은 행복감을 느끼게 하는 물질이다. 우리에게 좋은 일이 생겼을 때 이 물질이 나와서 행복한 기분이 들게 한다. 술을 한두 잔 마셨을 때 기분이 좋게 느껴지는 이유는 바로 이 물질 때문이다. 술을 마신 후 기분이 좋았다든지 또는 스트레스를 잠시 잃어버렸었다는 기억 때문에 또 술을 마시게 된다. 그런데 이전에는 적은 양을 마셔도 기분이 좋아졌는데, 차츰 많은 양의 술을 마셔야 그 기분을 느끼게 된다. 점진적으로 술에 대한 내성이 생겼기 때문이다.

술은 대부분 위와 소장의 윗부분에서 흡수되어 간으로 들어가며, 간에서 알코올 분해 효소에 의해 해롭지 않은 물질로 바뀌어져 호흡과 소변을 통해서 몸 밖으로 빠져나온다. 사람에 따라 약간의 차이가 있겠지만 인체의 간은 한 시간 동안 약 소주 한 잔을 분해시킬 수 있다. 만약에 술을 빨리 마시게 되면 술이 분해되지 않아서 몸에 쌓이게 되어 더욱 해로운 영향을 미친다. 특히 술이 분해되는 도중에 생기는 알데히드는 매우 독한 물질이므로 이것이 빨리 분해되어야 되는데, 이것을 분해시킬 효소가 작은 사람들은 얼굴이 붉어지고 숨이 차게 되고 심한 경우는 의식을 잃기도 한다. 특히 알데히드는 발암성 물질로 분류되어 있다. 알코올 섭취는 특히 구강암, 인두암, 후두암, 식도암, 위암, 췌장암, 대장암, 직장암 등의 발생에 연관성이 매우 높다. 특히 술을 마실 때 통과하는 접촉부위에 암이 잘 생긴다. 혀를 비롯해 구강, 인후, 성대에 생기는 암은 정상인보다 알코올 중독자에게서 위험도가 10배나 더 높다. 식도암도 알코올과 밀접한 관련이 있다. 과음을 하는 경우 식도암의 발생가능성은 20배나 높아지며 식도암의 80%는 알코올과 담배의 과용에 기인한다.

우리나라의 알코올 역학조사 결과에 따르면, 음주자가 비음주자에 비해 경험한 평생 유병 상대위험비가 지방간은 6배, 간경화 5배, 간염 2.4배 였다. 그리고 위궤양 2.6배, 위염 1.7배, 췌장염 3배, 장염 3.2배였으며, 간암 1.5배, 위암 1.6배, 장암 2배 등 이었다. 심근경색이 될 위험이 2배, 폐렴과 기타호흡기질환에 이환될 가능성이 1.7배 더 높다. 기타 비뇨생식기 질환을 앓게 될 가능성이 2배 더 높으며, 백내장이나 녹내장을 앓게 될 가능성이 1.5배 더 크다. 폭행, 독극물, 자해 등의 사고를 일으킬 가능성이 11배 정도 더 높으며, 운수사고를 일으킬 가능성 역시 1.4배 더 높다. 알코올은 간질환과 췌장염 발병에 각각 50%씩 기여하고 있으며, 장염의 52%, 간암의 20%, 위암의 23%, 장암의 33%, 심근경색의 33%, 폐렴의 27%, 결핵의 23%, 기타호흡기질환의 27%나 기여한다. 또한 운수사고의 16%, 폭행, 독극물, 화재, 자해 등 기타사고의 83%에 기여하고 있다.

한 해에 술로 인해 사망하는 사람이 얼마나 될까? 그리고 술로 인해 잃게 되는 수명은 몇 년이나 될까? 우리나라의 경우 한 해에 약 13만 명 정도가 알코올로 인해 사망하고 있다. 그 중 약 3만 명은 직접 술로 인해 사망하고 있다. 이는 한 해 동안 사망하는 사람의 58.2%가 음주관련 사망이며, 12.4%가 술과 직접적으로 관계된 사망이다. 이는 미국의 11%와 비교해 보더라도 훨씬 높은 비율이다. 특히 남성의 경우 사망의 16%가 술과 직접적으로 관련이 있으며, 한 해에 약 2만 1천여 명의 남성이 술로 인해 사망하고 있다(천성수, 1998).

한 해 평균 우리나라에서 알코올 관련 직・간접적인 사망자수가 약 3만 9천 명으로 추정되며, 이 중 간질환으로 인해 약 7천 명, 암과 사고로 인해 1만 5천 명과 6천 5백 명이 각각 사망한 것으로 추정되었다. 이로 인해 손실되는 수명이 2.03년(남자는 2.88년, 여자는 1.21년)이다. 이는 사고나 암으로 인해 손실되는 수명의 길이와 거의 비슷하다. 더해서 습관성 음주자는 수명이 약 8년 정도 감소된다. 이처럼 인류의 평균수명 감소에 술이 결정적으로 기여하고 있으며, 여러 가지 이유로 인해 음주는 전 세계적으로 매우 비중 있는 질병부담 원인이 되고 있다.

매년 알코올 의존성 증후군의 사망수준이 증가하고 있는데, 알코올 중독자는 주로 간경화, 간암 등의 간질환으로 사망하는 경우가 63% 정도나 된다. 뿐만 아니라 심장마비, 뇌졸중 등과 같은 뇌혈관성 질환, 그리고 자살・사고 등으로 인해서도 다수가 사망하고 있다. 외국의 경우는 알코올 중독자의 주요 사망원인이 심혈관계 질환이 간질환보다 높으나, 우리나라는 한국인의 독특한 음주 문화와 식생활 및 간염 바이러스의 지역적 유행 등으로 인해 간질환으로 인한 사망이 심혈관계 사망보다 더 높다.

제3절 음주량과 사망률

메타분석을 통해 알코올 소비와 사망률의 관계를 규명하기 위한 연구들이 미국과 유럽 국가들에서 많이 이루어지고 있다(English, et al., 1995). 많은 연구들에서 알코올 섭취와 사망률 사이의 연관성이 J자 커브의 형태를 띤다는 것을 발견하였다. 전체 사망률에서 가장 낮게 관찰된 위험도는 남자에게 있어 하루 평균 10g의 알코올(한 잔 이하)과 관련되어 있었고 여성에게는 그보다 더 적었다. 여성에게 있어 하루 평균 20g의 섭취는(한 잔에서 두 잔 사이) 금주자와 비교하여 사망 위험이 현저히 증가되었다. 여성의 위험도는 알코올 소비의 증가와 함께 지속적으로 높아졌으며 하루 평균 40g(세 잔에서 네 잔)의 알코올을 마시는 여성은 금주자들보다 위험도가 50% 더 높아졌다. 하루 최소한 40g의 알코올을 소비하는 남성들의 사망률이 현저히 증가하는 데 반해 하루 평균 30g의 술(두 잔반)을 마시는 남성들은 금주자와 같은 비슷한 사망률을 나타내었다.

그러나 알코올 섭취와 사망 사이에 나타난 J자 커브 형태의 연관성은 모든 예시들에 적용되는 것은 아니다. 예를 들어, 심혈관 질환으로 인한 사망률이 적은 나라에서는 적당한 음주에 따른 대부분의 신체적 이점들이 CHD 등의 허혈성 심혈관질환의 조건들과 모순되어, 알코올의 섭취로 인하여 전반적으로 사망률이 다소 감소되거나 전혀 감소되지 않는다. 따라서 알코올 섭취량과 사망률의 전체 원인들 사이의 연관성은 소비량이 증가할수록 전반적인 사망률이 높아짐에 따라 선형적 관계가 형성되는 것으로 추정된다(Andreasson, et al., 1988 ; Rehm, Sempos, 1995).

제4절 알코올 소비로 인한 위험과 이점

알코올 소비는 음주자의 정신적, 육체적 건강 뿐 아니라 음주자 주변인의 삶에도 큰 영향을 미친다. 여기 소개된 연구는 알코올 소비에 관한 위험과 이익을 이해하기 위한 접근방법을 기술하였다. 이러한 연구 및 발견은 알코올 소비의 부정적 영향력을 감소시키기 위해 노력하는 집단이나 건강과 관련된 직업에 종사하는 사람들이 알코올 소비자에게 조언을 할 수 있도록 도울 수 있으며, 개인이 자신의 음주에 관련된 결정을 내리는데 대한 정보를 제공해 준다.

미국의 성인(18세 이상) 중 44%가 전년도에 최소 술 12잔을 마신 현재 음주인 들이다. 음주자 대부분은 안전한 음주 행위를 하고 있지만, 이 중 소수는 가족이나 친구, 소속 집단 등 주변에 심각한 충격을 발생시키기도 한다. 이에 관한 도표는 문제 음주의 심각성에 관한 개괄적 윤곽을 보여준다.

약 14만 명의 미국인(인구의 7.4%)이 알코올 남용 또는 중독에 관한 진단 조건에 충족된다(Grant, 1994). 미국 성인 중 반 이상이 알코올 남용 또는 중독 경험이 있는 가족이 있으며(Dawson, Grant, 1998) 18살 미만의 미국의 어린이 중 약 4분의 1 이상이 알코올 남용 또는 의존 증세가 있는 가족이 있다(Grant, 2000).

1. 알코올의 위험 및 유익 측정

과학자들은 지난 몇 년 동안 알코올이 신체 기관의 시스템에 미치는 영향과 이 영향이 심장 혈관계 질환, 간경변, 태아기의 비정상화 등 다양한 의학적 문제의 발현에 작용하는 역할을 기술해 왔다. 알코올 사용 및 알코올 남용은 부상, 교통사고, 폭력을 양산한다. 알코올은 노동자의 생산성, 결근, 가족 간 상호작용, 학교에서의 수행성 등에 현저한 영향을 미치며, 직,간접적인 사망의 원인이 되기도 한다. 이러한 근거에 입각하여, 20세기 동안 미국과 기타 국가들은 알코올의 부정적 충격 억제를 위한 효과적인 통계방법의 개발 및 재고에 상당한 노력을 기울여 왔다(Bruun, 1975. ; Doll, Peto, Gall, 1994).

그러나 지난 40여년 동안 증가한 유행병 연구들은 알코올 소비가 미치는 관상동맥 심장질환(CHD)과 다수 개발도상국의 주요 사망 원인의 낮은 위험도를 보고하였다. 알코올과 관련된 라이프스타일의 기원이나 알코올 효과의 생리학적 원리 등 알코올의 위험 및 이익에 관해 연구되어야 할 많은 사안들이 있다.

1) 신체적 건강에 미치는 영향

심장 혈관계 질환은 질병으로 인한 미국인의 사망 원인 중 1순위를 차지한다. 몇 가지 연구들이 알코올 소비 수준이 CHD로 인한 사망에 미치는 위험성은 낮다고 보고하였다. 이 연구는 영국(Doll, et al., 1994)과 독일(Keil, et al., 1997), 일본(Kitamura, et al., 1998)의 남성과 Nurses' Health Study에 포함된 8만 5천 명 이상의 미국 여성에 관하여 조사하였다. 연구는 적당한 음주를 다양하게 정의했지만, 이 연구에서 CHD에 관한 알코올의 영향력은 대부분 낮게 나타났다.

이어진 미국의 대규모 연구조사인 국제건강과영양조사연구(National Health and Nutrition Examination Survey)(Rehm, 1997)는 15년 이상의 추적조사로 음주 경험이 있는 남성의 CHD 발병률은 모든 소비 수준에 있어 술을 거의 마시지 않는 사람보다 낮은 것이 발견되었다. 또한 여성의 CHD 발병률도 감소되긴 했으나 알코올 소비를 조절하기 위해 소량만을 소비하는 여성에게만 해당되었다. 실제로 위험도는 주 28잔 이상을 마시는 여성에게서 높아지는 경향을 보였다.

적당한 음주와 CHD의 낮은 위험도는 알코올 그 자체가 반드시 위험도에 미약한 영향을 미칠 것이라는 사실을 의미하지는 않는다. 예를 들어, 한 집단 연구 금주자의 높은 사망 위험은 알코올 사용여부 보다는 그들의 사회경제적 위치나 직업적 위치, 정신 건강, 종합적 건강 상태와 흡연 등 건강과 관련된 습성에서 기인됨을 가리킨다(Fillmore, et al, 1998).

적당한 음주는 CHD 사망률에 명백한 이점을 주기는 하지만 심장질환, 암, 간경화, 정신적 충격 등 기타 요인으로 인한 사망 위험이 높은 알코올 소비 수준에서 증가된다는 사실도 간과해서는 안 된다. 미국농무부(USDA)와 미국건강관리공단(USDHHS)은 적당한 음주를 여성에게는 하루 한 잔 이하, 남성에게는 하루 두 잔 이하로 정의하였다(U.S, 1995). 또한, 미국국립보건원 알코올연구소(NIAAA)는 65세 이상의 사람들은 그들의 알코올 소비를 하루에 한 잔 이하로 제한할 것을 권고하였다.

심장 혈관계 질환이란 뇌동맥이 막히거나 좁아져 뇌로 공급되는 혈액이 갑작스럽고 심각하게 중단되는 뇌졸중(Stroke) 현상이다. Stroke의 가장 흔한 형태인 허혈성 뇌졸중(Ischemic stroke)은 혈관 막힘으로 인한 결과이며 출혈성 뇌졸중(Hemorrhagic stroke)은 혈관 파열로 인한 것이다. 알코올 관련 고혈압 또는 일반적 고혈압은 이 두 가지 형태의 위험성을 높일 수 있다. 그러나 정상적인 혈압 수치를 나타내는 사람에게 있어 알코올은 혈관의 지질 침전으로 인한 위험을 줄여주며 혈액 응고를 감소시킴으로써 Ischemic stroke을 감소시키게 될 것 이다. 알코올의 반응 및 효과는 Ischemic stroke은 감소시키는 한편 Hemorrhagic stroke은 증가시킬 수 있다(Hillbom, Juvela, 1996).

이러한 연구결과는 알코올과 Stroke의 위험 간의 연관성에 대한 정황 제시로 명확해졌다.

알코올 소비와 Stroke 위험 간의 연관성은 최근의 두 연구에서 실험되었다. Meta 분석에서 연구자들은 알코올 소비와 Ischemic stroke, Hemorrhagic stroke 사이의 연관성을 비교하였다. 두 가지 형식의 Stroke에서 차이점이 발견되지는 않았으나 과음과 특히 여성의 Stroke 위험성 증가가 연관되어 있다는 점에 관한 분명한 근거가 발견되었다.

대조적으로, 암예방연구(Cancer Prevention Study) Ⅱ는 남성 음주의 경우 모든 소비 수준에서 Stroke으로 인한 사망 위험이 감소되었으나, 여성은 하루 한 잔 이하의 음주를 하는 여성에게서만 위험도 감소가 분명해 진다는 점을 발견하였다. 한 연구는 한 주 한 잔 이상의 술을 마시는 남성 내과 의사와 한 주 한 잔 이하의 술을 마시는 내과 의사를 비교하였을 때 한 주 한 잔 이상의 음주를 하는 남성 내과 의사의 전반적인 Stroke 위험도가 감소했다고 보고하였다(Berger, et al., 1999).

젊은이의 장기적 과음은 Stroke 위험의 주요 요인이다(You, et al., 1997). 가장 최근의 알코올 음주, 특히 중독 수준의 음주는 16세에서 40세까지의 남성과 여성 모두의 Ischemic stroke의 현저한 증가와 연관되어 있다는 점이 발견되었다(Hillbon, et al., 1995).

고혈압은 CHD와 마찬가지로 Stroke의 주요 위험 요소이기 때문에 혈압과 알코올 소비의 연관성은 매우 두드러진다. 캐나다(Canada)의 한 국가적 연구는 혈압과 알코올 소비의 연관성에 관하여 대규모 조사를 수행하였고(Campbell, et al., 1999), 연구결과 남성과 여성 모두에게 과음과 혈압 증가의 연관성이 지속적으로 관찰되는 것으로 나타났다. 그러나 금주와 낮은 알코올 소비 수준을 비교한 연구결과들은 혼합되어 있었다. 한 연구는 알코올 소비 증가에 따라 혈압이 증가한 반면, 다른 연구는 낮은 알코올 소비 수준이 혈압에 영향을 주지 않거나 혈압이 감소되더라도 그 수치가 지극히 미미하다고 보고하였다.

알코올의 CHD 예방 가능성은 혈관의 축소로 인하여 혈액 순환이 저해되는 말초혈관 질병을 알코올이 예방할 수 있을 것이라는 가설을 도출해내었다. 1985년 프래밍햄 심장연구(Framingham Heart Study)의 분석 자료에서는 알코올이 말초신경 질환에 해를 끼치지도 않을 뿐 아니라 이를 예방하지도 않는 것으로 발견되었다(Kannel, Mcgee, 1985). 그러나 한 중요한 다른 연구에서는 상반된 결과가 나타났다. 내과의사들의 건강연구팀(Physician's Health Study)에 등록된 2만 2천 명 이상의 사람들을 11년간 추적 조사하여 자료를 분석한 결과, 일주일에 일곱 잔 이상의 알코올을 소비하는 매일 음주자의 말초 혈관계 질환 위험도가 26% 감소한 것으로 나타났다(Cherpitel, 1997).

두 가지 연구는 성별과 관련하여 모순된 결과를 발표하였다. 스코틀랜드에서 진행된 중년 및 중년 이상의 남성과 여성에 관한 연구는 알코올 소비 증가가 남성의 말초 혈관계 질환을 감소시킨 반면, 여성의 경우에는 그러한 효과가 나타나지 않음을 보여주었다(Jepson, 1995). 이와 대조적으로, 인슐린에 의존하지 않고 있는 당뇨환자의 음주는 여성의 말초 혈관 질병 감소와 관련이 있었으나, 남성의 경우에는 그렇지 않았다(Martin, Bachman, 1997).

알코올 남용이 간 관련 질병률 및 사망률에 명백히 영향을 미치고 있다는 사실에는 의문의 여지가 없다. 알코올은 간염 및 간경변을 유발한다. 간질환과 관련된 위험은 음주량과 관련되어 있으며, 알코올 소비가 감소할수록 위험도가 감소하며 알코올 소비 수준이 증가함에 따라 위험도 역시 증가한다. 성별 또한 알코올성 간질환의 결정적 요인이다. 이에 관한 한 연구는 여성이 남성보다 알코올로 인한 간질환에 더 많이 노출된다고 보고하였다(Becker, et al., 1996 ; Gavaler, Arria, 1995).

알코올은 두뇌와 목(구강, 인두, 후두, 식도), 소화 기관(위, 결장, 직장), 그리고 유방암을 포함한 수많은 암들과 연관되어 있다(World Cancer Research Fund and American Institute for Cancer Research, 1997 ; Doll, et al., 1993 ; International Agency for Research on Cancer ; 1988).

또한 알코올은 구강, 인두, 후두, 식도를 포함한 기도 및 소화 기관과 관련된 다양한 조직들에서 발생하는 암의 명백한 원인으로 추정된다(Doll, et al., 1993 ; International Agency for Research on Cancer, 1988 ; 1989 ; Seitz, Poschl, 1997 ; American Institute for Cancer Research, 1997). 음주자의 위 및 위장 관련 암은 비교 대조군 연구 또는 코호트 연구에 의한 몇 가지 결과로 정의된다. 만성 위장질환이 종양으로 발전되는 과정과 이 과정에 알코올의 개입 여부가 아직 확실하게 밝혀지지는 않았으나, 알코올 사용과 만성 위염의 연관성은 명백하다(Bode, Bode, 1997 ; 1992). 알코올과 유방암 간의 연관성은 지난 40년 동안 문제시되어 왔음에도 불구하고 아직도 명확히 규명되지 않은 상태이다.

2) 알코올로 인한 정신사회적 결과

알코올은 사업이나 파티 등 사회적 활동이 일어나는 특별한 정황에서 많은 역할을 한다. 사회적 정황 하에서 음주를 행하는 개인이 받는 수혜는 문화와 음주 정황, 그리고 알코올의 영향에 대한 기대감에 의하여 크게 영향을 받는다. 스트레스 감소, 감정 고양, 사회성 증가, 이완이 대표적인 음주로 인한 정신사회적 이점들이다(Baum-baicker, 1985 ; Hauge, Irgens-Jensen, 1990 ; Leigh, Stacy, 1991 ; Makela, Mustonen, 1988).

정신적 스트레스로 고통 받고 있음과 동시에 이러한 스트레스를 해소하기 위한 목적으로 알코올에 의존하는 사람이 알코올 남용 및 의존을 크게 발현시킬 수 있다는 점에 관한 근거가 보고되었다(Castaneda, Cushman, 1989 ; Kessler, et al., 1996 ; 1997). 알코올 의존에 관한 취약성은 개인별로 매우 다양하기 때문에 음주량과 관련된 의존의 위험성 평가는 난해한 과제이다. 두 사람이 정확히 같은 경로로 알코올에 노출되었다 하더라도 유전적 차이점과 성격, 행동적 특징, 환경 등 많은 요인 때문에 같은 결과가 나타날 수도, 그렇지 않을 수도 있는 것이다.

대부분의 정신 장애는 알코올을 남용하거나 알코올에 의존하는 사람들에게 더 자주 발생할 것으로 예상되며(Kessler, et al., 1996), 알코올 의존자들이 알코올 남용자보다 정신 장애를 일으킬 확률이 더 높다. 실제로 알코올 의존은 모든 타입의 감정 장애와 불안 장애의 위험도를 증가시킨다(Kessler, et al., 1996). 비록 과음과 알코올 소비, 그리고 만성적 손상 사이의 연관성이 밝혀져 있다 하더라도, 기억력과 합리성, 사고를 포함한 인식적 임무를 수행하는 능력에 적당한 음주가 미치는 영향은 아직 대규모로 연구된 적이 없다.

알코올 소비와 치매의 관계, 특히 알츠하이머 질환(Alzheimer's Disease)(Tyas, 1996) 간의 연관성에 관한 대부분의 연구들은 통계적으로 명확한 관련성을 발견하는데 실패하였다. 그러나 최근의 몇 가지 연구는 적당한 알코올 소비가 정신 기능에 긍정적인 영향을 미칠 것이라고 주장한다. 프랑스의 혈관 노화 역학연구회(Epidemiology of Vascular Aging Study)에 등록되어 있는 59세에서 71세 사이의 사람들에 관한 기초 자료 분석은 다양한 가능성 있는 가변성들을 통제한 후, 적당한 알코올 소비가 여성의 인식 기능 증가와 관련되었으나 남성에게는 그렇지 않게 나타남을 보여주었다. 주로 와인을 마시는 프랑스의 3,777개의 집단을 조사한 또 다른 연구는 금주자와 비교하여 적당한 음주자의 치매 발생 위험률이 현저히 감소됨을 발견하였다.

3) 알코올이 사회에 미치는 영향들

연구자들은 음주자와 음주자의 가족, 친구, 동료, 그리고 그들이 관계하는 다른 사람과 부정적 결과에 관한 다양성을 정의하고 분류하였다(Edwards, et al., 1994 ; Hilton, 1991). 알코올 관련 문제는 알코올과 관련된 질병 및 부상, 가족 관계와 사회 관계의 파괴, 감정상의 문제 유발, 정신 건강상의 충격, 폭력과 공격, 법적 문제로 비롯된 일의 중단에 따른 경제적 손실을 포함한다.

개인의 이러한 결과적 위험은 광범위하고 다양하며 상황에 따라 다르다. 그러나 연구자들은 평균 알코올 섭취량이 증가함에 따라 사회에 미치는 부정적인 영향의 위험률 역시 증가하는 일반적인 경향을 발견하였다(Makela, Mustonen, 1988 ; Makela, Simpura, 1985). 알코올 사용은 자동차 사고와 추락, 화재 및 다양한 상황에서의 부상 위험률 증가와 연관되어 있다(Cherpitel, 1992 ; Freedland, Mcmicken, D'onofrio, 1993 ; Hingson, Howland, 1993 ; Hurst, Harte, Firth, 1994). 연구결과는 알코올 섭취량 증가에 따라 부상 위험이 급격하게 증가하며, 상대적으로 낮은 음주 수준에서 위험이 증가되기 시작한다는 점을 나타낸다. 특정한 시간 동안 부상을 야기하는 알코올 사용과 위험의 관계에 관한 한 분석은 부상당하기 전 6시간 내에 소비된 알코올량이 부상 발생 가능성과 직접적으로 연관되어 있다고 보고하였다(Vinson, et al., 1995). 이는 알코올 섭취와 부상의 양적인 반응 관계를 보여주었고 위험을 배제할 수 있는 음주 수준이란 존재하지 않는다는 사실을 나타낸다.

알코올 소비 패턴 역시 폭력의 위험을 증가시키며 공격적 행동 성향을 상승시킨다(Cherpitel, et al., 1994 ; Martin, 1992 ; Martin, Bachman, 1989 ; Zakhari, 1997). 알코올은 충동성이나 폭력적인 성격 경향과 관련된 다른 성격적 특성과도 연관되며 폭력 등 외상적 충격은 알코올과 관련된 다른 형식의 증세 중 특히 알코올 의존 증상과 더 밀접하게 연관되는 것으로 보인다(Cherpitel, 1997).

한편, 적당한 음주 패턴은 건강상 이득을 줄 수 있는 낮은 CHD 위험도와 연관되어 있다. 연구자들은 현재 알코올, 라이프스타일, 식이습관, 운동 등의 대체 요인들, 알코올 음료에의 중독 역시 낮은 위험도에 기여할 것이라는 점을 규명하는 과정에 있다. 유행병을 더욱 명확하고 단순하게 정의하고, 정의된 사안들을 공중보건적인 통계수치로 전환하기 위해서는 상대적인 위험성과 특정 소비 수준, 그리고 패턴 사이의 연관성을 밝힐 수 있는 보다 다양한 접근법이 필요하다고 볼 수 있다.

2. 전반적 영향

알코올이 사망률에 미치는 전반적인 영향은(Rehm, Bondy, 1998) 사망률에 영향을 주는 모든 요인들을 실험하는 유전병학적 연구를 사용한 메타분석 수행과 알코올로 인한 다양한 질병의 위험이 누적된 자료 또는 각각의 질병과 연결시키는 두 가지 방법으로 평가될 수 있다.

알코올과 관련된 전반적인 사망률을 평가하기 위한 메타분석 접근법은 16개의 연구를 위하여 사용되었는데, 그 중 10개는 미국에서 수행되었다(English, et al., 1995). 여기서 연구자들은 남성과 여성 모두의 알코올 섭취와 사망률 사이의 연관성이 J자 형태를 띤다는 것을 발견하였다. 즉, 전반적인 사망률에서의 가장 낮은 위험도는 남자의 경우 하루 평균 10g의 알코올(한 잔 이하) 섭취와 관련되어 있었고 여성의 경우는 그보다 더 적었다. 여성의 경우 알코올을 하루 20g을 섭취하는 것은(한 잔에서 두 잔 사이) 비음주자와 비교하여 사망 위험률을 현저히 증가시켰다. 여성의 위험도는 알코올 소비의 증가와 함께 지속적으로 높아졌으며 하루 평균 40g(세 잔에서 네 잔)의 알코올을 마시는 여성은 비음주자와 비교하여 사망 위험도가 50%로 높아졌다. 최소한 하루 40g

의 알코올을 소비하는 남성의 사망률이 현저히 증가하는 데 반해 하루 평균 30g의 술(두 잔)을 마시는 남성은 비음주자와 동일한 사망률을 나타내었다.

그러나 알코올 섭취와 사망 간에 보여지는 J자 형태의 연관성은 모든 경우에 적용되는 것은 아니다. 예를 들어, 적당한 음주에 따른 대부분의 건강상 이점은 심장질환 질병으로 인한 사망률이 적은 나라의 지역에서는 CHD 등 허혈성 심장질환(Ischemic cardiovascular disease) 조건과 모순되어, 알코올이 전반적인 사망률을 아주 미약하게 감소시키거나 전혀 감소시키지 않는 것으로 나타난다. 더욱이, 섭취량과 사망률의 전체 원인 사이의 연관성은 소비량이 증가함으로써 전반적 사망률이 높아짐에 따라 패턴이 일직선으로 형성되어, 그 연관성이 더욱 직접적일 것으로 추정된다. 미미한 Ischemic cardiovascular disease의 사망률을 나타내는 45세 이하의 사람들의 경우 위의 추정이 실제와 부합하는 것으로 드러났다(Andreasson, Allebeck, Romelsjo, 1988 ; Rehm, Sempos, 1995).

알코올과 관련된 장애 및 사망 수준의 정의는 이미 존재하는 몇 가지의 표준화된 측정법으로는 정의가 어렵다. 알코올과 건강관련 사안의 연관성을 정의하는 한 가지 방법은 DALY(disability adjust life year)라 불리는 측정법을 쓰는 것인데 이 방법은 전반적인 건강관련 사안에 미치는 알코올의 영향을 요약하는 데 유용한 것으로 증명되었다.

국제질병부담연구(Global Burden of Disease Study)(Murray, Lopez, 1996 ; Murray, Lopez, 1997)는 지역별로 알코올이 장애에 미치는 영향이 대단히 다르다는 것을 발견하였다. 가장 뚜렷한 알코올의 전반적 영향력은 시장경제의 형성에서 관찰되었다. 연구자들은 중동 지역의 알코올 영향력이 가장 적다는 점을 발견하였는데 이 지역의 높은 이슬람교도 비음주인구의 비율로 보아 놀라운 일이 아니다(Murray, Lopez, 1997).

유행병 연구들은 알코올이 개인의 건강과 사회 모두에 해악을 미칠 수 있다는 점과 관련된 근거를 장기간 제시해 왔다. 더 새로운 연구들은 소량의 음주 및 적당한 음주와 CHD 위험 감소 및 전반적 사망간의 연관성을 정의해왔다. 알코올과 낮은 CHD 위험도의 연관성과 관련된 가장 큰 약점은 이 연관성이 혈관성 질환 질병률이 높은 경우와 산업 도상국가의 중년 및 노년에 한정되어 있다는 사실이다. 알코올과 CHD 위험도의 원리에 관한 설명은 이러한 연관성을 더욱 명확히 할 뿐 아니라, 건강에 미치는 알코올의 긍정적인 영향들을 모방하거나 촉진하는 약물학적 대체물들의 개발이 가능하도록 할 것이다(Hennekens, 1996 ; UK Inter-Departmental Working Group, 1995 ; U.S. Department of Agriculture, 1995).

특히 십대를 포함한 젊은 성인의 알코올 사용은 이들의 알코올 남용과 의존, 알코올로 인한 폭력과 부상이 너무나 흔하고 예견하기 힘들기 때문에, 이들의 경우 알코올로 인한 위험이 알코올로 인한 유익함을 능가하게 된다. 알코올 소비에 관한 명확한 결과 예견을 위해서는 음주인의 위험과 이익에 가치를 두는 행위에 신중을 기해야만 할 것이다.

제12장 암

제1절 알코올과 암의 발생

1. 알코올과 암

술 취한 엄마의 젖을 먹은 영아의 사망 기사는 우리에게 많은 과학적 사실들과 연관된 결과들을 입증시켜주는 슬픈 기사이다. 위스키 500ml(약 소주 2병 양)를 먹은 러시아 여성이 아이에게 젖을 물려 알코올의 독성으로 아이가 사망하였다는 내용의 기사이다.

술은 물과 기름 모두와 친한 성질로 인해 체내 어느 곳이든지 침투하며, 술이 분해되는 중간 산물인 아세트알데히드(맹독성이며 발암성 물질) 역시 온 몸에 흡수된다는 사실은 이미 언급하였다. 그와 같은 기전으로 인해 당연히 알코올과 아세트알데히드가 모유 속에 침투하여 아이의 생명을 앗아간 것이다.

알코올은 인체의 전 부위에서 암을 일으킨다. 이것은 크게 두 가지 기전으로 설명될 수 있는데, 첫 번째는 아세트알데히드의 직접적인 발암작용이 그것이다. 아세트알데히드는 주로 단백질들과 강한 결합을 하게 되어 새로운 부가물(adducts)을 형성함으로써 단백질의 정상적인 기능을 억제하고 조직의 손상을 유발한다. 두 번째는 보조 발암물질로서의 알코올의 작용이다. 알코올이 다른 화학물질들의 발암효과를 증가시키는 보조 발암물질로 작용하는 것이다. 술을 마시게 되면 이를 분해시키기 위해 많은 양의 효소(CYP2E1)를 분비하고 활성화시키는데, 이 효소가 활성산소 등을 생성시켜 단백질이나 DNA 등의 손상을 유도한다. 이 효소는 음주에 의해 간, 폐, 식도, 장 등에서 유리된다.

전국 알코올역학조사에 따르면 음주를 하는 사람이 그렇지 않은 사람에 비해 장암이 발병할 가능성이 2배나 더 많으며, 위암이 1.6배, 간암이 1.5배, 그리고 기타 암이 2.5배나 더 많은 것으로 조사되었다.

최근 서구식 와인 바가 조금씩 인기를 끌고 있다. 와인과 건강이라는 책까지 발행하면서 와인예찬이 줄어들 기미가 보이지 않는다. 사실 적포도주에 항산화작용을 하는 폴리페놀류(polyphenol)가 함유되어 있다. 여기서 항산화작용이란 발암, 세포노화 등의 원인으로 알려진 활성산소를 제거해주는 작용을 말한다. 또한 폴리페놀이란 플라보노이드(flavonoid) 계열의 화학물질을 말하는 것으로 포도껍질과 포도씨에는 레스베라트롤(resveratrol)이란 탄닌성 폴리페놀이 함유되어 있다. 그래서 백포도주에는 들어있지 않지만 적포도주에는 폴리페놀류가 들어 있는 것이다. 정확히 말하자면 와인(술)이 아니라 포도에 있는 성분이다. 물론 이 성분은 포도에 뿐만 아니라 녹차, 사과, 자두, 마늘 등 많은 과일과 채소에 함유되어 있다. 이들 물질은 노화를 억제하고 치매와 암 등을 예방하는 것으로 알려져 있다. 실제로 채소, 곡류, 과일, 차 등을 많이 먹는 사람에게 암의 발생이나 심장질환 발생률이 현저히 낮다. 그래서 심장질환과 노화, 암 등을 예방하는 폴리페놀류를 섭취하기 위해 굳이 발암 위험이 있는 알코올이 포함된 와인을 찾을 필요가 없다. 안전하고 위험인자가 없는 녹차류와 신선한 채소, 과일과 곡류 등을 풍성히 섭취하면 되는 것이다.

2. 알코올과 암의 발생기전

실험동물에서는 알코올의 섭취 자체가 직접 암을 일으킨다는 연구결과는 거의 없다. 그러나 알코올이 간접적으로 발암을 돕는 발암 촉진제라는 사실은 잘 보고되어 있다. 사람의 경우 주거행동 방식이나 취미가 다르고 식사의 양식과 주거환경이 각기 다르지만 일반적으로 암의 발생빈도와 음주량과는 밀접한 상관관계가 있다. 특히 구강암, 인두암, 후두암, 식도암, 위암, 그리고 췌장암의 경우는 음주량과 암의 발생빈도가 정비례한다. 그러나 대장암 등 다른 소화기 영역의 암의 발생은 알코올과 관련이 약간 있거나 혹은 없는 것으로 보고되기도 한다. 술을 마실 때 술이 지나가는 접촉부위에 암 발생 확률이 높다는 말이다. 그렇다고 알코올 자체가 암 유발인자라는 증거가 확실히 있는 것은 아니다. 알코올 속에 포함된 다른 발암인자(나이트로사민 등) 때문인지도 확실치가 않다(박상철, 오세인, 2000).

보다 확실한 것은 술을 자주 마시는 사람들에게서 입술·구강점막 및 식도에 염증이 잘 발생된다는 점이다. 특히 암이 발생되기 전 단계인 바레트식도염(Barret's esophagus)이 흔하게 발생한다. 이런 병명이 음주를 자주 하는 사람들에게서 쉽게 관찰되는 비타민 A나 B, 철분 결핍 때문에 생길 수 있다는 주장도 있지만, 알코올 자체의 역할을 부정하지는 못한다.

미국의 통계에 의하면 암 사망자의 3%가 알코올과 관계가 있음을 보여주고 있다. 술을 마실 때 많은 사람들은 담배를 즐겨 피운다. 술 마실 때 피우는 담배는 어떤 역할을 하는가? 적어도 구강암, 인두암, 후두암에서 알코올과 담배는 상호 상승작용을 하는 것 같다. 한 연구보고에서는 알코올의 섭취와 동시에 담배를 많이 피우는 경우는 구강암 발생이 15배 정도 높다는 사실을 보여주고 있다.

담배만을 많이 피우는 경우는 구강암이 단지 2~3배 정도 높게 발생한다는 보고와 비교할 때 술 마실 때 담배를 습관적으로 많이 피우는 것은 결코 바람직하지 못한 일이다. 상기도, 상부 소화기관암 이외에 간암, 췌장암, 대장암, 직장암, 유방암, 악성 피부색소암 발생에도 알코올이 관계한다는 최근의 연구보고가 있다.

간암의 경우 알코올은 암을 일으키는 한 가지 중요한 요인으로 알려져 있다. 이 경우 간염바이러스 존재의 여부가 가장 중요한 원인이 되고 알코올이 중요한 보조역할을 하는 것으로 알려져 있다.

구미 여성에게 가장 많은 유방암에는 알코올 음주가 여성 호르몬인 에스트로젠을 상승시키는 이유로 발암과의 약간의 상관관계가 있다고 한다. 그러나 여성에게 생기는 다른 암(자궁경부암, 질암, 난소암)들과 음주는 무관한 것으로 알려져 있다.

알코올 섭취로 인해 암의 발생위험이 10배까지 증가하며 특히 구강암, 인두암, 후두암, 식도암, 간암, 췌장암 등의 발생이 증가한다. 술의 종류에 따른 발병위험의 차이는 없는 것으로 보이며 술에 들어 있는 알코올의 양이 암의 발병에 가장 중요한 인자로 생각된다(박상철, 오세인, 2000).

알코올이 발암의 중요요소로 작용하는 기준은 아직도 확실한 규명이 되지 않았으나, 다음과 같은 몇 가지 주장이 있다.

첫째, 알코올은 유기용매로 작용하거나 세포막의 유동성을 변화시켜 여러 종류의 발암물질들의 세포막의 통과를 용이하게 한다.

둘째, 알코올 음주 시 증가되는 알코올 유도성 P450(GYP2E1)이 알코올 뿐만 아니라 여러 발암물질을 대사하여 더욱 독성이 강한 대사산물로 만들어 이들이 돌연변이나 암을 일으키는 물질로 작용한다.

셋째, 알코올 음주 시 흔히 수반되는 필수 영양분들의 소화 흡수 및 흡수장애로 항산화 또는 항암물질들의 기능 저하에 기인한다.

넷째, 음주가 생체 내의 면역기능을 감소시켜 질병 감염이나 암의 발생이 쉽게 일어난다.

다섯째, 알코올의 흡연과 또는 다른 약물과의 상호 상승작용을 들 수 있다. 임상 통계적으로 담배와 음주의 상호 상승작용은 여러 가지 암의 발암 기전에 의해 확인된 바 있다.

마지막으로, 위에 열거한 여러 가지 요인들이 동시에 또는 연계적으로 작용하여 암과 같은 비가역적 말단 질병이 생성되는 것으로 받아들여지기도 한다.

최근에 채소, 곡류, 과일, 차, 포도주를 많이 먹는 사람에게서 암의 발생이 적다는 점에 착안해서 이들에 공통적으로 포함되어 있는 polyphenol 성분들의 항암작용 가능성에 대한 연구들이 진행되고 있다. 그 중에서도 polyphenol이 많이 포함된 적포도주와 건조분말을 이용한 동물실험에서 암의 발생을 지연시킨다는 보고가 있는데 이 연구는 술을 제거한 분말을 이용한 것이어서 적포도주가 정말 암을 발생시키는지를 확인하기 위해서는 이와 관련된 좀 더 많은 연구가 필요하다고 본다.

알코올 중독자들에게 암은 중요한 사망원인의 하나이다. 또 암환자들에게 알코올이 담배 다음으로 중요한 발암 원인물질로 판명된다. 알코올은 그 자체가 직접적인 발암성이 있는 것이 아니고 다른 물질의 발암성을 촉진시킨다고 알려져 있다. 이 때 술의 종류는 별로 상관이 없다. 음주를 할 때 함께 피우는 담배가 서로 상승작용을 한다. 담배 속에 들어 있는 여러 발암물질들은 알코올에 잘 녹으므로 기관지나 위장관 점막에 흡수되고 농축될 가능성이 크기 때문이다.

알코올 과잉섭취에 의해 생길 수 있는 암은 여러 가지가 있다. 혀를 비롯해 구강, 인후, 성대에 생기는 암은 정상인보다 알코올 중독자에게서 위험도가 10배나 높다. 식도암도 알코올과 밀접한 관련이 있다. 구강이나 인후암에서는 알코올과 담배가 서로 비슷한 위험도를 보이지만 식도암은 알코올이 더욱 위험한 유발인자가 된다. 과음을 하는 경우 식도암의 발생 가능성은 20배나 높아지며 식도암의 80%는 알코올과 담배의 과용에 기인한다.

알코올은 두뇌와 목(구강, 인두, 후두, 식도), 소화 기관(위, 결장, 직장), 그리고 유방암을 포함한 수많은 암들과 연관되어 있으며(World Cancer Research Fund and American Institute for Cancer Research, 1997 ; Doll, et al., 1993 ; International Agency for Research on Cancer, 1988), 알코올은 구강, 인두, 후두, 식도를 포함한 기도와 소화 기관의 다양한 조직 암의 원인으로서 명백히 추정된다(Doll, et al., 1993 ; International Agency for Research on Cancer, 1988, 1989 ; Seitz, Poschl, 1997).

제2절 부위별 암 발생과 음주

1. 구강암

구강암의 발생기전에 관한 연구가 활발해지면서 구강암에 대한 관심이 높아지고 있다. 전 세계적으로 빈발하는 10대 암의 하나인 구강암은 전체 악성 종양의 약 2~5%를 차지하고 있을 정도로 실제 높은 비율임에도 다른 부위의 암에 비해서 그 위험성이 잘 알려져 있지 않은 실정이다. 구강암은 50대 이후 가장 많고 환경적인 요인에 의해 여자보다 남자가 3배 정도 많은 것으로 추정되고 있어 환경적인 요인이 중요한 것으로 알려져 있다. 구강은 소화기관의 첫 관문이며 열려져 있는 장기일 뿐 만 아니라 애정표현의 도구이자 커피, 음주, 흡연 등 주위환경에 완전히 노출된 상태로 존재하고 있어 그 만큼 환경의 영향을 받고 있다고 할 수 있다.

인체 암은 약 90% 이상이 상피조직에서 기원한 암 종이 차지하고 있는데 그 이유는 상피조직은 인체 중에서 가장 많은 면적을 점유하고 있을 뿐 아니라 장기의 외면을 형성하고 있어 화학 발암 물질이나 바이러스 등 여러 가지 발암인자들과의 접촉이 비교적 용이하기 때문으로 지적되고 있다. 이 같은 상피조직에는 혈관 분포가 없어 필요한 영양분을 기저막을 경계로 이웃하고 있는 결정체 조직으로부터 공급받아야 하며 세포의 전환이 빠르다는 특징을 가지고 있다. 구강암은 구강 안면부위에 발생하는 악성종양 중 구강점막과 혀, 입술의 편평세포암종이 주종을 이루고 있다. 우리나라의 경우에도 70~80%가 이 부위에 발생하고 있으며 그 외에는 타액선이나 악골에서 주로 발생하고 있다. 구강암에 의해 이환될 경우에는 생명의 위험은 물론 외과적 치료 시 광범위한 절제술이 요구돼 기능적, 심미적 손상이 매우 크기 때문에 구강암의 예방 및 치료에 대한 연구는 매우 절실한 상태이다.

그러나 다행히 구강암은 구강 내에 생기는 종양으로 다른 암에 비해 정기적인 치과검진을 통해서 발견이 쉽다는 장점을 갖고 있기도 하다. 이 같은 구강암은 동통이나 치은출혈, 불쾌감, 치아의 동요와 상실, 치아의 전위, 발적, 종창, 악취, 색소침착, 궤양, 구강 내 창상치유지연 등이 증상으로 나타나게 된다. 동통은 종양의 초기증상으로 나타나는 경우는 드물지만 신경말단에 침범되면 전이성 동통을 나타내며 광범위한 부위로 확산된 종양 말기에는 극심한 동통이 나타난다.

우리가 술을 마시면 위장관으로 가서 흡수되기 전에 가장 먼저 접촉하는 신체부위가 구강과 식도이다. 알코올 도수가 낮은 맥주(4~6%)나 와인(10~12%) 정도는 다소 약하긴 하지만, 알코올의 도수가 높은 소주, 위스키, 고량주들은 물에 희석하지 않고 그대로 마시면 구강점막이나 식도를 싸고 있는 표피층(상피층)에 강한 자극을 주고 탈수현상을 일으킨다. 심하면 접촉부위가 벌겋게 달아오르고 염증도 유발시켜 질병이 유발된다. 장기간 많은 양의 술을 마시면 구강과 식도의 표피세포에 존재하는 CYP2E1의 양을 증가시킨다. 질소를 함유한 음식물 중 일부는 체내의 발암물질인 나이트로사민(nitrosamine) 화합물질들로 변할 수 있는데, 이들 나이트로사민 화합물들은 CYP2E1 효소에 의해 대사를 받아, 우리 몸의 핵산과 반응하여 돌연변이를 일으킨다. 특히 세포조직에 복구하는 기능이 떨어지면 암으로 진행될 수 있다.

일본인들의 역학조사 결과에 따르면 구강 및 식도암의 경우, 장기간의 음주는 비음주자들보다 16배 정도 발암 확률이 높아진다고 보고되어 있다. 정확한 이유는 잘 알려져 있지 않으나 간이나 다른 조직에 비해 구강 및 식도에는 유해산소를 중화시킬 수 있는 여러 가지 항산화제나 복구에 관여하는 효소들이 적어서 발암이 가능할 것으로 추정된다(박상철, 오세인, 2000).

2. 식도암

술이 강한 사람에 비해 본래 술이 약한 사람이 과음할 경우 식도암에 걸릴 위험성이 매우 높다. 일본 국립요양소 구리하가 아리카 의사팀은 일본 정종으로 환산해 평균 두 홉 정도를 습관적으로 마시다 식도암에 걸린 사람과 건강한 사람을 대상으로 식도암과 유전자 관련 여부를 조사하였다. 연구팀은 또한 술이 강한 정도를 부모로부터 하나씩 받는 유전인자로 분석, 술에 강한 그룹과 적당히 마실 수 있는 사람, 전혀 마실 수 없는 사람으로 구분해 연관도를 조사한 결과 적당히 마실 수 있는 사람이 식도암에 걸릴 위험도가 술에 강한 사람보다 12배나 높다고 보고하고 있다.

본래 술에 약한 사람이 습관적인 음주로 술을 마실 수 있게 된 경우 주의가 필요하며 위스키와 소주 등 알코올의 농도가 높은 술을 담배를 피워가면서 마실 경우 식도암에 걸릴 가능성이 크다.

3. 간암

알코올은 간암의 원인이 된다. 알코올의 신체 내에서의 작용기전에 관한 많은 연구가 있으며 특히 간암의 동반발암물질(co-carcinogen)로서의 역할에 관해서는 효소유도(enzyme inducition) 시에 종양개시(tumor initiation)와 촉진(promotion)에 직접 작용하여 간경화증에서처럼 DNA복제와 면역체계의 변화, 영양결핍 초래, HBV의 감염을 쉽게 함으로써 간암이 걸리기 쉽다고 하였다. 서양에서는 알코올 중독자에서 간암발생이 정상인보다 4배나 높다는 통계가 있다. B형 간염바이러스는 알코올과 함께 간암을 일으키는데 서로 상승작용을 한다. 간암이 생긴 알코올성 간경변증 환자에게서는 B형 간염 바이러스가 양성인 경우가 많다. 따라서 만성적인 B형 간염 바이러스의 감염상태에서 알코올을 과음하면 알코올 자체에 의한 것보다 간암 발생 위험성이 더 커지게 된다.

4. 유방암

여성의 유방암의 발병 위험은 전체 암의 8분의 1로 추정된다. 1970년 이후 진행된 약 50개의 유행병학적 연구가 알코올 소비와 유방암 증가를 분석하였다. 그러나 연구결과 해석에 관해서는 많은 논쟁점이 있다. 유전병학자들은 알코올과 유방암 위험 간의 실제적 수치 관계는 비교적 높지 않다고 간주하였으며 어떤 연구들은 알코올 섭취 증가와 유방암 간에 연관성이 없다고 보고하였다.

과학자들은 알코올의 활동에 관한 생물학적 원리를 정의하였다. 이에 관한 연구결과는 폐경기 전 여성과 폐경기 후 여성 모두의 유방암 위험에 알코올이 영향을 미친다고 보고하였다. 에스트로젠에의 노출이 유방암 위험의 주요 원인으로 간주된다. 다수의 연구들은 알코올이 폐경기 전 여성과 폐경기 후 여성의 에스트로젠 수준을 증가시키는지에 관하여 연구하였으며, 일부 연구들이 이러한 영향을 보고하였으나 그 근거는 명확하지가 않다.

알코올은 암으로의 진행과정을 강화시키는 것으로 보인다. 액체로 알코올을 투여 받은 쥐에게서 이식된 유방암 세포의 증가가 관찰되었다. 또한, 알코올과 알코올의 신진대사 아세트알데히드에의 높은 반응 역시 신체가 암에 의한 세포의 유전학적 물질(DNA) 손상에서 회복되는 것을 저해한다. 세포가 회복되지 않을 경우 손상을 입은 유방세포 내 DNA의 병든 부분이 변이되어 결과적으로 암이 발생하게 된다. 설치류에게 알코올을 섭취하도록 하였을 때, 가슴 조직의 성장을 자극할 수 있는 호르몬인 프롤락틴이 증가하였다. 또한 알코올 섭취는 활성산소를 증가시키고 종양 촉진의 원인이 될 수 있으며, 암세포를 발견하고 파괴하는 면역 체계의 능력을 저하시키게 된다(Yirmiya, Taylor, 1993).

약 50개의 역학 연구가 알코올 소비와 관련된 유방암 증가를 중심으로 하여 연구되고 분석되었다. 그러나 이러한 연구들의 해석에 관해 논쟁거리가 남아있다. 어떤 역학자들에게 있어, 알코올과 유방암 위험 사이의 실제적인 통계적 관계의 관련성이 강하지 않은 것으로 간주되었다. 또한 어떤 연구들은 높은 알코올 섭취와 유방암 사이의 연관성이 없다는 연구결과를 나타내었다(Welsh, et al., 2000).

그러나 연구자들은 알코올의 활동들에 관련하여 타당성 있어 보이는 생물학적 원리들을 발견하였다. 폐경기 전 여성들과 폐경기 후 여성들 모두의 유방암 발생 위험에서 알코올이 기여하고 있음을 확인하였다.

제13장

간질환

제1절 알코올과 간

1. 음주량과 간기능

흔히 술 마시러 가길 권할 때 "약주 한잔 하자"고 표현한다. 술이 마치 건강에 이로운 것(藥酒)처럼 강조한다. 사실 약주는 탁주나 소주처럼 특정 술의 고유명사이다. 약주는 탁주(막걸리)의 현탁물을 거른 것으로 원래는 청주(淸酒; 맑은 술)로 불렸지만 조선 선조 때부터 약주로 불리게 되었다. 선조 당시 약현(藥峴 : 서울 중림동)에서 살던 서빈이라는 사람의 어머니가 빚은 술이 유명해서 동네 이름을 따서 지어졌다는 설이 전해지고 있다. 약주는 주로 상류층에서 애용하면서 귀한 술의 대명사가 되었다. 서양에서도 비슷한 이름의 술이 고유명사에서 좋은 술의 대명사로 사용되고 있다. 증류주를 스피릿(spirit)이라고 부르는데, 옛날에는 증류주를 '생명의 물'로 여겼다. 이는 술의 대사과정을 잘 이해하지 못하고 정신에 영향을 미치는 물질로 여겨 독한 술(증류주)을 'spirit'으로 불러 마치 술이 생명에 영향을 미치는 가치 있는 물질로 오해하도록 하였다.

위・장관을 통해 흡수된 알코올의 대부분은 간문맥을 거쳐 간으로 들어가서 간세포들과 접하게 된다. 섭취된 알코올의 90% 정도가 간에서 대사된다. 알코올은 간에서 알코올분해효소(alcohol dehydrogenase ; ADH)에 의해 아세트알데히드(acetaldehyde)로 분해되며, 아세트알데히드는 알데히드 분해효소(aldehyde dehydrogenase ; ALDH)에 의해 초산으로 분해되어, 최종적으로 물과 이산화탄소로 분해되어 배출된다. 알코올은 이들 탈수소효소들에 의해 수소가 떨어져 나오면서 분해되는데, 이때 효소반응을 통해 떨어져 나온 수소이온이 보효소인 NAD^{+}(nicotine amide dinucleotide)와 결합하여 NADH가 만들어져 쌓이게 된다. 이때 간 세포내에 NADH가 많아지면서 많은 문제들이 야기된다. 최근의 연구결과에 의하면, 알코올 대사 시에 이용되는 조효소 NAD와 생성된 $NADH-H^{+}$의 상대농도가 바뀌어 지방산 합성이 증가되면서 지방간을 유발시키는 것으로 밝혀졌다. 그래서 기름진 음식을 먹지 않고 술만 마셔도 지방간으로 발전하게 된다. 술을 자주 마시는 사람들 대부분에서 지방간 현상이 나타난다. 지방간은 술을 끊으면 어느 정도 회복이 가능하지만 음주를 계속하면 알코올성 간염 및 간경화로 발전하게 된다.

또한 알코올 대사에 의해 생성되는 아세트알데히드의 농도가 높아져서, 이것들이 세포내 단백질과 반응하여 단백질의 기능을 저하시키거나, 스스로 자가면역체로 작용하여, 자가면역반응을 일으켜서 간의 염증 또는 간경화증을 유발시킨다.

또 음주 시에 유발되는 CYP2E1의 효소에 의하여 불안정한 산소분자들과 반응성이 강한 유리기가 많이 생성되어, 결국 세포에 유독한 과지질을 많이 형성시켜 세포사멸을 초래한다.

적은 양의 음주에서도 간은 매우 피곤한 대사 작용을 하여야 하며, 소량의 알코올을 통해서도 지방간, 간염, 간경화, 그리고 간암 등의 위험에 노출될 수 있다. 하물며 음주를 일상화하고 있는 현대인들에게 술이 간에 어떤 영향을 미치는지 그 결과는 자명한 일이 아닐 수 없다. 술은 결코 '약주'나 '생명의 물(spirit)'이 될 수 없다. '매에 장사가 없는' 것처럼 '술에도 장사가 없다.'

우리나라의 자료로 분석한 결과에 따르면, 음주자가 비음주자에 비해 경험한 평생유병상대위험비가 지방간은 6배, 간경화는 5배, 간염은 2.4배, 그리고 간암은 1.5배였다. 그리고 모든 간질환의 50%가 술로 인해 발생된다. 따라서 우리나라는 세계보건기구(WHO)가 주요 알코올정책의 대상으로 정하고 있는 간질환 사망률이 세계 제1위의 국가이다.

술을 구성하고 있는 주요 성분은 알코올(C_2H_5OH)이다. 알코올은 마취제와 구조적으로 전혀 다르지만 작용기전이 비슷한 중추신경억제제이다. 알코올을 섭취하면 위나 소장의 상부에서 흡수되어 혈류로 들어가 간으로 옮겨지게 된다.

술은 우리가 일반적으로 알고 있는 것과 같이 간질환 뿐 아니라 다양한 건강상의 문제를 일으킨다. 이를 좀 더 구체적으로 열거해 보면 급·만성 알코올 중독, 영양결핍, 알코올성 환각증, 알코올성 뇌손상, 알코올성 저혈당증, 알코올성 근질환, 태아성 알코올 증후군, 위염, 췌장염, 구강암, 후두암, 식도암 등 이루 말할 수 없을 정도로 많은 신체질병을 유발시키고 있다. 비록 간접적이기는 하지만 음주로 인한 사회적·정신적인 문제가 다시 신체적인 문제를 유발시키는 악순환이 되풀이된다. 세계보건기구에서는 음주문제를 사회적인 문제, 심리적인 문제, 신체적인 문제로 분류하여 음주로 인한 부정적인 영향을 강조하고 있다. 사회적 문제로 이혼이나 가족 내의 불화 등 가족관계에서 발생하는 문제, 직업과 관련하여 근무 시 발생하는 장애, 실업문제 등 직장에서의 문제, 그리고 재정과 관련하여 파생되는 어려움, 사기, 채무 등의 문제가 있다. 또한 나아가서 거주지 없이 떠도는 방랑자의 발생 등의 문제가 발생된다. 심리적인 문제로는 불안, 우울, 근심, 자살 등의 문제와 도박, 약물남용의 문제가 발생된다. 이처럼 술이 건강뿐만 아니라 생활 전반에 걸쳐 영향을 미치고 있다.

흔히 적당량의 음주는 건강에 도움이 되며, 신체에 무해한 것으로 잘못 오해하고 있다. 흔히 말하는 적당량이란 대체적으로 일주일에 두 번까지의 음주를 말하며, 한 번 마실 때 하루의 알코올 섭취 총량이 45g을 넘지 않도록 하는 음주이다. 대부분의 술잔들은 해당되는 술이 약 15g이 함유되도록 만들어져 있기 때문에 어느 종류의 술이든 하루에 마시는 술의 총량이 3잔을 넘기지 않으면 적당량이라고 계산하면 된다. 여기서 말하는 적당량이란 권유량이 아닌 인체가 항상성 기능을 할 수 있는 최대량을 말하고 있음을 결코 간과해서는 안 된다. 그러나 적당량이란 것조차 매우 애매한 개념이며, 어느 정도의 술을 마셔야 적당량인가 하는 것도 쉽지 않은 질문이다. 사람마다 술에 대한 간에서의 분해 능력이 다르고, 신체의 상태에 따라 다르기 때문에 적당량의 주량을 일률적으로 대답하기가 쉽지 않다. 여성의 경우에는 남성보다 지방질을 많이 가지고 있어 알코올로 인한 해를 더 많이 받는다. 알코올이 지방질과의 친화력이 매우 크고, 여성의 세포·조직들이 남성보다도 수분을 더 많이 함유하고 있기 때문이다. 따라서 여성의 경우에는 2잔을 적당하다고 표현할 수 없다. 그러나 분명한 사실은 단 한 잔의 술도 인체에 치명적인 영향을 미치고 있음을 결코 간과하여서는 안 된다.

지나친 알코올의 섭취는 신체의 모든 기관에 직접적이거나 또는 간접적으로 영향을 미치는데, 이러한 영향은 모든 음주자들에게 같은 정도로 작용하기보다는 알코올의 양, 연령, 성 및 영양 상태에 따라 그 정도가 달라진다.

그러나 술이 잘 받는 사람의 경우에는 아무리 마셔도 취하지 않는 경우가 있는데, 그가 술에 취하지 않는다고 해서 술로 인한 해독이 없는 것은 아니다. 술이 잘 받는 사람이나 안 받는 사람 모두에게 섭취한 총 알코올 양에 비례해서 인체가 손상을 입는다는 사실을 알아야 한다.

실제 중독성 음주자, 단순 음주자, 그리고 금주자로 구분하여 초과위험발생률을 조사한 결과, 중독성 음주자 51.6%, 단순 음주자 27.5%, 그리고 금주자 17.9%의 순으로 나타나 알코올과 초과위험발생률이 밀접한 관계가 있음을 보여 주고 있다.

2. 간기능과 간병변

간은 우리 몸에서 가장 큰 장기로 우상복부에 존재한다. 많은 세포들의 집합체로 우리 몸에 필요한 각종 영양분의 대사는 물론이고 필요한 에너지를 공급하고, 독성 물질들을 결합하고 해독시키는 종합적인 화학공장이다. 한편 담즙산을 분비하여 지방산의 분해 및 흡수를 돕고, 여분의 탄수화물, 비타민을 저장하고, 혈액의 단백질을 합성하며, 생체막 구성에 필요한 콜레스테롤을 합성한다.

이러한 다양한 기능을 갖고 있는 간에 이상이 있으면 곧 황달, 빈혈을 수반한 여러 가지 부작용이 나타난다. 알코올을 자주, 또 과량 마시면 거의 100% 모두 알코올성 간염이나 간섬유화 현상을 일으킨다. 그리고 더 심하면(음주자의 10~35% 정도) 알코올성 간염이나 섬유화 현상을 일으킨다. 그리고 더 심각해지면 음주자의 10~20%는 알코올성 간경화증을 일으킨다. 실제 간경화증의 45% 정도는 알코올성 음주에 기인한다는 보고도 있다. 어떤 경우에는 알코올성 지방간이나 간염을 거치지 않고 직접 간경화증으로 진행되어 사망을 초래할 수도 있다. 알코올성 간염의 경우는 약간의 열을 나타내며, 황달이나 복부에 통증을 수반하는데 때로는 사망을 초래할 수도 있다(박상철, 오세인, 2000).

많은 양을 지속적으로 마시면 알코올은 간독이 된다. 간에서 처리할 수 있는 알코올의 최대양은 하루에 160g(양주 2/3병, 소주 4홉) 정도인데 10년 이상 상응하는 양을 마셔온 알코올 중독자들에게서 간경변증이 발생하는 것이 증명되고 있다. 장기간의 과음도 문제지만 단시간 내에 다량을 마시는 것도 간에 해롭기는 마찬가지이다.

흔히 술의 종류에 따라 간에 해로운 정도가 다르다고 올바르지 못하게 이해하고 있는 사람들이 있다. 간이 손상을 받는 정도는 술의 종류보다 마신 알코올의 절대량에 의해 좌우된다. 알코올의 농도가 낮은 막걸리라도 많이 마시면 양주와 같은 독주를 소량 마신 것과 비슷한 해를 받는다. 술은 매일 마시는 것보다 1주일에 2~3일 이상 간격을 두는 것이 좋다. 알코올로 손상되고 지친 간이 회복될 수 있는 시간이 필요하기 때문이다. 따라서 해장술은 금물이다. 일시적으로 숙취가 풀리는 것 같지만 녹초가 된 간은 더욱 타격을 받게 된다. 술은 안주나 간장약과 함께 먹더라도 간이 보호되지 않는다.

기름진 안주는 알코올의 흡수속도를 느리게 하지만 과음에 따른 간 손상을 예방해 줄 수 없다. 그러나 음식을 안 먹고 독주만 먹으면 영양결핍이 올 수 있고 간 손상을 부채질 할 수 있으므로 식사는 거르지 않는 것이 바람직하다.

같은 양의 알코올을 마시더라도 간에 나타나는 이상은 사람의 정도에 따라 차이가 있다. 즉 비슷한 양을 마셔온 알코올 중독자들이라도 간경변증이 된 사람이 있는 반면 정상인 경우도 있다. 이는 개개인에 따른 유전 소인의 차이 때문이다. 같은 양의 알코올이라도 간 손상을 받을 위험성은 여자가 남자보다 더 높다. 일반적으로 간에 부담을 줄 수 있는 양, 즉 간경변증을 일으킬 수도 있는 알코올의 양은 남자의 경우 평균 하루 양에 40g(소주 1홉, 맥주 1천cc), 여자는 20g 정도라고 알려져 있다. 인체 실험상 간에 해가 안 되는 알코올의 양은 체중 Kg당 80mg 정도이다(박상철, 오세인, 2000).

만성 음주자는 과반수 이상이 지방간 증상을 가지고 있다. 간이 부어 과음 후 오른쪽 가슴 밑에 뻐근한 불쾌감을 느낄 수는 있지만 간기능 검사가 정상인 경우가 많다. 일단 술을 끊으면 지방간은 정상간이 되고 계속 술을 먹지 않는 한 간경변증으로 진행되지는 않는다. 다량의 술을 계속 마시면 알코올성 간염이 될 수 있다.

바이러스성 간염처럼 황달, 구역질, 소화불량, 피로감, 발열같이 심한 상태를 보인다. 지방간이 정상간으로 복원될 수 있는 것과는 달리 알코올성 간염은 심하게 앓고 난 후 간경변증으로 진행될 수 있다.

간경변증은 10년 이상 과음을 계속한 만성 알코올 중독자의 8～20%에서 발생된다. 장기적으로 알코올에 의해 간세포들이 파괴된 후 섬유질이 들어차 간이 굳어지게 되는 상태이다. 피부에 화상을 입으면 굳은 흉터가 심하게 남는 것과 같다.

간경변증의 증상은 첫째로 간부전의 소견을 들 수 있다. 쉽게 피곤해지고, 구역, 식욕감퇴 및 소화장애가 나타난다. 황달이 생기고 출혈성 경향으로 코피나 잇몸의 출혈도 잦다. 둘째는 합병증이다, 복수가 생겨 배가 불러지며 다리가 붓기도 한다. 혈액이 간 밖의 샛길로 빠져 식도 정맥류가 생기고 출혈이 되어 치명적일 때도 있다. 또 간에서 처리할 독성대사 물질이 대사가 안 되고 다른 경로를 통해 뇌로 가므로 정신건강이나 수면장애 및 신경장애가 오며 정신을 잃는 간성혼수도 생길 수 있다.

제2절 알코올과 간질환

1. 발병과 예방

알코올 남용이 간과 관련된 질병과 사망에 확실한 영향력을 미치고 있다는 것에는 의문의 여지가 없다. 알코올이 간에 미치는 영향들은 염증과 간경변을 포함한다. 간 질환의 위험은 사람이 얼마나 많이 술을 마시는가와 관련되어 있고 알코올 소비가 낮을수록 위험도가 낮아지나 높은 수준의 소비에서는 위험도가 가파르게 상승한다. 성별 역시 알코올이 발생시키는 간 손상의 발현에 역할을 행한다. 어떤 근거는 여성이 남성보다 알코올이 간에 미치는 영향들이 누적될 여지가 더 많음을 가리킨다(Becker, et al., 1996 ; Gavaler, Arria, 1995).

1) 알코올성 간질환

간은 신체 방어진의 중추적 역할을 하며, 혈액으로부터 세균과 독소를 걸러내고 외상과 스트레스, 염증에의 반응 순서 등을 결정한다.

간은 재생 및 회복이 가능하지만 심각한 간질환은 생명을 위협할 수 있다. 장기적 과음은 간질환으로 인한 질병 및 사망의 원인이다. 심각한 지방간에서 말기 간경변에 이르기까지 다양한 알코올성 간질환(ALD)이 알코올 섭취로 인해 발생한다. 남성과 비교하여 여성은 단기간 소량의 음주로 알코올성 간염과 간경변을 일으킨다. 쥐 실험으로 동일한 알코올 혈중 농도에서 수컷보다 암컷이 더욱 심각한 간 손상을 입었음을 확인하였다(Welsh, et al., 2000).

알코올성 간질환에는 세 가지 형태가 있다. 지방간은 금주에 의해 조절될 수 있는 양면적 증상이며 알코올성 간염은 지속적인 간 염증으로, 간경변은 간 조직의 점진적 손상으로 특징지을 수 있다. 한 사람이 한 가지 이상의 간질환을 지닐 수 있다. 간경변과 알코올성 간염이 모두 나타나는 환자들은 4년 이후 사망할 확률이 60% 이상이었으며, 진단을 받은 지 12개월 만에 많은 수의 환자가 사망하였다.

2) 염증의 경과 과정

장기적 알코올 소비는 간의 자연적인 염증 반응들을 연장시키는 것으로 나타났다. 염증 기능은 면역 시스템의 방어 메커니즘이 결집되는 동안 국부적인 손상과 감염이 주위로 넓혀지는 것을 예방하기 위한 것이다. 간 염증의 중요한 측면은 염증 과정 조절을 돕는 싸이토카인(cytokine)이라 불리는 화학적 운반체의 생성이다. cytokine은 면역 체계의 세포들을 끌어당기고 활성화시키며, 흉터 형성을 촉진시키고 더욱 많은 cytokine을 포함하여 부가적인 화학적 운반체들이 생성되도록 자극한다. 그러나 만약 증가된 cytokine의 수준이 정상적으로 충분히 조절되지 않는다면, 이는 만성 염증의 원인이 되거나 세포 손상 및 세포 사망을 초래할 수 있다.

cytokine의 생성은 인간의 장 내에 거주하는 특정 박테리아의 세포벽으로부터 나오는 물질인 균체의 독소에 의해 자극을 받는다. 과도한 알코올 소비는 장벽을 통과하여 혈류로 들어가는 독소의 통로를 증가시킬 수 있다. 간 내 특정 면역 시스템 세포들은 면역성 cytokine을 생성함으로써 혈액에서 생성된 독소에 반응한다. 이러한 cytokine은 나아가 소화관 투과성을 높여 세포의 파괴 사이클을 지속시킨다.

과도한 cytokine 생성을 유발하는 또 다른 자극원은 간 내 알코올 신진대사로 발생하는 유독 물질인 활성산소(reactive oxygen species ; ROS)의 한 종류이다. 보통, ROS는 glutathione과 vitamin A나 E와 같은 방어 분자들인 항산화제(antioxidant)에 의해 빠르게 비활성화 된다. 그러나 만약 이러한 방어체들이 손상을 입거나 ROS가 과도하게 생성된다면, 결과적으로 세포 구성요소가 파괴되거나 세포가 사망할 수 있다.

지속적인 간 염증은 알코올성 간염의 특징이며 일반적으로 알코올성 간경변에 선행된다. 간경변의 특징은 간의 내부 구조를 변형시키고 자체 기능에 손상을 주는 cytokine의 생성으로 인한 흉터이다. cytokine 상호작용의 불균형은 간 손상 후에 전형적으로 나타나는 세포의 정상적인 재생을 손상시킨다.

3) 알코올성 간 손상의 예방

연구자들은 알코올성 간 손상을 예방하거나 최소화하기 위한 몇 가지 전략들을 고안해내었다. 이에 관한 쥐 실험으로는 대장의 균체내 독소가 생성해내는 박테리아를 억제함으로써 알코올로 인한 간손상을 감소시키는 것, 쿠퍼(Kupffer) 세포를 선택적으로 파괴시키는 것, 또는 활성 산소의 한 종류를 억제하는 것, 그리고 특정 cytokines에 영향을 주는 항체(antibody)를 먹이는 방법 등이 있다.

대두 추출물인 폴리에닐포스페티딜콜린(polyenylphosphatidylcholin ; PPC)

를 사용한 실험에서는 이것이 알코올로 사육된 개코원숭이의 간 내 섬유형성과 간경변을 예방할 수 있음을 보여주었다. 이것은 또한 흉터 세포의 형성을 감소시키며 이와 함께 antioxidant 능력들을 지니고 있을 것으로 보인다. 미국의 보훈처(Department of Veterans Affairs ; DVA)에 의해 수행된 한 연구는 최근 초기 ALD를 가지고 있는 사람에 관한 PPC의 영향들을 평가하였다. 에스-아데노실-l-메티오닌(S-adenosyl-l-methionine ; SAM) 치료요법은 간 세포내의 산화방지제 글루타치온(antioxidant glutathione)의 고갈을 줄일 수 있다. SAM과 관련하여 쥐의 식이 요법에 쓰인 콜린(choline)과 메치오닌(methionine)은 독소가 생성되는 간 손상에 대한 대항 및 방어가 가능할 수 있도록 돕는다.

2. 알코올과 지방간

알코올에 의한 대혼란의 결과로 먼저 간장 속에 지방이 쌓인다. 이 지방을 중성지방이라 한다. 몸 여기저기에 축적되어 있던 지방이 간장 속으로 옮겨졌다고 볼 수 있는 현상이다. 지방은 잉여의 상징으로 에너지가 남았을 때 간장에서 만들어진다. 지방은 1~3개(대개 3개)의 지방산이라는 물질이 글리세롤이란 물질에 쇠스랑 같은 형태로 결합한다. 이것이 아포단백질이라는 배를 타고 피부 밑이나 장기조직의 틈이나 체내 등의 장소로 보내어 저장된다.

지방은 큰 역할을 하는 물질은 아니나 피하에 지방이 축적되면 몸의 표면 아래를 덮는다. 열의 발산을 방지하기 때문에 겨울에는 따뜻해서 좋으나 여름에는 더워서 땀을 많이 흘리게 된다.

알코올은 지방을 동원시키면서도 구연산 회로 - 호흡사슬이 작용하지 못하게 된다. 음주 후에는 이것이 적어지기 때문이다. 그러나 알코올의 처리과정에서 다량의 NADH가 간장 속에서 만들어지고 이것은 지방의 합성 윤활유로서 작용한다. 이 때문에 지방산은 간장 속에서 다시 지방이 되고 다시 간장세포 속에서 고이게 된다. 이것이 지방간이다. 술을 안마시고 2주 정도 시간이 지나면 간장 속의 지방방울은 없어진다(박상철, 오세인, 2000).

지방간은 오랫동안 술을 마시는 사람들에게서 볼 수 있다. 간에서 처리할 수 있는 정도 이상으로 술을 계속 마시게 되면 알코올이 간에 쌓이게 되어 간이 커지고 밥맛이 거의 없어지게 된다. 대체로 지방간이 되어도 아무런 증상을 느끼지 못하기 때문에 계속 술을 마시게 되어 문제가 악화되는 경우가 많다.

술로 인해 생긴 지방간을 치료하지 않고 계속 술을 마시면 간세포가 파괴되기 시작한다. 간세포가 파괴되면 돌이나 나무처럼 파괴된 부분이 딱딱해 진다. 우리나라의 경우 간경화로 인한 질병이 세계 최고인 것은 세계수준에 있는 음주 소비량과 깊은 관련성이 있는 것으로 보인다.

3. 알코올성 급성간염

간장 속의 간세포에는 가는 파이프(미소관)가 많이 이어져 있어서 안에서 만들어진 것들의 일부는 이 파이프를 통해 밖으로 방출된다. 알코올이 들어오면 이 파이프 수가 줄어든다. 그것은 알코올에서 생겨나는 아세트알데히드가 이 미소관의 재료인 단백질이 중합하여 파이프 모양의 큰 분자가 되어 가는 것을 방해하기 때문인 것 같다.

부풀어오는 간세포 사이로 흐르는 혈액 흐름을 저해하며, 간세포에 대한 혈액 공급 부족을 일으키고, 따라서 간세포가 사멸하게 된다. 파괴된 곳에는 백혈구가 와서 파괴되어 생긴 쓰레기를 처리한다. 이것이 알코올성 간염의 상태이다. 알코올성 간염 중에서도 증상이 급격히 진행되는 것은 '급성'이란 말을 붙여 부른다. 파괴된 뒤에는 딱딱하고 가는 콜라겐의 실이 많이 나타나서 서로 연결되어 질긴 그물처럼 형성되어, 이것이 간세포를 조여 나간다.

술을 마시면 알코올을 처리하기 위해 간장은 많은 산소를 사용한다. 건강한 간장은 혈액을 많이 흐르게 하여 수요의 증가에 대처하고 있으나 만약 어떠한 이유로 충분한 대처가 이루어지지 않으면 간세포는 산소부족 상태가 된다. 이것 역시 간세포를 상하게 하는 원인이 된다.

알코올성 간염의 증상은 음주량이 갑자기 늘어난 뒤에 바로 시작되는 일이 많다. 대부분 전신이 나른하고, 식욕부진, 메스꺼움, 구역질, 복통 등의 증상이 나타난다. 10명 중 8 내지 9명까지는 부어오른 간장을 바깥에서 만져서 느낄 수도 있다. 황달도 반수 이상 보이고, 거미 모양의 혈관 확장도 많고, 발열, 수

장홍반도 적지 않다. 그리고 배에 물이 차고, 비장이 커지는 사람도 있다. 간기능도 간경변에 가까운 빈도로 이상을 나타낸다(박상철, 오세인, 2000).

4. 알코올성 만성간염

알코올성 간염 중에는 술을 마시지 않아도 병이 진행되는 것이 있다. 이것을 알코올성 만성간염이라 한다. 알코올 때문에 간세포막이 변질되면 그 부분은 마치 이물질이 침입한 것처럼 보인다. 밖에서 들어오는 세포나 바이러스 같은 생체에 대한 적과 동일시한다. 이런 생체기구에 대한 물질을 항원이라고 한다. 이에 대해 몸을 지키기 위한 면역기구가 작용하여 항원을 겨누어 쏘는 항체와 감작 T 임파구는 백혈구에서 만들어진다.

증상은 알코올성 급성 간염보다 가벼워서 간이 붓는 것은 반수 이하이고, 발열, 황달, 거미관 혈관 확장도 훨씬 적다. 간기능의 양상도 다르나 빈혈과 백혈구의 증가도 적다. 그러나 서서히 진행되는 점이 무서운 점이다.

5. 알코올성 간섬유증

일정기간 술을 많이 마시고 있으면 대부분 지방간이 되지만 지방간은 술을 마시지 않으면 2~3주 내에 회복된다. 그런데 간경변이 일어나면 일단 5년 이내의 약 반수의 사람이 사망하게 된다. 지방간에서 간경변으로 이어지는 전환은 언제 어떻게 하여 일어나는가?

거기에는 두 가지 경로가 있다. 그 중의 하나는 루트 A, 즉 알코올성 간섬유증을 거쳐 간경변이 되는 길이다. 지방간이 되었는데도 계속 술을 마시면 간장 속에 딱딱하고 질긴 가는 실 같은 콜라겐이 조금씩 증가하여 간세포를 둘러싸 조직이 되게 한다. 이 섬유는 간세포 사이에 그물눈처럼 퍼져 있는 가는 혈관벽의 세포 등에서 만들어지며 아세트알데히드가 그것을 촉진시킨다(박상철, 오세인, 2000).

간섬유증인 사람의 증상은 지방간과 알코올성 간염의 중간을 나타내며, 간염 쪽에 가까운 경우가 많다. 식욕이 없어지고, 전신이 나른하고, 매스꺼움,

구토, 복통 등이 자주 일어난다. 간장도 10명 중 7 내지 8명은 비대해 진다. 거미형 혈관 확장과 황달, 발열, 수장홍반도 적지 않다. 간기능도 대부분 이상이 있다. 빈혈도 반수 정도 있고, 백혈구가 증가하고 있는 사람도 적지 않다.

6. 알코올과 간경변증

오랫동안에 걸쳐 술을 마시는 음주자의 간장이 경화되고 작게 오그라들어 버리는 현상은 오래 전부터 알려진 사실이다. 부드럽고, 비대해진 지방간의 간장과는 크게 다르다. 초기의 간장의 색깔은 황색이고, 비교적 부드럽고 오히려 크다. 살아남은 간세포에서 재생된 간세포의 덩어리는 작고, 입자가 모여서 간세포의 틈을 메우는 섬유성분은 생각보다 적다. 바이러스성 간염 후에 일어나는 간경변과는 상당히 다르다. 그러나 진행되면서 점점 서로 구별하기 어려워지며 간장은 오그라들며 딱딱하게 굳어져 간다. 따라서 간이 제 기능을 발휘할 수 없게 되는 것이다.

이 때문에 간경화 말기에는 본래의 간장에서 배설되지 않으면 안 되는 빌리루빈이라는 황색색소가 쌓여서 피부가 노랗게 되어 황달에 이르게 된다. 또 본래의 간장에서 해독되지 않는 물질, 즉 암모니아 같은 것도 많이 쌓이고 의식이 혼탁해 진다. 이것이 간성혼수이다.

간장이 딱딱해지고 줄어들어 혈액의 통로를 좁히기 때문에, 간정맥을 통해 빠져나가야 할 다량의 혈액이 간장에서 막히게 된다. 문맥은 혈액이 차서 팽팽하게 부풀어 오른다. 그래서 수분이 문맥의 가지에 해당하는 가는 모세혈관벽에서 배속으로 스며들어 장이나 배의 내장 사이에 고인다. 이것이 복수이다. 부풀어 오른 문맥 속의 혈액은 간장에 들어가지 못하므로 보통은 통과하지 않는 좁은 길을 억지로 비집고 무리하게 통과하여 흘러들어 간다. 딱딱한 음식이 통과하면 부풀어 오른 정맥이 바로 터져서 출혈을 일으킨다. 식도정맥의 출혈은 간경변에 걸린 사람의 대부분(80%)에서 나타나며 간경변 환자의 3명 중 1명이 파열에 의한 출혈로 사망한다(박상철, 오세인, 2000).

제14장 심혈관계 질환

제1절 알코올과 심장

고급요리를 만들 때 술을 사용하는 경우가 많다. 알코올에는 단백질을 녹여 부드럽게 만들고 좋지 않은 냄새를 탈취하여 휘발되는 성질이 있기 때문이다. 따라서 요리에 사용되는 술은 알코올 성분보다 향미 성분을 이용하기 위한 경우가 많다. 프랑스 요리 중 대중적인 요리로 손꼽히는 꼬꼬뱅(포도주 속의 닭)이란 닭 요리에는 포도주가 병째로 들어가지만 그 속에 든 술이 사람들을 취하게 하지는 않는다. 닭을 조리하는 동안 알코올 성분이 닭의 노린내와 함께 휘발되어 닭에는 좋은 맛과 향기만이 남게 될 뿐 아니라 닭고기의 육질이 연하게 되어 맛있는 요리가 된다. 이 원리를 이용하여 음식의 향미를 돋워 주는 용도로 술을 첨가하는 예는 많다. 고기의 육질을 연하게 해줄 뿐 아니라 생선구이 시 비린내를 제거하여 주는 등, 술은 일상의 요리과정에서 다양하게 사용된다. 일부 나라에서는 아예 요리용 맛술을 만들어 시판하기도 한다.

과도한 음주는 심혈관질환에 의한 사망률을 증가시킬 수 있으며 반대로 알코올 중독자라도 금주함으로 인해 수명이 연장되고 심혈관으로 인한 조기사망의 가능성이 줄어든다. 과음을 하면 동맥경화 과정을 더욱 촉진하여 동맥경화성 질환으로 인한 사망률이 높을 뿐 아니라 판단과 자각기능을 마비시킴으로써 심장질환이 있어도 증후군을 알아차리지 못할 수도 있다. 또한 알코올은 협심증과 심부전에 사용하는 각종 약물의 작용을 방해할 수도 있다.

만성적으로 음주를 하면 알코올 성분자체로 인해 심근병증을 일으킬 수 있으며 티아민(비타민 B_1) 부족이 동반되어 심근병증(각기병)이 발생할 수도 있다. 즉 하루 80g 이상씩 10년 이상 음주를 하면 심비대, 수축력 장애 등의 변화가 오며, 심방세동, 심실성 기외수축 등 부정맥이 와서 피로와 호흡곤란, 야간의 기침 등을 호소하며 심하면 심부전에 빠지게 된다.

음주가 심장질환의 유병률을 높인다는 견해는 통상 과음인 경우를 말한다. 앞에서도 언급했듯이, 얼마만큼의 음주를 적당한 음주와 과음으로 구분하느냐에 대해서 이견이 없는 것은 아니지만 그런대로 많은 사람들이 동의하고 있는 수준은 하루 80g의 에탄올 양이다. 이것은 대략 5pint의 맥주 또는 1병의 포도주, 또는 위스키 1/3병 정도에 해당하는 알코올이다. 그러나 연구자들 중에는 과음의 기준을 이보다 더 낮게 측정해야 한다고 주장하는 사람들도 있다. 중요한 사실은 음주를 과다하게 하는 경우에 대해서는 대체로 많은 연구가 관상동맥 심장질환 사망은 물론, 다른 심장질환 사망을 높인다는 결과를 보고하고 있다(박상철, 오세인, 2000).

1981년, 영국의 22개 도시에서 실시된 Shaper 등의 연구에서 보면 이들 도시의 과음자 비율과 심장질환 사망률이 정비례하는 것으로 알려졌다. 1967년 노르웨이의 알코올 중독자 수용소에서 실시된 연구에서도 이들이 일반인들보다 높은 사망률을 보였다. 1973년과 1977년 미국 듀퐁회사와 시카고에서 실시된 연구에서도 역시 과음을 하는 사람들에게서 심장관계질환 사망이 각각 비교위험도 2.3 및 4.0으로 유의하게 높은 것으로 나타났다. 1973년 스웨덴에서 실시된 Wilhelmsen 등의 연구에서도 문제 과음자일 경우 혈압이나 흡연상태와 독립적으로 관상동맥 심장질환 및 심장사의 위험이 유의하게 높은 것으로 나타났다. 1976년 Hrubec 등은 알코올 중독자가 아닌 일반인 중에서도 중증도 이상의 음주자는 심근 경색증 사망위험이 비음주자 보다도 높다는 것을 밝히고 있고 Dyer 등도 시카고 한 전기회사에서 실시한 연구에서 과음자들의 높은 심장질환 사망을 보고하고 있다.

하루에 5잔 이상씩 장기간 과음을 하면 알코올성 심근경색증을 일으켜 저음주인에 비하여 심장의 근육이 약화되거나 심장의 부피가 20～30% 정도 늘어난다. 알코올성 심근경색증은 선천성 심근경색증과 증상과 구조가 비슷하여 심실, 심방의 수축력이 약해지는데 이는 알코올이 심장근육의 칼슘을 비롯한 전해질의 대사에 영향을 주어 생긴다는 주장이 있다. 다행스러운 것은 금주를 하면 이 병은 가역적으로 원상태로 회복된다고 보고되어 있다.

술을 오랫동안 계속 마시면 아무리 안주를 잘 찾아 먹더라도 심장기능이 약화된다. 이 병은 35～55세 사이의 남자에게 많이 생기는데 술을 10년 이상 마신 사람에게서 주로 발생한다. 심장의 기능이 떨어져서 숨이 차고 몸이 붓는 등의 증상이 나타나고 심장이 크게 확장되는데 무절제한 생활을 하고 영양상태가 나쁜 알코올 중독자에게서도 발생된다. 합당하고 적절한 치료는 술을 끊는 것밖에 없다. 그래도 계속 술을 마시면 환자의 반은 3～6년 이내에 사망하는 것으로 알려져 있다.

두 번째로 염두에 둘만한 병은 각기병이다. 국민소득이 증가한 지금은 우리와 상관없다는 병으로 생각되기 쉬우나 백미를 주식으로 하면서 술, 특히 맥주를 많이 마시면 비타민 B의 한 종류인 티아민이 부족해져서 각기병이 생겨 심장에 문제가 올 수 있다. 일본에서는 최근 10대에서 각기병에 의한 심장병이 많이 발생하고 있는데 이는 음료수를 마시면서 라면, 백미 등을 편식하기 때문인 것으로 생각되고 있다.

알코올이 단백질을 연화시키는 성질은 인체 내에서도 동일하게 적용된다. 심장은 생명유지에 있어서 가장 필수적인 장기이다. 술은 심장혈관막을 쉽게 통과하여 심장근육에 침투해, 심장근육을 약화시킨다. 심장은 심장근육에 의해 수축과 확장운동을 할 수 있으며 이로써 우리가 생존할 수 있는데 심장근육이 술 때문에 약해진다면 그로 인한 피해는 엄청난 결과가 될 수 있다. 그래서 장기적으로 음주를 하면 알코올 성분 자체만으로 심근증을 일으키며, 더해서 티아민(비타민 B_1) 부족이 동반되어 심근병증(각기병)을 유발시킨다. 따라서 오랜 기간 동안 술을 마시게 되면 심장이 부어오르고, 심장을 움직이게 하는 힘이 떨어지며, 심장 박동이 불규칙적으로 된다. 나중에는 그로 인해서 피로감이 커지고, 호흡이 곤란한 상태가 된다. 심한 경우에는 기침이 심하게 나오면서 심장의 기능이 멈추게 된다. 알코올에 의해 심근이 손상을 받으면 심실이 축 늘어지므로 '팽창된 심근증'이라 한다. 그래서 장기간 음주를 하면 심장근육이 약화되면서 심장의 부피가 약 20~30% 정도 늘어나 심실과 심방의 수축력이 크게 약화된다. 술을 마시게 되면 알코올의 작용에 의해 심장이 빨리 뛰게 된다. 따라서 술을 많이 마시면 혈압이 올라가고 심장의 부담이 커지게 된다. 따라서 음주는 심혈관질환에 의한 사망률을 증가시킨다. 과음을 하면 동맥경화 과정을 더욱 촉진시켜 동맥경화성 질환으로 인한 사망률이 높아질 뿐 아니라 판단과 자각기능을 마비시킴으로 심장질환이 있어도 증후군을 알아차리지 못할 수도 있다. 또한 알코올은 협심증과 심부전에 사용하는 각종 약물의 작용을 방해할 수도 있다.

전국 알코올역학조사에 따르면 음주를 하는 사람이 그렇지 않은 사람에 비해 심근경색이 될 가능성이 2배나 더 많으며, 모든 심근경색에 알코올이 33%나 기여하는 것으로 조사되었다.

제2절 과음과 심혈관계 질환

1. 알코올 심근증(alcohol cardiomyopathy)

알코올 소비는 다른 심장 혈관질환에 독립적으로 영향을 미치는 심장 근육세포를 직접적으로 손상시킬 수 있으며(Klatsky, 1995), 숨 막힘이나 피로감은 그러한 심장 근육질환의 초기증상일 수도 있다(Klatsky, 1999).

알코올에 의한 근육 손상의 형태는 팽창된 심근증이라 불려지는데, 하나 또는 그 이상의 심장 소실(chamber)이 혈액과 함께 비정상적으로 늘어나기 때문이다. 알코올성 심근증과 일반 심근증은 임상적으로나 방법적으로 잘 구별되지는 않는다. 그러나 알코올성 심근증 – 조직이 팽창된 심근증 – 은 일반적으로 오랜 기간 동안 과음을 한 이력을 가진 환자에게서 일반적으로 진단된다. 그러나 알코올이 기여하는 심근증의 유발 비율은 잘 알려져 있지 않다

(Klatsky, 1999).

비록 생리 상황적인 증거가 팽창된 심근증을 야기시키는 것이 알코올이라는 점을 설명하고 있지만, 특별한 진단방법의 부재는 역학연구를 심각하게 방해한다. 알코올성 심근증에 대한 대부분의 확신할만한 상황적 증거는 인간과 동물에게 있어 명백한 증거를 보여주나 진단상 다소 모호한 점이 있다. 그러나 하나의 핵심이 되는 보고서(Urabano-Marquez, et al., 1989)에서는 평생동안의 알코올 소비와 비정상적인 심장 심근이 알코올중독과 명백한 관련이 있음을 보여주고 있다(Klatsky, 1999).

임상적 관찰과 전문적인 자료들(Ballesteret, et al., 1997) 모두는 알코올 심근증이 금주를 통해 향상되어질 수 있음을 제안하고 있으며 금주는 이의 치료의 기본이 된다고 하였다(Klatsky, 1999).

2. 고혈압(hypertention)

연구결과들에서는 최소로 짧은 기간 동안에도, 알코올은 고혈압의 악화에 기여한다고 제시하고 있다. 조사들에서는 생물학적으로 알코올로 인한 고혈압의 악화에 대한 결과들을 상세히 설명하고 있진 않지만 알코올 소비가 기여할 수 있는 모든 고혈압의 비율은 5에서 30% 정도인 것으로 보고하고 있다. 그러나 과음은 잠재적으로 거의 대부분이 고혈압을 야기시키고 있다(Klatsky, 1999).

적정 이상의 과다 알코올 소비(하루에 표준 3잔 이상)는 혈압(BP) 수준에 영향을 미치고, 이 또한 고혈압에 중요한 위험요소가 된다. 하지만 적정 음주자들 중에서는 이 관계가 명확하게 정의되는 것은 아니다. 최근 자료에서 적정음주(남자는 하루에 2잔 이하, 여자는 하루에 1잔 이하)는 대부분의 개인에게 부분적으로 혈압 변화를 유도할 수도 있지만, 많은 부분에서는 혈압이 상승한 것인지(해로움), 하락한 것인지(유익함) 명확하지 않다. 비록 많은 역학연구들이 보고된 적이 있어도 대부분의 자료에 대한 증거는 단면(cross-sectional) 연구들이 기초가 되며, 어떤 명확한 결과로 묘사되기에 충분한 정보가 될 수는 없다. 그럼에도 불구하고 세부적인 문헌 검토에서는 실험적 연구결과에 따라 몇 가지 결론을 제시해 주고 있다(Camargo, et al., 1999).

첫째, 하루 한 잔 미만을 소비하는 가벼운 음주(light drinking)는 고혈압을 악화시키는데 중요한 위험요소 같지는 않다. 대부분의 집단에서 하루에 한두잔의 알코올 섭취량과 혈압 간에 약한 상관성이 있다. 알코올-혈압의 관련성은 더 높은 수준의 알코올 섭취와 강한 관련이 있으며, 심지어 알코올 섭취량의 적은 감소가 혈압과 혈압관련 합병증을 감소시키는 것으로 나타났다. 적정음주와 심혈관 질환의 상반관계(Maclure, 1993)에서 제시된 것은, 알코올 섭취량이 가벼운(lighter) 음주자부터 적당한 음주자들은 심혈관 질환 발생 감소에 긍정적으로 기여하며(Poikolainen, 1995), 적정음주 이상자(남자는 하루에 2잔 미만, 여자는 하루에 1잔 미만)는 그 반대효과가 있다는 점이다(Camargo, et al., 1999).

둘째, 음주패턴은 알코올-혈압의 관련성에 영향을 미친다. 초기의 단면연구들에서는 수시 폭음자와 규칙적인 음주자들의 혈압이 알코올과 관련해서 증가되어진다고 제시했지만, 이에 대한 의문은 해결되지 않았다. 이후의 역학조사에서 음주방식을 고려할 때의 음주량과 혈압이 서로 강한 상관성이 있음을 밝혔다(Camargo, et al., 1999).

소량의 술을 마시면 동맥경화를 억제하고 관상동맥 질환에 의한 사망률을 낮추는데 기여할 수 있다는 보고가 있으나, 술을 많이 마시면 심장근육에 장애가 되고 고혈압이 생길 수 있다. 심장은 심장근육에 의해 수축과 확장운동을 할 수 있으며 이로써 우리가 생존할 수 있는데 심장근육이 술 때문에 약해진다면 그로 인한 피해는 엄청난 결과를 가져 올 수 있다. 술을 마시게 되면 알코올의 작용에 의해 심장이 빨리 뛰게 된다. 따라서 술을 많이 마시면 혈압이 올라가고 심장의 부담은 커진다.

술을 마신 직후에는 심장수축력의 감소와 말초혈관의 확장으로 혈압이 감소하지만 하루 3잔(20~40g) 이상의 술을 만성적으로 마시면 남녀 모두에서 혈압을 상승시킨다는 것이 많은 연구에서 밝혀져 있다. 또한 알코올 중독자에서의 고혈압의 빈도가 50%에 달하는 것으로 알려져 있다.

술을 마시면 혈압이 올라가는 것은 잘 알려져 있는 사실이다. 여러 연구결과 술을 많이 마시는 사람에게서는 고혈압의 발생빈도가 확실히 높고 음주량과 혈압 간에는 비례관계가 있다. 따라서 이미 고혈압으로 진단을 받은 사람은 당연히 술을 마시지 않는 것이 좋고 혈압이 정상인 사람도 계속 술을 마시면 혈압이 올라갈 가능성이 커지므로 주의하여야 한다. 특히 여러 가지 합병증이 이미 발생되어 있는 심한 고혈압 환자는 소량의 음주도 피하는 것이 안전하다.

3. 심장 부정맥(cardiac arrhythmia)

과음자들에게서 나타나는 심장 리듬을 방해하는 증상은 오랫동안 연구대상이 되어 왔다. 약 4천 편의 연구에서 다양한 부정맥의 발생이 조사되었다(Klatsky, 1999). Ettinger와 동료들(1978)은 주말과 휴일에 과음을 한 후의 부정맥의 변화를 보이는 '휴일 심장증상'과 같은 현상에 대해 언급하고 있다. 정확하게 알코올과 관련된 부정맥의 증상은 가슴 떨림과 호흡곤란이다. 시작은 일반적으로 과음으로 인한 식사 시에 나타난다. 이러한 증상은 일반적으로 금주를 했을 때 별다른 치료없이 감소된다(Klatsky, 1999).

이러한 상태의 위험 증상(Cohen, et al., 1988)은 하루에 한 잔 미만으로 술을 소비하는 사람보다 하루에 6잔 이상의 술을 소비하는 사람에게서 최소 두 배 정도는 더 높다(Klatsky, 1999).

4. 출혈성 심장발작(hemorrhagic stroke)

여러 보고서에서는 과음이 심장발작의 위험과 높은 관련성이 있다고 설명하고 있다. 여러 연구에서는 알코올이 출혈성 발작과 관련이 있다고 보고하고 있는 한편, 다른 연구물에서는 알코올이 출혈성 발작에는 위험을 높이지만, 허혈성발작의 위험은 낮춘다고 보고하고 있다. 과음과 관련된 혈압상승은 과도한 알코올 소비와 출혈성 발작 사이에 관련성을 가지고 있고, 알코올은 혈액응고기전에 영향을 미쳐 가벼운 음주와 과음 수준 모두에서 위험을 증가시키는 결과를 가져온다. 출혈성 발작은 사망과 영구적인 장애 발생 위험을 매우 증가시킨다(Klatsky, 1999).

5. 관상동맥질환

관상동맥질환이란 심장에 피를 공급하는 동맥인 관상동맥이 동맥경화증에 의하여 비좁아져서 생기는 협심증 및 심근경색의 질환을 말한다. 관상동맥질환은 산업이 발달하고 국민소득이 증가하며 식생활이 서구화 될수록 많이 발생하는데 미국이나 유럽 등의 선진국에서는 가장 흔한 사망원인이 되고 있으며 우리나라에서도 발생빈도가 증가하고 있다.

학회의 보고에 의하면 알코올의 종류에 관계없이, 모든 알코올이 하루에 1잔 정도는 심혈관에 좋다고 한다. 최근연구에 의하면 알코올의 섭취는 동맥(혈관) 내부에 침적되어 동맥경화증을 일으킬 수 있는 LDL cholesterol을 건강에 유익한 HDL cholesterol로 바꾸어 준다고 한다. 그 결과 혈관의 염증이 곪아터지지 않기 때문에 제2차, 3차 염증으로 확산되지 않아 유익하다는 학설이 있다. 그러나 간이나 췌장, 기타 다른 장기 손상 및 안전상해 사고를 고려하여 미국 국립 알코올 연구소에서는 절주할 것을 권고하고 있다.

이와 관련해서 술을 조금 마시면 동맥경화를 억제하고 관상동맥 질환에 의한 사망률을 낮추는데 이바지할 수 있다는 보고가 있으며 적절한 음주(1일 30g 이하)는 관상동맥질환에 걸릴 위험을 20~40% 정도 줄이고 수명을 증가시킨다는 연구결과들이 보고된 바 있는데 아마도 이는 알코올이 고밀도 콜레스테롤치를 높이고 섬유소를 용해하는 효과가 있기 때문으로 생각된다. 그러나 여러 연구를 종합해 보면 하루에 알코올을 6g 정도 마시면 관상동맥질환을 예방하는데 도움을 주며 그 이상을 마시는 경우에 심장병 예방효과는 약간만 증가될 뿐이다. 한 가지 유의할 점은 이미 관상동맥질환이 생긴 사람에게서는 알코올이 도움이 되지 않는다는 사실이다.

미국의 연구결과를 보면 약 9천 명을 대상으로 하여 지난 10년 간 관찰한 결과 심근경색증의 발생률이 소량 음주군에서 가장 적게 나타났으며 술을 마시는 사람에게서도 심근경색증 발생률이 비음주자보다는 낮았으나 대신 암으로 사망하는 사람이 많았다.

6. 뇌졸중

일본에서 약 10.5년 간 추적 관찰한 연구에 의하면 하루 70g 이상의 음주를 하면, 흡연, 고혈압, 콜레스테롤 등의 요인을 통제하고도 뇌졸중의 발생위험이 2배 정도 높았으며, 특히 출혈성 뇌졸중은 3.4배나 높았을 뿐 아니라 과음자는 급사할 가능성이 10배나 높았다.

한편 프래밍험의 연구결과를 보면 하루 24g 미만의 음주를 하면 그 이상의 음주를 하거나 전혀 마시지 않는 경우보다 뇌졸중 발생이 감소하여 음주량과 뇌졸중의 관계는 J 혹은 U자의 관련성을 보이는 것으로 일본의 연구와 상반된 결과를 나타내었다.

7. 안면홍조

음주 후에 얼굴이 붉어지는 일이 일어나기도 하는데 이는 동양인에게서 현저하며, 여성들과 알코올 중독자의 가까운 친척 등에서 흔히 볼 수 있다. 얼굴이 붉어지는 사람은 알코올 섭취 후 심박수와 호흡수가 더 빨라지는데, 이들의 혈중 알코올 농도의 최고치는 그렇지 않은 사람과 비슷하나 에탄올의 일차 대사산물인 아세트알데히드가 좀 더 많이 축적되어 나타나는 현상으로 나타나고 있다.

8. 혈액

알코올은 골수에서 적혈구가 만들어지는 것을 억제하여 빈혈을 일으킨다. 또한 술을 늘 마시는 사람들에게서는 백혈구가 적어지는 경우가 많아 체내에 침입하는 병원체들과 싸울 수 있는 힘을 많이 상실하게 된다. 또한 오랫동안 술을 마신 사람들에게서는 혈액의 응고가 지연되거나 잘 되지 않는 경우가 종종 발견되고 있다.

제3절 알코올 섭취량과 심혈관계

1. 적정음주와 심혈관계

출혈성 발작은 높은 사망과 관련이 있지만 허혈성 발작은 특히 나이든 사람들에게 심각한 장애를 가져온다. 다수의 연구들에서는 적정음주가 허혈성 발작의 위험을 낮추는 것과 관련이 있다고 제시하고 있다(Van Gign, et al., 1993 ; Klatsky, 1999).

알코올은 관상혈관을 팽창시킴으로써 협심증을 완화시킨다. 하지만 알코올은 심장근육으로부터 산소를 증가시키거나 관상 혈액의 흐름을 향상시키지

표 14-1. 과거음주자의 과거 알코올 사용량에 따른 다양한 심혈관질환 및 간경변의 사망위험비

상태(사망수)	각 음주패턴별 상대위험비(1일 음주량)					
	과거 음주자	1잔/달	1잔/달<, 1잔/일>	1–2잔/일	3–5잔/일	6잔이상/일
모든 관상동맥질환(CAD)(600)	1.0	0.9	0.8	0.7	0.7	0.8
급성 심근경색(284)	1.0	0.7	0.8	0.6	0.5	0.6
다른 CAD(316)	0.9	1.0	0.7	0.8	0.7	1.0
발작(138)	1.0	0.8	0.8	0.8	0.7	1.4
출혈성(41)	1.4	1.5	1.6	1.8	1.3	4.7
허혈성(34)	0.9	0.5	0.5	0.3	0.4	–
비특이성(63)	1.1	0.7	0.9	1.0	1.0	1.2
고혈압 (64)	2.8	2.4	1.9	1.3	2.2	2.1
심근증(24)	3.4	8.5	4.0	5.6	2.4	8.0
증후군(82)	0.6	0.6	0.5	0.4	0.6	1.0
동맥성(41)	–	1.1	1.6	0.4	1.7	–
간경변증(42)	10.8	1.4	1.0	4.3	8.1	22.0

자료 : Klatsky, 1999 재인용

는 않는다. 알코올 소비의 유익한 결과는 주관적일 수 있다. 아마도 알코올의 진정효과나 마취효과로 인해 그런 느낌을 느낄 수도 있다. 그러나 결과적으로 심각한 심장질환의 증상을 위장함으로 환자들에게 위험한 결과를 초래할 수도 있다(Klatsky, 1994 ; 1999).

위의 〈표 14-1〉에서 보는 바와 같이 과거음주자의 알코올 사용량에 따라 다양한 심혈관질환의 사망위험비를 볼 수 있다. 특히 출혈성 심장발작은 소량의 음주를 한 사람에게서도 상대위험비가 높으며, 고혈압과 심근증 역시 매우 높은 위험비를 보여주고 있다. 물론 간경변증의 경우는 음주량에 따라 매우 높은 사망위험비를 보여주고 있다.

결국 심혈관계 질환과 알코올 소비와의 관계를 요약하면 아래 〈표 14-2〉와 같다. 관상동맥질환과 허혈성심질환은 적정 알코올 소비량으로 인해 유익을 얻을 수 있으나, 심근증, 고혈압, 출혈성 발작 등은 적정음주에서도 나쁜 영향

표 14-2. 알코올 소비와 심혈관질환(CVDs)과의 관련성

상태	알코올 음주량		
	적당한 음주	과음	비고
팽창된 심근증	관계없음	어떤 경우엔 인과관계 있음	알려지지 않은 공동요인이 영향을 미칠 수 있음
고혈압(HTN)	조금/관계없음	인과관계가 있을 수 있음	메카니즘이 잘 알려지지 않음
관상동맥질환 (CAD)	보호적	보호적일 수 있음	CVDs에 대한 모든 역학 자료들이 지배적임
부정맥	관련이 없을 수 있음	어떤 경우엔 인과관계 있음	다른 알코올과 관련된 CVDs가 민감도에 영향을 미침
출혈성 발작	위험이 증가될 수 있음	위험이 증가됨	고혈압과 알코올 응고 억제
허혈성 발작	보호적	보호적일 수 있음	다른 CVDs와 위험들과 복잡한 상호작용

주 : 적당한 음주 = 하루에 표준 잔으로 3잔 미만의 음주 ; 과음 = 하루에 3잔 이상의 알코올 소비.
표준 한 잔 = 대략 맥주 12온스, 와인 5온스, 증류주 1.5온스, 각 잔은 알코올 약 12g (0.5온스)을 함유함.
자료 : Klatsky, 1999 재인용.

을 미친다.

2. 알코올 남용의 의학적 결과들

장기적인 알코올 남용이 신체의 다양한 기관 체계에 심각한 해악을 미친다는 사실이 다양한 연구결과로 나타났다. 간, 면역체계, 심장혈관, 골격계 등 신체 대부분의 기관이 알코올 남용으로 인한 영향을 받게 된다.

만성적인 과음은 심장 근육의 퇴행성 질병(심근증 cardiomyopathy) ; 심장 근육에 공급되는 혈액의 저하에 관련한 장애들(coronary heart disease CHD) ; 고혈압 심장 박동 장애(arrhythmias) ; stroke 등의 심혈관계 질병의 원인이다.

장기적인 과음은 알코올성 심근증의 원인으로 알려진 심장의 비대화 및 심장과 기타 기관과의 연결능력 손실을 초래한다. 이 증상들은 호흡을 짧아지게 만들며 신체에 혈액이 충분히 흐르지 못하도록 한다. 여성은 남성에 비하여 알코올성 심근증 발현 위험이 훨씬 높은 것으로 나타났다. 이 조건은 금주와 부분적으로 양면적인 관계에 있다.

알코올이 심장 근육에 미치는 유독한 영향은 증가된 ROS와 저하된 산화방지 효소 활동으로 나타난다. 최근의 연구는 알코올이 심장 근육 대사와 수축 조절 신경세포의 화학적 운반체에 대한 심장 근육의 감수성을 저하시킨다는 점을 발견하였다.

심장 근육에 영양을 주는 혈액은 관상동맥을 통과해 전달된다. CHD의 징후는 일시적인 가슴의 통증으로부터 갑작스런 사망에 이르기까지 다양하게 나타난다. 가장 흔한 CHD 징후인 심장 마비는 일반적으로 콜레스테롤의 퇴적물과 기타 지방질 물질에 의해 이미 좁아진 관상동맥 내의 응혈 형성에 의해 시작된다. 그 결과 나타나는 국소빈혈(ischemia)이 심장의 펌프 작용 능력을 감소시킴에 따라 심장 기능의 영구적 무력함과 사망으로 귀결될 가능성이 높다.

세계적 역학 자료는 소수의 사례로 비음주자에 비해 음주자의 CHD 발병률이 20에서 40% 정도 더 낮다는 점과, 과도한 음주자의 심장 질병으로 인한 사망 위험률이 증가되었다는 점을 보고하였다. 그러나 중도적 음주자는 과도한 음주자와 금주자 모두와 비교하였을 때 낮은 CHD 사망률을 보였다. 이 결과는 참가자들의 질병이 고착되기 전의 음주 습관 및 행태를 면접한 연구에 의하여 확인되었다. 24년 동안 다양한 민족으로 구성된 1만 명 이상의 남성과 여성 집단을 대상으로 진행한 연구들은 중도적 음주 및 CHD 위험 감소의 연관성을 확인하였다.

기타 역학 연구들은 알코올 소비 수준에 광범위하게 '중도적 음주'라는 용어를 적용하였는데, 중도적 음주의 표준량은 남성의 경우 1일 두 잔 혹은 그 이상이며 여성의 경우 1일 한 잔 혹은 그 이하로, 미국인들을 위한 식사지침(Dietary Guidelines for Americans)에 의해 정의된 양보다 더 많은 양이다. CHD 사망률과 관련된 이점과 관련된 중도적 음주 수준은 사망 위험을 증가시키는 음주 수준 이상이다.

알코올의 CHD 방어에 관한 몇 가지 가능성 있는 원리가 존재한다. 예를 들어, 어떤 연구는 알코올이 쥐의 관상동맥 내 지방질의 축적을 억제할 뿐 아니라 좁혀진 관상동맥 내 응혈 형성을 방지할 수 있다고 보고하였다. 역학적 자료 및 연구결과는 중도적 알코올 소비 역시 심장 마비 후의 생존률을 높임으로써 CHD 사망률을 감소시킨다는 사실을 보여주었다. 그러나 이러한 결과에 대한 규명과 인간에의 적용 가능성에 관한 결정을 위해서는 더 많은 연구가 필요하다.

과음과 혈압 상승 간의 관계에 관하여 60개 이상의 다양한 문화적 배경과 인구를 대상으로 한 연구가 이루어져 왔으나, 혈압에 미치는 중도적 알코올 소비의 영향은 현재까지 명확하게 밝혀지지 않았다.

심장의 효율적 기능은 심장 근육의 정상적이고 동시적인 수축에 달려있다. 과음은 일시적 음주 시 심장 리듬의 심각함을 유발하고, 장기적 음주 시에 만성적인 혼란을 가져온다. 중독은 알코올 중독자 및 건강한 사람의 부정맥의 특정 형식의 원인이 될 수 있다. 음주로 인한 부정맥은 휴일에 가장 빈번히 일어남으로써 '휴일 심장 증후군'으로 알려져 있다.

부정맥으로 인한 갑작스러운 사망은 심장질환이 있는 알코올 중독자들이나 심장질환이 없는 알코올 중독자 모두의 사망 원인 중 하나이다. 이러한 사망은 종종 금주 기간에 발생하며(Clark, 1988), 알코올 사용을 중지한 시기에 부정맥 발현을 동반한다.

알코올 소비와 발작 간의 연관성은 CHD에서 보여지는 것과 유사하다. 과음이 국소적, 출혈적 발작의 위험을 증가시킬 수 있는 반면, 중도적 알코올 소비 수준에서는 국소적 발작률이 낮았다.

제 15 장 소화기계 질환

제 1 절 알코올과 소화기계

1. 알코올과 소화기 질환

노아방주가 얹혀 있던 곳으로 알려진 아라랏산 기슭이 위치한 소아시아는 포도의 원산지로 알려져 있다. 그래서 수많은 포도주와 얽힌 설화와 일화들이 소아시아 지방을 배경으로 등장한다. 노아가 포도주에 취해 실수한 이야기와 그리스 신화의 술의 신 디오니소스 등의 이야기 역시 이 지역이 배경이 된 이야기들이다.

포도주가 상품화되어 유럽전역으로 확장된 시기는 헬레니즘 시대이다. 소아시아 지방의 풍성한 포도를 원료로 다양한 형태의 포도주들이 상품화되어 유럽전역에 퍼졌고 포도 재배 범위도 지금의 프랑스, 스페인, 독일 남부지역으로 확장되었다. 이들 고대인들이 만든 술의 대부분은 발효주였으므로 알코올 농도가 14% 이상을 초과하지 못하였다. 발효를 일으키는 효모균은 알코올농도가 14%가 되면 더 이상 균의 상태로 존재할 수 없다. 또한 곰팡이의 발효작용을 활용하여 주조하는 술의 대부분 역시 알코올 농도 18%를 넘지 못한다.

그래서 고농도 주를 18도 이상의 술로 분류하고 많은 국가에서 차별적으로 특별히 관리한다. 이는 알코올이 가진 친수성-친유성 성질이 비교적 저농도에서도 손쉽게 미생물의 세포막을 침투해 미생물을 죽이기 때문이다.

흔히 증류주란 양조주(효모를 원료로 하여 발효시킨 술)를 '증류'라는 조작을 이용하여 알코올 농도를 높인 술을 말한다. 증류의 역사는 BC 1,500년 경 이집트에서 숯을 만들어 나무의 휘발성 성분을 만드는 데 증류(건류라고도 함) 기술을 사용함으로써 시작되었는데, 알코올을 증류하기 시작한 것은 아라비아에서 연금술이 발달하면서 우연히 이루어졌다. 따라서 alcohol의 어원도 증류로 얻은 화장용 숯인 koh'l에서 비롯되었다. 이후 포도주를 증류한 브랜디, 곡류를 증류한 위스키 등 고농도의 술들이 생산되기에 이르렀다.

알코올 농도의 짙음과 옅음에 상관없이 인체에 미치는 피해는 동일하지만, 독한 술일수록 특히 구강과 소화기 점막에 미치는 피해는 크다. 그것은 알코올이 세균의 세포막을 손쉽게 통과하듯이 소화기관의 점막을 통과하여 염증과 궤양을 발현시켜서 흔히 술병(病)이라는 증상을 일으킨다. 위에서 분비되는 위산은 강한 산성이므로 위벽을 손상시킬 수 있지만 위의 점막에는 산의 침입을 막는 방어막이 있어 서로 균형을 유지한다. 그러나 알코올은 위산의 분비를 촉진하면서 반대로 방어막을 부수는 작용이 있어서 위산이 점막을 뚫고 들어가 위염이나 위궤양을 일으키기 쉽다. 알코올 농도가 강한 독주일수록 위험성이 더 크다. 과도한 음주를 한 후 짧은 시간 내에 위 점막이 충혈되고 붓고 살점이 쉽게 떨어져 나갈 뿐 아니라 피하출혈이나 분비액이 증가된다. 또한 알코올은 소장의 상부에서 비타민이 흡수되는 것을 방해하며, 소장의 운동을 항진시키고 수분과 전해질의 흡수를 방해하거나 만성췌장염을 유발함으로써 설사를 흔히 유발한다.

전국 알코올역학조사 결과에 따르면 음주를 하는 사람이 그렇지 않은 사람에 비해 위궤양이 걸릴 가능성이 2.6배나 높으며, 위염이 1.7배, 췌장염이 3배, 장염이 3.2배인 것으로 조사되었다.

2. 알코올과 소화기관

알코올은 섭취 후 구강과 식도점막 염증반응을 일으키는데 이것이 이 부위의 발암과 관련이 있을 것으로 추측된다. 식도를 지나서 위로 들어온 알코올은 자극제와 같은 역할을 해서 위염, 위궤양, 위장관 출혈 등을 일으킬 수 있다. 또한 알코올의 소장에서의 역할은 앞 장에서 기술하였다.

습관적인 음주는 위장관에도 손상을 준다. 식도염으로 가슴속이 뻐근하고 출혈이나 식도협착이 오기도 한다. 그러나 무엇보다도 흔한 것은 위 손상이다. 위에서 분비되는 위산은 강한 산성이므로 위벽을 손상시킬 수 있지만 위의 점막에는 산의 침입을 막는 방어막이 있어 서로 균형을 유지한다.

그러나 알코올은 위산의 분비를 촉진하면서 반대로 방어막을 부수는 작용이 있어서 위산이 점막을 뚫고 들어가 위염이나 위궤양을 일으키기 쉽다. 알코올 농도가 강한 독주일수록 위험성이 더 크다. 급격히 술을 마신 후 6시간 이내에 위 점막이 충혈되고 붓고 살점이 쉽게 떨어져 나갈 뿐 아니라 피하출혈이나 분비액이 증가되는 것이 내시경으로 확인된다.

흔히 과음 후 위염으로 구역질, 신트림이 나고 쓰리며 명치가 붓는 것같이 답답하거나 뻐근한 통증이 생긴다. 심한 경우 위 점막 출혈이 일어나 피를 토하거나 새까만 대변을 보기도 한다. 그러나 위염은 술을 끊으면 1~2일 후 회복되는 것이 보통이다. 과음 후 숙취를 풀기 위해 아스피린이나 드링크류 혹은 커피 같은 것을 먹는 경우 위산분비를 촉진하여 더욱 위염이 악화될 수도 있다. 알코올을 계속 마시는 사람에게는 위궤양이나 십이지장 궤양이 빈번하다.

다량의 알코올은 소장 점막에도 염증을 일으킨다. 알코올은 장운동을 항진시킬 뿐 아니라 소화효소의 분비를 억제하며 수분배설을 촉진해서 과음 후 배가 불쾌하면 설사나 묽은 대변을 보게 된다. 또 소장 점막이 알코올로 손상되면 정상적인 수분, 영양분이 섭취되지 않아 비타민, 단백질 또는 탄수화물과 같은 영양분의 결핍이 초래될 위험성도 크다.

3. 알코올과 점막

위 점막의 병 중에는 위의 분비선이 차츰 위축되어 기능을 잃게 되는 병인 만성 위축성 위염이 있다. 음주는 이 과정을 촉진시킨다고 한다. 소장은 각종 영양소의 소화 흡수에 가장 중요한 곳이다. 보통 알코올은 대부분 소장에서 흡수된다. 이렇게 하여 만성 음주가 계속되면 소장의 점막자체가 어떤 상해를 받을 것이다.

위장관들은 물기가 촉촉한 점막에 의해 강한 소화 효소제로부터 스스로를 지켜 가는데 술은 이러한 점막을 깎아내어 염증과 궤양을 일으킨다. 독한 술일수록 위장관의 세포가 더욱 많이 상한다. 이러한 염증은 위장관으로부터 영양분 흡수를 저해하여, 아무리 균형 잡힌 음식물을 섭취하더라도 영양 결핍이 오게 한다.

4. 알코올과 췌장

췌장은 음식물의 소화에 필요한 효소를 생산하는 공장이다. 단백질 분해 효소들은 주로 췌장 내에서 만들어진 후 저장되었다가 음식을 먹으면 십이지장으로 분비된다.

알코올은 급격히 마시거나 장기간 과음하면 췌장의 분비기능을 쓸데없이 자극하는 결과가 된다. 즉 췌장 내에 저장되어 있는 효소들을 알코올이 불필요하게 활성화시키는 것이다. 비정상적으로 활성화된 효소들은 췌장내의 단백질, 즉 세포들을 소화시키게 된다. 췌장이 자기가 만든 효소에 의하여 스스로 파괴되는 셈이다.

이러한 과정으로 급격한 과음 후에 급성췌장염이 일어나 장이 붓고 괴사가 초래된다. 계속 과음을 하면 췌장의 정상구조가 많이 파괴되고 섬유질이 들어차 굳어지고 위축되는 만성췌장염이 생길 수 있다.

일반적으로 췌장염의 원인은 담석증과 알코올이 가장 흔하지만 최근에는 알코올에 의한 쪽이 증가하고 있다. 급성췌장염의 특징적인 증상은 복통이다. 과음 후 상복부에 급격한 심한 통증이 생기고 등으로 뻗어지기도 한다. 통증을 조금이라도 완화시키려고 손으로 배를 감싼 채 새우처럼 등을 구부리게 된다. 구토와 함께 오는 경우도 많다. 췌장이 자가 분해되어 복강 내로 혈액과 삼출액이 흘러나와 고이고 복막염을 일으키기도 한다. 통증으로 움직이거나 배를 만질 수도 없을 정도로 심한 경우 쇼크에 빠져 탈진, 사망하는 수도 있다.

그러나 췌장염의 정도는 사람에 따라 차이가 많아 과음 후 위염이나 가슴앓

이 정도로 쉽게 지나치지 않게 되는 경우도 적지 않다. 합병증으로 췌장에 낭종이 생겨 윗배에 혹처럼 만져지기도 하며 늑막에 물이 고이는 수도 있다. 췌장염을 앓고 난 후 과음을 계속하게 되면 재발의 가능성이 높고 만성으로 이행되는 수도 있다. 더 진행되면 췌장의 세포가 많이 파괴되므로 정상적으로 인슐린이 생성되지 않아 당뇨병이 생기는 수도 있다.

알코올이 췌장의 분비를 지나치게 많도록 하여 췌장에 염증이 생길 수 있다. 췌장염 환자의 75% 정도가 보통 5년 이상의 장기간에 걸쳐 술을 마신 사람들이었다는 보고가 있다. 췌장염이 췌장암으로 발전하기도 하며 췌장암 사망률은 매우 높다.

장기간 음주를 하면 당뇨병과 비슷한 증상을 유발한다. 전형적인 당뇨병인가 하고 진료를 해보면 알코올성 급성 또는 만성 췌장염으로 밝혀질 때가 많다. 한 연구에 의하면 미국인의 경우 췌장염 환자의 약 70% 내지 75% 정도가 알코올성 음주에 관련되는 것으로 보고되고 있다. 결국 췌장 내에서 생성되어 분비되는 소화효소나 인슐린 같은 호르몬 분비에 이상이 생겨서, 체내 당분의 조절이 잘 안되어 당뇨병 증상이 나타난다. 이 경우 알코올 또는 아세트알데히드가 췌장내 랑게한스섬 세포를 직・간접적으로 파괴시킨다는 주장이 있다. 또한 알코올로 인한 간기능의 약화로 간에서 형성되는 췌장효소의 억제자들(anti-trypsin과 macroglobulin)의 생성저하로 췌장의 분해효소가 많이 분비되어 만성 췌장염을 일으킬 수 있다는 보고도 있다.

자주 반복되는 만성 췌장염의 경우 알코올에 의한 영양분의 흡수장애에 기인할 수도 있는데, 이 경우도 여성들이 남성보다 더 취약하다는 연구보고가 있다. 최근 발표된 연구논문에 의하면 실험동물에서도 알코올성 급성중독 및 췌장염을 일으킬 수 있다고 보고되었다. 이 경우 알코올 유도성 CYP2E1의 양이 증가하여 자유기(free radicals) 및 과산화 반응에 의해 이들 세포가 사멸 또는 피해를 입는 것으로 추정된다고 한다.

몸이 나른하거나 복부 부근 상태가 좋지 않다던가, 매슥거리고, 토하고, 배가 당기고, 마르고, 식욕부진 등이 언제든지 생기게 되는데 이런 증상들이 발병 신호이므로 방심할 수 없는 것이다. 심한 설사가 나는 때도 있다. 본인도 잘 모르는 사이에 조금씩 꾸준하게 증상이 나빠진다. 말라서 전신은 쇠약해지고, 폐렴이나 결핵에도 걸리기 쉬우며 당뇨병에 걸리는 경우나 췌장암이 생기는 일도 있다.

췌장에서 분비된 소화액은 두 가닥의 관(대췌관과 소췌관)을 통해 십이지장으로 흘러 들어간다. 이 관들은 많은 가지관을 가지고 있다. 음주자의 췌장은 이 관들이 울퉁불퉁하고, 휘고, 구불구불하고, 굵어졌다 가늘어졌다 하여 소화기 췌액의 흐름을 나쁘게 하여 췌액이 고이게 된다. 이렇게 되면, 내압이 상승되어 부근의 관벽이 파괴되며 가까운 췌장의 세포집단을 자신이 소화해 버리게 된다.

췌장의 세포집단은 혈액이 섞여 흘러온 알코올의 작용으로 상하기도 한다. 췌액 속에는 혈액 속의 알코올 농도와 같은 농도의 알코올이 배설된다. 이것이 췌관 안쪽의 세포를 상하게 할지도 모른다. 알코올의 작용으로 체액의 분비에 조절되는 기구에 변조가 일어나는 일도 생길 수가 있다. 항원이 되는 췌세포막에 대항해서는 항체와 감작 T임파구도 작용한다.

제16장 알코올과 기타질환

제1절 알코올과 면역

1. 알코올과 면역계

약 200여 년 동안 임상의들은 과도한 알코올 소비가 질병의 증가와 전염성 질병을 증가시켜 사망으로 유도되는 것을 관찰해 왔다. 알코올 남용자들은 증가된 폐렴, 결핵, 그리고 C형 간염 등의 감수성으로 고통받는다. 알코올성 간 질환이 있는 환자들은 간 이식수술 증가의 원인이 되는 C형 간염의 고 위험에 노출되어 있다(NIAAA, 1998). C형 간염 양성 반응을 보이는 알코올성 간질환자들이 C형 간염에 음성 반응을 보이는 환자들보다 더욱 심한 간 질환을 가지고 있으며 연령 또한 더 낮다(NIAAA, 1998). 이러한 질병의 증가는 아마도 알코올 남용에 의한 면역 기능의 손상이 반영되었을 것으로 추측된다.

알코올 남용자들은 술에 취해 있는 동안의 위험한 섹스 행위들로 인해 인체 면역 결핍 바이러스(human immuno deficiency virus ; HIV)에 감염될 위험이 비남용자들에 비해 증가할 것이다. 연구자들은 또한 알코올 소비 자체가 HIV에 대한 감수성을 높이는 지, 또는 HIV 감염으로부터 AIDS로 진행되는 것을 촉진하는 것인지에 대해서는 더 많은 연구가 필요할 것이다. 또한, 알코올성 간질환과 같은 알코올과 관련된 어떤 기관의 손상은 아마도 부분적으로 면역체계의 과도한 활동을 초래하게 되어 자신의 신체조직들을 공격하게 될 것이다(Welsh, et al., 2000).

1) 면역체계의 작용 방식

신체가 질병에 대항하는 첫번 째 방어선은 염증이다. 염증은 신체 손상의 모든 원인들에 대항하여 유도되는 불특정한 반응이다. 이러한 불특정한 방어가 침해를 받게 되면 특정 면역 반응이 일어난다. 특정 면역 반응은 크게 세포 조절 면역 반응과 체액 면역 반응으로 분류된다. 세포의 면역조절에는 면역 시스템 세포와 목표 세포 간의 직접적 연결이 포함된다. 체액 면역 반응은 혈액과 림프를 순환하는 항체에 의해 일어난다. 항체들은 특정 미생물 또는 독소물질들을 무기력하게 하기위해 활동한다. 혈류에서 지속되는 항체들은 질병을 위한 장기적 면역성을 띠게 된다.

식세포들은 식균 작용이라 불리는 과정을 통해 침략 미생물과 세포 잔해를 삼킨다. 최초로 활성화 되는 식세포는 소식세포로 이것은 신체 전체 조직과 기관에 거주한다. 백혈구는 단핵 세포를 따라 처음으로 도착한 호중성 식세포와 함께 특정 영역에 침투한다. 단핵 세포는 침략 대리자(foreignness)로서, 최초로 결정되는 세포 중 한 형식이며 생성된 적합 cytokine에 대하여 반응하는 세포에 대응한다. 다양한 면역 세포들은 더 많은 세포를 끌어들이기 위해 화학적 전달자(Chemical Messenger)를 방출하며, 호중성 세포와 대식 세포 내에서 ROS 구성 요소를 포함한 유해 산소는 식세포화 된 미생물들을 파괴한다. 그러나 과도한 ROS는 간세포를 손상시킬 수 있다. Cytokine들은 면역 반응을 통하여 조절 기능을 지속한다. 이것들은 종양괴사인자(tumor necrosis factor ; TNF)를 포함하며 인터루킨(interleukin ; IL)이라 불리는 면역성 및 비면역성 물질의 한 종류이다.

2) 알코올이 면역체계에 영향을 미치는 경로

만성적이며 심각한 알코올 투여는 실험용 동물에게 다양한 형태의 면역 반응 손상을 일으켰다. 실험용 쥐에게 행해진 알코올 농축액의 투여 결과는 음주자의 백혈구 기능 손상 결과와 유사했으며, 이로써 쥐의 면역 세포의 수와 활동이 일시적으로 감소되었다. 또한 알코올은 인간과 실험용 동물 모두의 백혈구 이동을 억제하였으나 알코올 중독성 간염에서 간으로 이동되는 백혈구가 관찰되었다. 알코올을 섭취한 쥐에 관한 실험에서는 백혈구가 박테리아를 효율적으로 삼키기는 하였으나(식균), 폐렴을 일으키는 모든 종류의 박테리아를 정상적 효율로 죽이지는 못하는 것으로 나타났다.

쥐의 알코올성 간질환에서 염증성 cytokine의 수준이 증가한다 하더라도, 폐의 염증성 cytokine의 독소 생성 분비물은 인간의 알코올 중독과 마찬가지로 저하되며 폐렴에 대한 감수성은 잠재적으로 증가할 것으로 보인다. 쥐에게 과량의 알코올을 투여하는 경우, 폐나 기관지(TB 기관들)에 무리가 온 후 폐 대식세포가 고립됨으로써 ROS 생성이 감소하게 되는 것이다.

3) 치료 시의 측정방법

현재 제안된 치료 방법 중 일부는 특정 cytokine이나 체내 독소에 대항하는 항체 등 약물의 투여를 포함한다. 이 약물은 과도한 cytokine들을 흡수하거나 기능을 억제하는 등 광범위하게 영향을 미친다. 성장 호르몬 및 이와 관련된 화학적 운반체의 투여로 쥐의 면역기능 측정에 부분적 개선이 나타난 결과도 있었다.

제 2 절 알코올로 인한 신경과적인 문제들

1. 신경과적 문제

알코올로 인한 신경계 손상은 뇌의 가장 윗 부위인 대뇌피질로부터 시작해 가장 먼 부위인 말초신경까지 그 범위가 광범위하다. 알코올로 인한 신경계 손상은 여러 경로를 통해서 발생한다. 티아민(Thiamine ; vit. B_1), 니코틴산,

비타민 B_{12}(vitamin B_{12}) 등의 흡수부족으로 인해 신경세포의 활동에 필요한 에너지를 얻지 못하게 된다. 여기에 알코올성 간질환으로 혈액응고가 잘 안될 경우 중추신경계에 뇌출혈이 빈번히 나타나게 되고, 알코올성 고혈압은 이러한 현상을 더 자주 일어나도록 부채질한다. 알코올성 간질이나, 알코올성 치매 또한 인지기능장애도 빈발하게 된다(김경빈, 2000).

2. 알코올성 치매

술의 섭취가 중단된 후 3주 지나서까지 기억장애 외에도 다른 인지장애가 있을 때 진단이 가능하고, 뇌위축이 자주 동반된다. 알코올성 치매라 하더라도 금주상태를 지속할 경우 어느 정도의 회복은 가능해지는데, 금주 기간이 6, 12, 또는 18개월 정도의 기간은 비교해 보아야 한다. 신경접합부위의 손상은 회복이 가능하지만, 신경본체의 손상은 회복되지 않는다.

3. 버니케-코르샤코프 증후군(Wernicke-Korsakoff Syndrome)

버니케-코르샤코프 증후군은 thiamine 결핍으로 인해 발생되는 질환으로 알코올 중독 외에도 장폐쇄증, 혈액투석, 갑상선기능항진증 등에서 thiamine 결핍이 있을 때도 생길 수 있는 질환으로, 뇌의 시상(thalamus), 시상하부(hypothalamus), 유두체(mammilary body), 제4뇌실 기저 부위 등에 양측성의 병변이 생기는 질환이다.

Wernicke's 대뇌변성의 전형적인 증상은 안구운동장애, 보행실조증, 정신적 혼돈 등이다. 안구운동장애에는 안구진탕증, 양측성 외향성 마비, 사시, 완전 안구마비 등의 증상들이 포함된다. Wernicke's 대뇌변성은 의학적인 응급질환으로 긴급한 thiamine 보충이 요망된다. 긴급 보충이 될 경우 48~72시간 이내에 회복될 수 있으며, 여의치 않을 경우 Korsakoff 정신증으로 넘어간다.

Korsakoff 정신증은 알코올성 기억장애라는 이름으로 불려지고 있으며, 지적기능도 약간 손상되어 있으며 예전의 역행성 기억상실과 진행성 기억상실 및 작화증 등을 주 특징으로 하는 질병이다. 50% 정도는 잘 낫지 않고 장기

수용이 필요한 수준으로 악화된다(김경빈, 2000).

4. 알코올과 간질

알코올 중독 환자의 45% 정도는 언젠가 한 번 정도 발작을 일으키게 된다. 금단증상으로써 발작, 뇌손상으로 인한 병소에서 비롯되는 발작, 특별한 원인을 알 수 없는 간질 등 세 부류의 알코올성 발작이 있을 수 있다.

간질의 원인에 대한 설명으로는 저망간증, 대뇌위축, 부적절한 탄수화물 대사, 알코올로 인한 대뇌 미세혈류 순환 장애 등이 있다. 어찌되었든 알코올성 간질의 치료를 위해서는 금주가 필수이다.

5. 알코올성 다발성 신경염

알코올 중독 후기에 이르면 영양결핍으로 인해 점진적인 말초신경들의 신경 변성이 일어난다. 신경변성의 경우 하지에 통증, 이상감각, 근력저하가 나타나고, 심해지면 근육위축도 나타난다. 치료를 위해서는 금주를 하고, 비타민 B 계열을 보충해 주고, 영양을 보충해 주어야 한다.

6. 알코올성 소뇌 변성

만성 알코올 중독으로 사망한 사람들을 부검해 본 결과 27%에서 알코올성 소뇌 변성이 있었다. 임상적으로 보면 보행 시 발을 넓게 벌리고 걸으며, 상체를 잘 가누지 못한다(김경빈, 2000).

제3절 알코올로 인한 호르몬 분비 장애

내분비 호르몬은 신체의 한 부분에서 합성되어 내분비계를 통하여 다른 곳으로 운반되어 그곳의 세포나 조직의 기능을 조절하는 생체신호전달 물질이다. 내분비기관으로는 뇌의 시상하부와 뇌하수체, 갑상선, 부신피질, 췌장 및 부갑상선이 있는데, 각각 고유한 호르몬을 분비한다. 이들은 화학성상이나 단백질 구조가 다르고 또 기능도 완전히 다르다. 우리의 생체가 정상적으로 유지되려면 이들 내분비계에서 분비되는 호르몬의 양과 시간이 적절히 조절되어 분비되고 또한 대상세포도 이들 각각에 대한 수용체가 분포해 있고, 또 세포 내 신호전달체계가 잘 운용되어야 한다. 만약 이들 과정 중에 한 군데라도 이상이 있다면 갑상선 항진증, 당뇨병 등 우리가 흔히 듣고 보는 여러 가지 질병으로 나타난다.

알코올을 장기간 과음하면 이들 내분비 세포들에 나쁜 영향을 주어 상기한 여러 가지 호르몬들의 생합성, 분비 및 신호 전달과정에 영향을 미쳐 여러 가지 병을 초래할 수 있다. 이미 전기한 대로 알코올의 췌장염은 췌장에서 분비하는 소화효소는 물론이고 혈당을 조절하는 인슐린의 분비를 비정상화시켜 고당뇨(당뇨병)를 유발하거나 또는 혈당치를 떨어뜨린다. 급히 과음하였을 경우에는 6~36시간 이내에 현저한 저혈당을 유발하여 심각한 뇌의 손상을 가져올 수 있다. 왜냐하면 우리의 뇌는 다른 조직과 달리 3대 영양소 중 오직 탄수화물만 영양소로 사용하는데 영양분인 포도당(탄수화물의 일종)의 공급이 저하되면 뇌의 기능 저하는 물론 영양결핍으로 뇌세포가 사멸할 수도 있기 때문이다. 일단 뇌세포가 죽으면 더 이상 재생이 희박하기 때문에 심각한 문제가 되는 것이다(박상철, 오세인, 2000).

알코올을 장기 복용하면 남성호르몬인 테스토스테론의 생합성에 관여하는 효소의 역할을 감소시켜 테스토스테론의 농도를 감소시킨다. 비알코올 중독인 정상 성인에게 4주 동안 음주 시행 후 나타난 연구결과에 의하면 5일 동안의 지속적인 알코올 투여에도 테스토스테론의 농도가 감소하고 그 이후에도 계속 감소한다고 한다. 뿐만 아니라 뇌에서 분비되는 호르몬을 자극하는 고나도트로핀의 농도도 음주에 의해 감소되는데 이런 현상은 동물실험에서도 잘 증명되어 있다. 장기간의 음주는 성기능 저하나 성욕을 감퇴시키고, 고환의 크기가 작아지거나 기능이 쇠퇴되어 정자의 생산이 격감하고 불임증을 유발한다. 많은 경우에 남성 호르몬이 줄어듦에 따라 상대적으로 여성호르몬인 에스트로젠의 농도가 높아져 턱수염이 없어지고 유방이 커지는 등 심한 여성화 현상을 나타낸다.

음주는 여성호르몬의 합성, 대사나 조절에도 영향을 미친다. 갱년기 전의 여성이 과음을 하면 월경이 중지될 수 있고 비주기적인 월경이 나타나며 규칙적인 배란이 일어나지 않아 갱년기가 빨리 올 수 있고, 자연 유산될 확률도 높아진다. 이 경우 알코올이 직접 난소의 기능을 약화시킬 수도 있고 간접적으로 알코올성 간, 췌장의 기능 저하나 영양결핍에 기인한다고 보고되고 있다. 폐경기 이후에는 정상적인 경우 에스트로젠이 난소에서 더 이상 만들어지지 않아 농도가 급격히 감소한다. 그래서 에스트로젠의 부족한 현상으로 심혈관계 질환이 높아지고 또 허리가 굽고 뼈의 밀도가 줄어드는 골다공증 증세가 많이 나타난다.

폐경기 이후의 여성이 음주를 하면 테스토스테론에서 에스트로젠이 더 많이 만들어져 에스트로젠의 농도가 높아지는 효과를 가져 온다. 이런 좋은 효과 때문에 임상적인 연구가 많이 진행되었는데, 현재는 일주일에 3~6잔 정도 마시면 장기간 음주에 의한 간질환, 또 에스트로젠에 의한 유방암의 위험 없이 심장마비 등의 관상동맥질환을 어느 정도 예방할 수 있는 것으로 보고되기도 한다.

제4절 알코올과 뼈

역학 연구들은 알코올 소비와 뼈의 파손 위험 사이의 상당한 연관성을 발견하였다. 알코올이 발생시키는 리듬과 균형의 부조화를 통한 사고적 부상 위험도가 증가되며, 알코올 중독자들은 일반적으로 골밀도의 저하로 뼈가 부서지기 쉬워 고통을 받는다. 비록 최근의 어떤 연구들이 적절한 알코올 소비가 골다공증을 막아준다는 것을 주장하기도 한다. 그러나 과도한 음주는 심각한 등의 통증과 척골 기형, 손목과 골반 골절로 특징되는 골다공증을 유발한다(Welsh, et al., 2000).

그러나 나이, 성별, 몸무게와 흡연 여부로 대상을 분류하여 행해진 프래밍험(Framingham)의 연구 자료에 따르면 65세 이상 노인들의 주당 2~7온스에 해당하는 알코올 섭취는 엉덩이 골절(hip fractures)과 관계가 있는 것으로 나타났다.

또한 알코올 섭취는 골다공증과 같은 뼈골절(bone fractures)과도 연관이 있는 것으로 나타났는데, 미국 중서부의 한 병원에 입원중인 남자들을 대상으로 16년 간 행해진 한 조사에 따르면 평균 이상의 흡연과 음주를 하는 남자들의 뼈 골절 위험수치는 그렇지 않은 또래 남자들에 비해 2배 이상이나 높았다(Slemenda, et al., 1992 ; Richard, 1998).

제5편

음주 취약계층의 알코올 문제

제17장 여성의 음주

제18장 청소년의 음주

제19장 노인의 음주

제17장 여성의 음주

제1절 알코올 위험에 대한 성별 차이

여성은 동일한 양의 알코올을 마시더라도 남성보다 많은 손상을 받는다. 몸무게에 적용될 때 혈중 알코올 농도가 보다 높은 상태가 되기 때문이다. 이러한 결과는 전체 수분의 무게가 성별로 다른 데에서 기인된다. 남자와 여자는 시간당 몸의 단위별로 대략적으로 같은 알코올의 양을 제거하는 것으로 나타난다. 대부분의 연구물들은 여성이 남성보다 알코올 관련 인지과업수행 능력에 더 많은 손상을 받는 것으로 보고하고 있다. 특히 기억이 흐려진다거나 태도 기능이 분리되는 과업수행에 문제가 두드러진다. 하지만 정신운동성수행의 손상은 성별로 영향을 미치지 않는 것으로 나타났다. 알코올의 약물동력학이나 알코올을 포함한 수행의 손상에 대한 성별 차이의 결론은 여성의 월경주기나 여성 호르몬의 변화에 의하여 야기되는 것이라고 설명되어 진다(Mumenthaler, et al., 1999).

〈표 17-1〉은 남녀 간 음주 후 과업수행의 차이에 대한 것을 정리한 것이다. 동일한 혈중농도 상태에서 여성은 음주 후 반응시간이 남성보다 느리며, 행동과 태도의 일관성이 낮고, 과업수행 시 결함이 많이 나타난다. 또한 기억력에 많은 결함을 보여 기억을 유도해내는데 상대적으로 어려움이 있으며, 신체기

관의 협응 능력이 떨어지고 있다(Mumenthaler, et al., 1999).

표 17-1. 남성과 여성의 음주 후 수행의 차이에 대한 연구

연구	명		용량 (g/Kg)	BAC(%)	과업 테스트	차이	설 명
	남	여					
Mulvhill 등, 1997	24	24	M 0.62 W 0.54	M 0.07 W 0.074	반응시간	없음	
Taylor 등, 1996	11	12	M 0.77 W 0.67	M 0.08 W 0.084	비행 시뮬레이터 과업	없음	취중과 8시간 이후에 측정된 수행 변화
Haut 등, 1989	22	22	0.80	보고되지 않음	장기간 단어 기억, 인지적 결정 과업들	있음	여성에게서 더 많은 수행 결점이 있음(모든 결정 과업에 더 늦게 반응함)
Niaura 등, 1987	11	13	0.65	M 0.054 W 0.062	분리된 행동, 몸 흔들기, 짧은 기간 기억, 추적 연구	없음 있음	수행에 있어 전체 성에 차이가 없지만, 단 기간 기억이 여성에게서 더 천천히 회복됨
Mills & Bisgrove, 1983	12	12	0.37 0.76a	M 0.03 W 0.03 M 0.06 W 0.06	분리된 태도, 몸 흔들기	없음 있음	알코올 저용량에서는 성별 차이가 없지만, 고용량에서 여성은 분리된 태도에서 보다 손상됨
Wait 등, 1982	20	20	1.25	보고되지 않음	눈-뇌-손의 협력	없음	
Burns & Moskowiz, 1978	10	10	1.00	M 0.10 W 0.10	정보수행하기, 손 떨림, 몸 흔들림, 잠재반응	없음	
Jones & Jones, 1977	10	20	0.52	M 0.04 W 0.04	즉시 회상	있음	여성은 단 기간 기억 손상이 보다 두드러짐
Jones & Jones	10	20	0.52	M 0.063 W 0.072	즉시, 지연 회상	있음	여성은 지연 회상에 중대한 손상을 보였지만 즉시 회상은 손상이 나타나지 않음

a 체지방량 차이에 대해 용량을 조정함

주 : 이 연구에서는 알코올 소비에 따른 단기간의 인지 과업을 하는 것이 남성보다 여성이 보다 많은 손상을 받는 것으로 나타남

자료 : Mumenthaler, et al., 1999 재인용

제2절 임신 중 음주

대부분의 연구에서 임신기간 중의 알코올 소비는 태아알코올증후군(FAS : fatal alcohol syndrome)과 알코올과 관련된 발달장애(ARDN : alcohol-related neurodevelopmental disorder)를 가져온다(Stratton, et al., 1996 ; Maier, West, 2001).

이는 임신기간 중에 음주경험이 있는 여성의 모든 아이들에게서 나타나는 것이 아니라 임신기간 중 과음을 하는 여성의 대다수에서 FAS나 ARDN으로 진단된 아이가 태어난다. 더구나 FAS와 ARDN은 개인별로 손상의 차이가 있다. 이러한 요소가 되는 것은 어머니의 음주 경향, 물질대사의 차이, 임신기간 동안의 알코올 소비시간 등에 따라 달리 나타난다(Maier, West, 2001).

1. 음주와 뇌 발달

〈그림 17-1〉은 신생쥐의 출생 후 4~10일 동안 알코올 투여를 통한 두뇌형성과정을 실험한 연구로 3군의 실험군과 통제군으로 나누어 실험하였다. A집단은 매일 4시간마다 하루에 몸무게 Kg당 전체 4.5g의 알코올을 투여했다(g/Kg/day). B집단은 같은 양의 알코올(4.5g/Kg/day)을 8시간마다 공급하였다. 집단C는 전체 6.6g/Kg/day를 투여하고, 매일 24시간 마다 공급하였다. 통제 동물들은 같은 시간 동안 알코올을 투여하지는 않았다. 각 집단의 최고 혈중 알코올 농도(BACs)는 〈그림 17-1 A〉에서 수치를 확인할 수 있다. 10일 후에 쥐의 전체 뇌 무게를 측정한 것은 〈그림 17-1 B〉이다. 집단 A는 가장 낮은 뇌의 무게를 보여주는 반면에 집단 C의 뇌의 무게는 거의 정상이다. 따라서 BACs의 수준이 뇌의 무게 감소와 가장 관련이 큰 것으로 추측되어 진다(Maier, West, 2001).

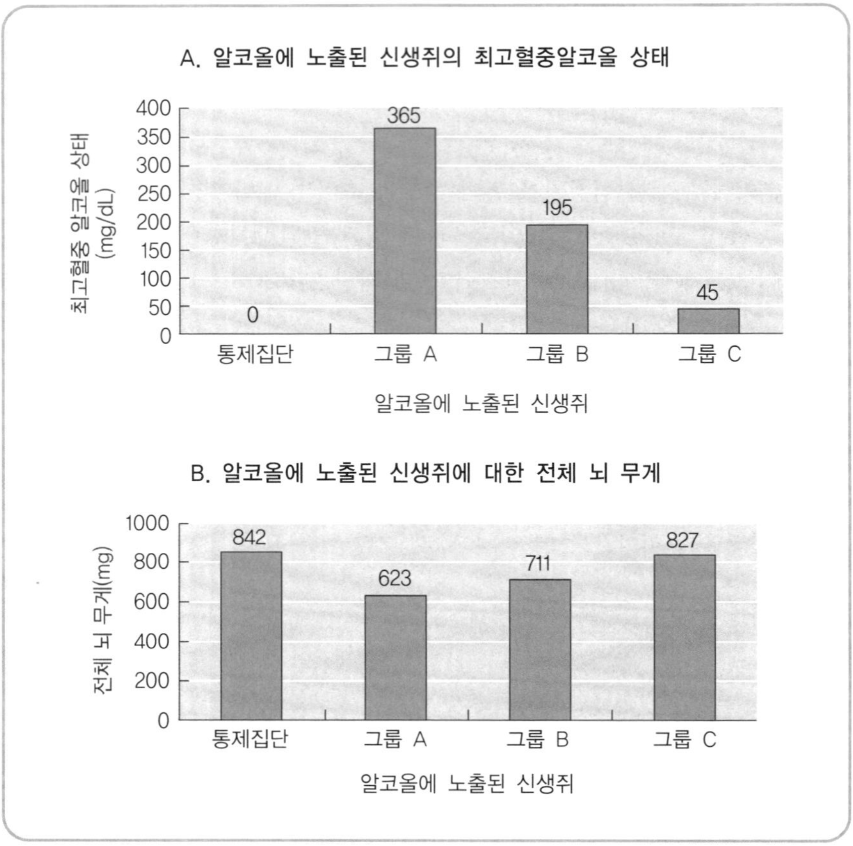

그림 17-1. 쥐의 신생기(생후 1개월 이내) 알코올 노출 정도에 따른 뇌 발달

2. 음주와 정신기능의 발달

자녀의 정신발달에 대한 폭음(binge drinking) 노출의 결과에 대한 시계열 연구(Ann Sterissguth, et al, 1989)에서, 임신한 여성에 대한 두 시간 동안의 음주량(얼마나 많이 마셨는가), 빈도(얼마나 자주 마셨는가), 시기(임신단계에서 알코올과 관련된 것을 마셨는가)를 고려한 알코올 소비를 조사하였다. 이 접근은 알코올 소비의 수준과 양식 모두를 반영하는 것이었다. 이후 조사대상

여성의 자녀들을 최소 14년 동안 관찰하였고, 학습, 금전, 그리고 다양한 형식의 인식과정을 반영한 여러 가지 과업 수행 결함과 연관된 구체적인 나이를 조사하였다(Maier, West, 2001).

자녀들이 7.5세가 되었을 때 나타난 결과는 임신을 인식하기 전 한 달 동안 어머니의 폭음이 태도, 금전, 복잡한 문제해결과 같은 인식과정에서 신경행동학적 결함을 유도하는 것으로 나타났다. 더구나 그들의 어머니가 임신을 인지하기 전에 폭음에 노출되었던 자녀들은 학습적인 문제를 가지고 있거나, 지적수준이 평균 이하이거나, 성격이 부산하고 충동적이었다. 자녀들이 11살이 되었을 때는 어머니의 폭음에 의한 결과로 산만함과 인내심 부족의 문제를 가지고 있는 것으로 분류되었다(Olson, et al., 1992). 아이들이 14살이 되었을 때에는 어머니의 '수시폭음의 횟수'로 인한 다양한 부정적인 신경행동학적 문제를 보여주었다(Sterissguth, et al., 1994b). 임신한 여성의 평균음주 횟수는 이후 아이들의 중요한 읽기와 산수 기술의 수행에 비례적으로 나쁜 영향을 미치는 것으로 나타났다(Maier, West, 2001).

폭음 방식의 해로운 결과는 미국의 디트로이트(Detroit)나 미시간(Michigan)에서 연구된 어머니와 태아에 관련된 자료로부터 확인할 수 있다(Aobson, et al., 1998). 조사자는 평균적으로 최하 5잔 정도의 음주를 하거나 주당 적어도 1번은 폭음을 하는 어머니에게서 태어난 아이는 출생 시 체중, 정신운동성 발달척도(bayley mental and psychomotor developmental scales), 유도된 놀이 시험(elicited play test), 그리고 속도 과정 시험에 의해서 명백하게 기능적인 문제를 가지고 있는 것을 발견하였다. 이러한 결과는 알코올을 폭음과 같은 양상으로 하루에 평균적으로 0.50온스를 소비했을 때 발생되었다(Maier, West, 2001).

임신기간 동안에 적정수준의 알코올에 노출된 아이들도 성장 시 결함과 지적행동에 문제를 보여준다. 이것만으로도 치명적인 알코올의 해로운 증상을 발견할 수 있다. 이와 관련된 조사는 이러한 문제들이 학교생활과 동료관계 등 기본적인 일상 생활 기능에 대한 아이들의 능력에 영향을 미치는지를 평가하기 위해 시작되었다. 물론 적정수준의 음주자들의 자녀들에게서도 문제가 발견되었으며, 하루 1~2잔을 소비한 여성보다는 하루에 여러 잔을 소비한 산모의 아이들에게 더욱 충격적인 결과가 나타났다(Jacobson, Jacobson, 1999).

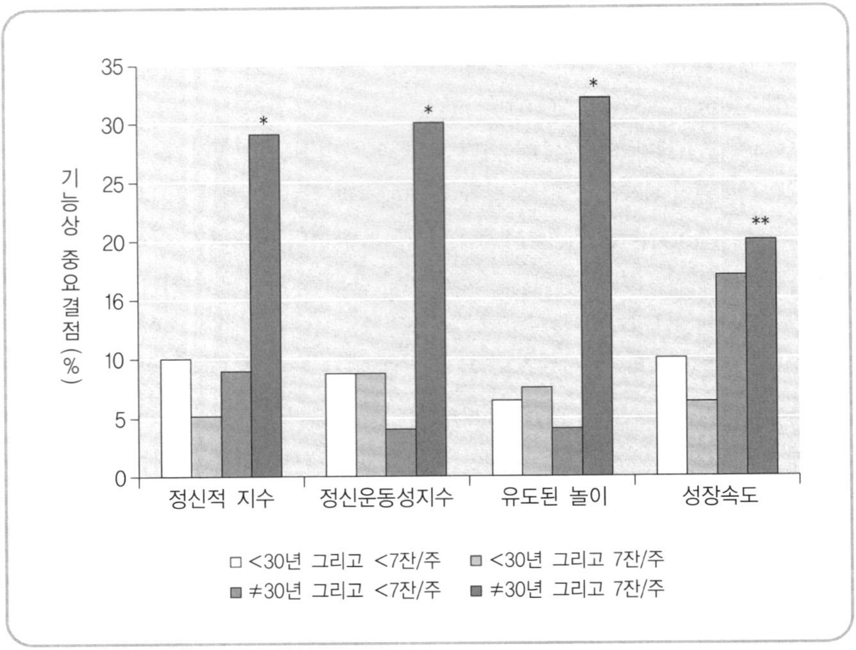

그림 17-2. 출생 시 산모의 연령과 임신 중 음주정도에 따른 자녀의 기능 결함 비율차이 * $p<0.1$, ** $p<0.01$.

출처 : J.L. Jacobson, et al., 1996 ; Jacobson, Jacobson, 1999 재인용 및 재구성

위의 〈그림 17-2〉는 출생 시 산모의 연령과 임신 중 주간 음주량에 따른 자녀의 정신적 기능의 결함비율의 차이를 보여주는 그림이다. 모든 영역에서 30세 이상 산모이면서, 임신 중 주당 7잔 이상의 음주를 한 산모의 자녀들의 정신적 기능 결함 비율이 현저히 높다. 또한 30세 미만이나 주 7잔 이상을 마신 산모의 자녀의 기능발달상 결함 역시 높은 것을 볼 수 있다(Jacobson, Jacobson, 1999).

임신 중 폭음(종종 하루 5잔 이상 음주 경험자)을 한 산모와 비폭음 산모의 자녀의 기능적 결함 비율을 보면 폭음한 산모의 자녀의 57%가 기능적 결함을 보고하고 있으며, 비폭음 산모의 자녀의 21%가 기능적 결함을 보고하고 있다 〈표 17-2〉.

표 17-2. 유아기 자녀의 기능결함의 발생과 임신기간 동안 폭음과의 관계

기능적 결함	drinks per occasion	
	<5	≥5
예	4(21%)	16(57%)
아니오	15(79%)	12(43%)
계	19(100%)	28(100%)

자료 : Jacobson, Jacobson, 1999.

3. 태아알코올증후군

에탄올은 신속히 태반을 통과하여 태아 혈액 순환계로 들어간다. 태아의 알코올 중독증상은 정신지체와 함께 3가지 주요 특징이 나타난다. 소두증, 태아기(출생 전)의 성장 결핍, 그리고 짧은 안검렬이다. 다른 특징으로는 출생 후 성장 지체, 사지 및 관절 이상, 섬세한 운동 기능장애, 기억장애, 학습장애, 심장질환, 그리고 외부 생식선과 내이의 이상이 있다. 알코올 중독 여성에게서 태어난 아이는 정신지체가 자주 나타나며, 이는 해마의 기능 부전과 관련이 있다. 또한 납작한 얼굴과 같은 얼굴의 특징적인 형태 이상을 나타낸다(Stratton, et al., 1996). 알코올 섭취 양이나 횟수와 태아알코올증후군 사이

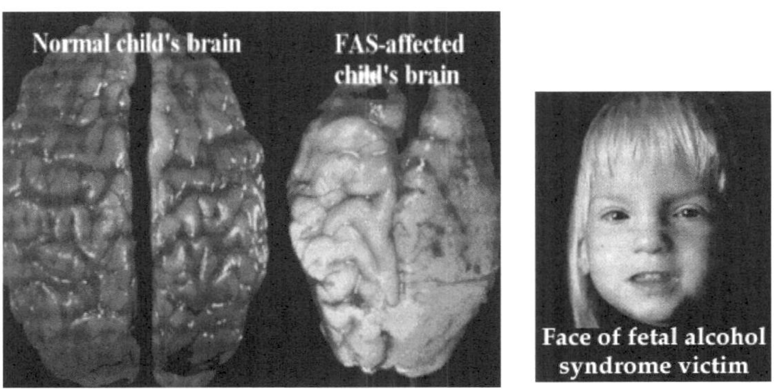

그림 17-3. 정상아의 뇌와 태아알콜증후군의 뇌(좌)와 아이의 얼굴

에는 어떤 관계가 있는가? Wilkie와 Polygenis 등의 연구에 의하면 1일 2회 이상 주 8~14회 이상, 하루에 3온스 이상에 해당하는 양의 에탄올을 섭취할 때 태아의 기능장애가 뚜렷하게 나타났다(Wilkie, 1997 ; Polygenis, et al., 1998). 태아알코올증후군의 원인으로는 순환 아미노산 이상, 저혈당, 모체 간 독성의 결과, 아세트알데히드 독성 및 세포막 기능 변화 등이 제기되었다. 조사에 의하면 태아알코올증후군은 영양이 부실한 가난한 산모, 흡연 산모, 임신기간 동안 적절한 의료 혜택을 받지 못한 경우 및 마약을 했던 산모가 음주를 하는 경우 그 발생률이 훨씬 높아진다(Stratton, et al., 1996). 태아의 중독을 막는 가장 좋은 방법은 임신기에 여성이 음주를 하지 않는 것이다(정재훈, 2000).

제18장 청소년의 음주

제1절 생리적, 생물학적 발달과정어 미치는 알코올의 영향

청소년기는 급격한 성장과 신체적인 변화가 일어나는 시기이다. 따라서 청소년기의 음주가 장기적으로 이러한 발달을 방해할 수 있는지에 관하여 고찰해야 할 필요가 있다. 현존하는 근거에 의하면 청소년에게 간경변과 간염, 위염, 췌장염 등 알코올과 관련된 심각한 만성장애가 거의 나타나지는 않지만, 청소년의 과음에는 간, 골격, 내분비계 발달과 성장 과정상의 부정적 영향이 따를 가능성이 크다. 동물 모델 연구는 조기음주가 발달 중인 뇌에 해로운 영향을 끼침으로써 생애 후기의 인식력에 문제를 발현시킴을 보고하였다. 일부 연구는 청소년기의 음주가 성인에 비하여 단기간에 간, 골격, 내분비계, 뇌와 성장의 상호작용에 부정적 영향을 끼칠 수 있다고 보고하였다.

간 질환은 과음의 흔한 결과이다. 심각한 알코올성 간질환은 전형적으로 장기간의 과음으로 인하여 발현된다. 장기간의 과음으로 증가된 간 효소는 음주장애가 있는 청소년이나 적당량의 알코올을 섭취한다 하더라도 과체중인 청소년의 경우 나타날 수 있는 알코올의 부정적 영향의 주요인으로 작용한다.

사춘기에 가속화되는 성장 요소 및 성호르몬의 폭발적 분비는 성적 성숙,

신장 증가, 근육 증가, 골격 발달이 이루어지게 만든다. 한 연구는 알코올이 사춘기 소년 소녀 모두의 성장호르몬과 성호르몬을 감소시킬 수 있다고 보고하였다. 난소가 성호르몬에 영향을 받음으로, 알코올은 성호르몬 분비를 조절하는 뇌하수체가 위치한 뇌와 난소 사이의 상호작용을 방해하게 된다. 사춘기의 수컷 동물에 대한 단기적 알코올 투여와 장기적 알코올 투여 모두가 테스토스테론 감소를 나타낸 것과 같이, 알코올 사용은 연령에 따른 호르몬의 수준을 변경시킨 것이다.

알코올과 청소년의 골격 발달에 관한 연구는 제한되어 있다. 청소년기의 수컷과 암컷 쥐에 관한 연구는 청년기 동안의 만성적 알코올 소비가 다리 골격의 성장을 저해하였다고 보고하였다. 한 연구는 과음을 한 암컷 쥐가 골격의 길이와 밀도에 증가를 보였을 뿐 아니라 더 잦은 만취에도 신체적 변화를 나타내지 않는다는 것을 발견하였다. 청소년 남성의 알코올 소비는 골밀도를 감소시켰다.

뇌 또한 청소년기 동안 변화를 보인다. 청소년은 음주 시 성인보다 과음을 하는 경향이 있으며 이는 청소년이 숙취에 관한 부정적 영향에 대하여 보다 적은 민감도를 보이는 것과 관련된 것으로 보인다. 그러나 일부 연구들은 청소년이 뇌에 관하여서는 알코올의 부정적 영향에 대하여 보다 민감하다고 보고하였다. 쥐에 관한 연구는 알코올이 성인기의 동물보다 청소년기 동물의 공간 기억능력에 더 많이 손상을 끼친다는 점을 발견하였다. 이에 관한 기전은 알코올이 신경 충동의 임무 수행 학습에 속한 신경세포들 사이의 공간을 연결시키는 경험의 반복과정을 성인기보다 청년기에 더 많이 방해한다는 것이다. 알코올 민감도에 관한 상이함의 근거는 현재 확실히 규명되지 않았다.

연구는 또한 성인의 만취와 청소년의 만취에 관하여 상이점이 있다는 것을 보고하였다. 일반적으로 청소년에서 성인으로 성장해가는 연령에서는 근육의 상호작용의 원동력에 미치는 알코올의 영향에 대하여 더욱 민감해진다. 그러나 한 연구에서는 간헐적으로 알코올에 노출된 청소년기 쥐의 경우 이러한 민감도 증가가 전혀 발견되지 않았다. 인간과 동물 모두를 대상으로 한 다른 연구는 청년기의 뇌가 만성적 알코올 남용에 관하여 성인보다 더욱 취약할 것이라고 본다.

만취 상태 정도의 음주를 행한다고 응답한 14세 이하의 청소년 역시 21세 이후 음주를 행한 사람들보다 생애의 어떤 시점에 알코올 의존 진단조건에 해당될 가능성이 네 배 정도 더 높아졌다. 알코올 장애 위험 표지로써의 조기음주에 관한 중요한 의문점은 조기의 알코올 노출이 신경발달 과정을 변경시켜 후발적 남용 위험을 증가시킬 것인가 하는 점이다. 쥐에 관한 연구는 태아기나 이른 신생아기에 경험된 알코올에의 노출이 나중 생애에 알코올의 냄새와 소비에 관한 선호도를 크게 증가시킨다고 보고하였다. 음주와 연관된 청년의 사회적 경험 역시 나중 생애의 음주에 영향을 끼칠 것으로 보인다. 향후의 연구는 조기의 알코올 노출이 생애의 음주 문제에 영향을 미치는지와, 영향을 미치는 방식에 관한 의문점을 해결할 필요가 있다.

제2절 성장과정과 내분비계에 미치는 알코올의 영향

일반적으로, 지난 세기 동안 초경 연령으로 정의한 여성의 사춘기 진입 시기는 그 나이가 지속적으로 낮아졌다. 여성의 사춘기 진입이 계속 낮아질 것인지와 그 비율의 정도에 관해서는 논쟁이 계속되어 왔다(Lee, Guo, Kulin, 2001 ; Honey, Galef, 2003). 남성의 사춘기 발현에 관련된 정보는 발달 지표 평가의 난해함으로 인하여 훨씬 적다. 그러나 1983년과 1994년 사이, 그리고 1963년과 1970년 사이의 두 국가 조사 자료를 비교한 연구는 스텐다드 태너 스테이징(Standard Tanner staging ; 신체발달단계)에 의해 측정된 바와 같이 후세대 미국 소년의 조기 사춘기 진입을 보고하였다(Honey, Galef, 2003 ; Karpati, Rubin, Kieszak, et al., 2002). 특히 소녀의 이른 사춘기 진입이 조기음주와 흡연, 그리고 기타 약물과 연관되어 있다는 결과들은 놀라운 사실이 아니다. 게다가 조숙한 청소년의 음주는 정상적인 성장 및 신경내분비계의 발달 과정의 붕괴를 가져올 수 있다.

남성과 여성의 사춘기는 시상하부의 뇌하수체의 생식선 축이 활성화됨으로써 발현된다. 시상하부에 위치한 생식선 분비선의 호르몬 분비가 생식성 스테로이드 호르몬 생성을 증가시킴으로써 난포 호르몬과 황체 호르몬 낭의 분비를 자극하게 되고, 이는 성장호르몬과 성장 요소 생성에 관여하는 인슐린의 증가로 전환된다(Mauras, Rogol, Haymond, Veidhuis, 1996). 일부 연구는 안드로젠과 에스트로젠 모두가 성장호르몬 생성을 자극하며, 에스트로젠이 남성의 사춘기 성장호르몬 생성에 관한 기전 역시 조절할 것이라고 보고하였다(Mauras, et al., 1996 ; Dees, Srivastava, Hiney, 2001). 이러한 호르몬 증가는 생식기관의 성숙을 촉진할 뿐 아니라 골격 강화에도 영향을 미친다. 실제로 급격한 발달기의 음주는 정상적 성장과 생식 분비선이 위치한 시상하부와 난소, 정소 등 다양한 목표 기관에 영향을 미침으로써 정상적인 성장 뿐 아니라 내분비계 발달 또한 저해하게 된다.

알코올과 내분비계 발달에 관한 대부분의 인간과 동물 연구는 일반적으로 여성과 암컷을 대상으로 실시되었으나, 남성과 여성 두 성별에 관하여 제공된 일부 자료는 알코올이 신경내분비 기능에 상당한 영향을 미친다고 보고하였다(Dees, Srivastava, Hiney, 2001). 한 연구는 알코올 섭취가 사춘기 소녀의 에스트로젠 수준을 감소시키며 사춘기 중기 소녀의 황체 호르몬과 테스토스테론 수준 모두를 감소시킨다는 점을 발견하였다(Diamond, Ringenberg, Macdonald, et al., 1986 ; Frias, et al., 2000a). 심각한 알코올 중독은 IGF−1(insulin-like growth factor−1) 또는 IGFBP3(insulin−like growth factor binding protein−3)의 큰 변화 없이 남녀의 성장호르몬(growth hormone ; GH)을 감소시켰다(Frias, et al., 2000a).

암컷 쥐의 알코올 섭취는 특정한 생성 호르몬 분비를 억제함으로써 사춘기로의 진입을 지연시켰다(Spear, Molina, 2001). Dess와 학생들의 연구(2000)는 미성숙한 암컷 짧은 꼬리 원숭이가 매일 알코올에 노출될 때, 상대 집단과 비교하여 성장호르몬과 난포자극호르몬(follicle−stimulating hormone ; FSH)과 황체형성호르몬(luteinizing hormone ; LH), 에스트라디올(estradiol), IGF−1(FSH나 Leptin은 아님)의 수준이 감소된다는 결과를 도출하였다. 또한 알코올은 초경 연령에는 아무런 영향을 미치지 않았으나 다음 월경과의 간격을 늘림으로써 정기적 월경 주기 발달 과정을 방해하였다. 쥐에 관한 부가적 연구는 알코올이 IGF−1, IGF−1 수용기, NO 시스템, StAR, 에스트라디올 감소와 관련된 난소 내부 시스템의 작용을 방해한다고 보고하였다(Dees, Srivastava,

Hiney, 2001). 알코올은 뇌와 뇌하수체 분비, 난소 간의 상호작용을 방해할 뿐 아니라 난소에 국한된 정기적 기관계에도 직접적인 손상을 발현시켰다(Dees, Srivastava, Hiney, 2001). 사춘기 수컷 쥐의 만성적 알코올에의 노출은 혈장 테스토스테론을 감소시켰다(Tentler, et al., 1998). 알코올이 영향을 미치는 주요 기관 이외에도 뇌하수체, 시상하부, 생식기관과 알코올의 연관성에 관한 많은 근거가 존재한다(Emanuele, et al., 1999a). IGF-1, 성장호르몬 방출인자(growth hormone releasing factor ; GRF), GRF mRNA의 구성요소가 다양한 투여 형식에 의존하는데 반하여, GH 수준은 수컷 사춘기 쥐의 만성적 알코올 섭취에 영향을 받았다.

실제로 이러한 자료들이 조기에 사춘기에 진입한 여성의 음주가 생식 기관의 성숙에 부정적인 영향을 미칠 것이라는 예견을 뒷받침하지는 않는다. 남성의 생식기능에 알코올이 장기적인 영향을 미칠 것인지는 아직 규명되지는 않았으나, 남녀 모두 테스토스테론 혹은 에스트로젠과 같은 GH 수준이 알코올에 의해 변화된다는 사실은 이러한 호르몬이 성장기의 신체 기관 성숙에 중요한 역할을 할 것이라는 점을 의미한다.

제3절 골밀도와 성장에 미치는 알코올의 영향

1. 알코올과 골격

역학연구는 알코올 소비와 골격 파손 간의 밀접한 연관성을 발견하였다. 알코올 중독자가 음주로 인한 생활리듬과 균형 장애로 사고 및 부상을 입었을 경우, 이들은 일반적으로 골밀도 저하에 따르는 골격 파손으로 고통을 받게 된다. 소량의 알코올 소비가 골다공증을 예방한다는 최근의 연구가 있기는 하지만 과음은 전형적으로 심각한 척추 통증과 척골 기형, 손목 및 골반 골절로 특징화되는 골다공증을 유발한다.

아동기의 골격 성장 및 재생은 (1) 골격을 부러뜨리는 파골 세포와 (2) 새

골격에서 나오는 골아 세포로 나뉘는 두 가지 형태의 세포들의 공동 작용으로 진행된다.

순환적 골격 재생은 골밀도 조절과 유지를 위하여 성인기까지 지속된다. 약 10%의 골격이 이러한 과정을 겪게 되며, 성인의 골격 형성 비율과 재생 비율은 매우 밀접한 관계에 있다. 골격 연령은 20세에서 40세 사이에 하락하여 70세에 이르면 골밀도가 40%까지 하락한다. 폐경기에 골격 연령의 급속한 하락을 경험하게 되는 여성은 남성에 비하여 골다공증 발병률이 더 높다.

알코올은 골격 재생을 저해한다. 알코올 중독자에 관한 연구들은 일반적으로 알코올 중독자의 골격 질환이 정상적인 골격 형성을 매우 억제한다고 보고하였다. 음주로 인한 골격 변화는 금주로 확실한 개선이 가능하다. 음주는 최고 골밀도를 달성하기 위해 빠른 골격 성장이 이루어져야만 하는 청소년기에 특히 해로운 영향을 미치게 되며, 이로 인하여 골다공증의 발현 및 고착 위험이 증가하게 된다.

2. 알코올로 인한 골격 질환 발생 기전

장기간의 음주는 골격 성장 및 재생 과정을 저해하며 골격 약화의 위험성 증가와 골밀도 하락을 초래한다. 알코올이 골격에 영향을 미치는 경로로는 알코올 그 자체가 골격의 대사과정을 방해하는 직접적 경로와 호르몬 등을 통하여 골격에 영향을 미치는 간접적 경로가 있다. 여성 생식 호르몬인 에스트로젠이 알코올 소비를 조절하는지는 명확하지 않지만 적어도 골격 대사과정에는 영향을 미치는 것으로 나타났다.

많은 연구자들이 알코올이 골아 세포 형성을 감소시킨다고 보고하였다. 알코올은 알코올 중독자의 음주 수준 농도의 배양균에서 생성되는 골아 세포 증식을 억제할 수 있다. 많은 도시에서 법적 음주 상태로 정의하는 알코올 수준의 약 절반인 0.044%의 혈중 알코올 수준에 상응하는 알코올 농도에서도 골아 세포 형성률이 20%가 하락하였다. 알코올은 또한 골격 재생을 돕는 성장 요소 및 화학적 운반체의 한 종류인 인슐린에서 일어나는 세포 반응을 억제함으로써 골아 세포 기능을 감소시킨다.

파골 세포 수에 미치는 알코올의 영향에 관한 연구는 모순된 결과를 나타내나, 대체적으로는 알코올이 특정 인터루킨6(interleukin-6 ; IL-6)의 수준을 증가시킴으로써 파골 세포 활동을 자극하여 골다공증을 발현시킨다고 보고하였다.

3. 실험에 의한 결과

골격 발달에 미치는 청소년 음주의 영향에 관한 연구는 그다지 많지 않고, 이에 대한 가장 유용한 자료는 동물 실험으로 도출되었다. 청소년기인 60일 동안(신생아기의 35일에서 90일) 알코올을 만성적으로 섭취하며 양육된 수컷 쥐에게서는 다리 길이의 감소와 다리의 골간단(metaphyseal)과 외피 골격 성장이 축소되었다(Wezeman, et al., 1999). 알코올이 골격에 미치는 영향은 IGF-1가 아닌 테스토스테론의 저하로 인한 골아 세포 형성 축소로 조절된다. 게다가 금주로도 정상적인 골격 대사가 완전히 정상화되지 않았다. Sampson 등(1999)은 4주 동안의 에탄올 액체 식이요법을 통한 실험에서 암컷 쥐의 만성적 알코올 소비가 다리의 길이 감소 또는 골격 외피와 조직의 축소를 발생시키며 금주를 시행해도 이러한 증상들이 회복되지 않는다는 점을 발견하였다. 흥미로운 점은 청소년기 암컷 쥐의 경우에는 골격의 길이와 무게, 밀도에 증가를 보이거나 변화가 나타나지 않았다는 것이다. 청소년기 남성은 알코올 소비와 골격의 무기질의 밀도간에 반비례적인 관계가 나타났으나 여성은 그렇지 않았다는 연구결과도 있다(Fehily, et al., 1992 ; Nevile, et al., 2002). 향후에는 알코올 소비량과 소비패턴에 따른 사춘기 골격 성장에 관한 연구가 진행되어야 한다고 본다.

제4절 조기음주의 결과

1. 조기음주로 인한 문제

알코올의 반복적 섭취는 알코올의 부작용에 대한 내성을 증가시킴과 동시에 알코올에의 민감도 역시 증가시킨다. 쥐를 대상으로 한 연구들은 성인보다 청소년에게 에탄올로 발생된 엔엠디에이(N-Methyl-D-aspartic acid ; NMDA)에 의한 신경 연접부의 잠재력과 장기적 잠재력의 억제가 더 많이 발현된다는 점을 보여준다(Swartzwelder, Wilson, Tayyeb, 1995a ; 1995b). 알코올로 인한 NMDA 민감도 발달현상은 해마(hippocampus)에서 관찰되며, 가장 최근에 미친 영향은 후부대상피질(posterior cingulate cortex)의 피라미드 모양의 세포 내에 위치한 hippocampus 외부에서 발견된다. 행동학적 관점에서, 청소년기의 알코올 노출에 따른 민감도 증가는 청소년기 쥐가 심각한 에탄올에의 노출 이후 공간 기억 습득력에서 성인보다 더 많은 손상을 나타낸 연구로 증명되었다(Markwiese, et al., 1998). 알코올 내성과 민감도에 대한 개체적인 행동학적, 신경생물학적 기전은 에탄올에 대한 민감도와 알코올남용 및 중독의 고착화 간의 관계와 마찬가지로 불분명하다.

청소년기 쥐의 알코올에 대한 노출은 기억능력에 장기적 변화를 일으키며 알코올이 발생시키는 운동신경 손상에 대처하기 위한 민감도의 정상적 발달을 저해하였다(White, et al., 2000). 또한 청소년기의 장기적인 알코올에의 노출은 에탄올의 양에 따른 신경생리학적 변화와 에탄올의 부작용에 대한 내성, 금주에 대한 강력한 저항, 대뇌 피질(cerebral cortex)과 해마의 장기적인 신경생리학적 변화를 나타내었다(Spear, Molina, 2001). 또한 만성적 에탄올 섭취에 대한 치료는 반복된 금주로 발생된 신경독성으로 인한 NMDA의 증가를 가져올 수 있다(Hunt, 1993). 이 가설의 주안점은 알코올 및 약물 금단 증상이 성숙한 청소년과 젊은 성인에게 행해지는 제독치료 시에 발생하는 신경생리학적 손상의 주원인이라는 점이다(Brown, et al, 2000 ; Tapert, et al., 2002). 또한 최근의 연구에서는 알코올 남용 및 의존 경험이 있는 청소년의 hippocampus의 축소가 발견되었으며, 십대 알코올 남용자를 대상으로 한 초기 조사는 장기적인 만성 음주로 인한 가장 심각한 손상으로써 뇌량(corpus callosum)의 회백질 미세 구조상의 비정상적인 변화를 발견하였다(Tapert, et al., 2003). 과도한 에탄올을 섭취함으로써 만취 상태에 노출된 미성숙한 쥐들은 후각전두피질(olfactory frontal cortex), 전면부말초비강(anterior perirhinal), 이상 피질(piriform cortex) 등 전면부의 피질(anterior cortical) 영역에 성인

쥐보다 더 큰 손상을 입었다(Crews, et al., 2000).

십대의 만취 음주와의 연관성의 보다 용이한 이유를 규명하기 위해서는 뇌 구조와 신경화학, 정신 기능에 영향을 미치는 만성적 만취 방식에 관한 연구가 필요하다. 청소년의 만취적 음주의 치료는 동물 실험을 참고하여 행해져야 한다. 만취 음주는 일반적으로 금주가 수반되지 않으므로, 알코올 자체에 의한 손상과 반복된 금주로 인한 손상 간의 구별은 중요하게 다루어져야 한다. 동물 모델의 장기적인 사춘기 기간은 음주에 따른 다양한 형식과 기간의 광범위한 조정을 가능하도록 만들며, 이는 알코올 노출에 대한 장기적 결과에 대한 연구에 도움이 될 수 있다. 새로운 신경해부학적, 신경형상적 기술모델들은 사춘기 음주와 관련된 뇌 연구에 좋은 기회를 제공할 것이며, 청소년기 뇌의 보다 뛰어난 적응성이 치유에 대한 용이성을 가능하게 할 수 있을지에 대한 해답을 줄 수 있다.

2. 향후의 알코올 남용을 예견하는 조기음주

14세 이전의 조기음주는 향후의 알코올 남용 혹은 의존과 강력하게 연관되어 있다(Grant, Dawson, 1998). 이 효과에 관한 명백한 두 가지 설명은 다음과 같다. 첫 번째, 조기음주는 후향적 알코올 남용에 대한 원인 요소를 예견하는 큰 지표이다. 하나의 행동에 적어도 하나 이상의 행동적 요소가 존재한다는 점에 관한 확실한 근거가 존재하며, 이에 따라 조기음주는 후발적인 음주장애위험 증가에 관한 확실한 예견 지표이다(Neivile, et al., 2002 ; Zucker, Wong, 2005).

두 번째, 청소년기의 알코올 노출은 실제로 나중 시기의 알코올 남용 증가를 유도하는 신경발달적 과정을 변경시킨다. 예를 들어, 음주는 신경계의 정상적 성숙 및 신경가지의 재배치와 변경을 촉진할 수 있다. 태아기나 이른 신생아기에 소량이나 중간 정도의 양의 알코올에 노출된 쥐는 향후 에탄올 냄새와 소비에 관하여 높은 선호도를 나타내었다(Honey, Galef, 2003). 알코올에 대한 어린 쥐의 반응 역시 어미와의 상호작용이나 만취 상태의 어미에 의한 양육 등과 같은 사회적 요소에 의하여 달라졌다. 근래에 행해진 한 연구는 에탄올에 취한 어미에 의해 양육된 경험이 유아기 및 청소년기 쥐의 에탄올 소비를 촉진하였다고 보고하였다(Pepino, et al., 2004). 그러나 향후의 알코올 소비와 관련된 청소년기의 알코올 섭취를 조사한 동물 연구는 상대적으로 적으며, 연구결과에 일관성이 없었다(Spear, Varlinskaya, 2005). 그러나 미성숙한 동물에 관한 연구 사례와 마찬가지로 청소년의 음주와 관련된 사회적 경험은 향후의 음주 행동에 영향을 미칠 것으로 보인다(Varilnskaya, Spear, 2002). 조기의 알코올에의 만성적 노출과 알코올 문제에 인과 관계가 존재하는가를 밝히기 위해서는 핵심적 기전 규명을 포함한 더 많은 연구가 행해져야 한다. 영장류의 장기적인 사춘기는 알코올에의 조기 노출과 관련된 연구에 좋은 기회를 제공할 것이다.

3. 간, 내분비계, 골격에 미치는 영향

성인의 만성적 알코올 남용 및 의존에 따른 의학적 결과는 잘 알려져 있다. 이는 간질환과 폐의 질병, 면역반응 기능의 붕괴, 내분비계 호르몬 장애, 뇌의 변화 등으로 나타난다. 그러나 청소년의 알코올 남용과 건강 문제에 관한 조사는 희박하며, 주로 자가 기록에 의존하고 있다. 현존하는 근거에 의하면 청소년기에는 알코올 의존과 관련된 간경변, 간염, 위염, 췌장염 등의 심각한 만성 장애가 거의 나타나지 않는다.

그러나 알코올로 인한 심각한 기관 손상이 청소년기에 시작된 장기적 만성 과음의 결과인지, 혹은 성인기까지 누적된 축적 과정의 결과인지, 또는 심각한 알코올 관련 건강문제가 십대에 발생할 가능성이 있는지에 관하여 상세한 연구가 행해져야 할 필요가 있다. 몇 가지 연구는 과음 경험이 있는 청소년이 간, 골격, 성장, 내분비계의 발달에 관한 부정적 영향을 나타낼 가능성이 있다고 보고하였다. 청소년의 뇌에 미치는 만성적인 알코올 소비의 영향은 '조기음주에 따른 장기적인 행동학적, 생리학적 결과'에서 거론된다.

제19장 노인의 음주

제1절 노인인구 증가와 음주로 인한 부담

미국의 인구 구성은 20세기 전반에 걸쳐 변화를 겪어 왔는데 특히 노인 인구의 증가가 가장 두드러지게 나타난다. 1900년에는 65세 이상 인구가 3백만 명이었는데 비해 1995년에는 34백만 명으로 집계되었고 이 증가 수치로 보아 2020년에는 노인인구가 53백만 명까지 증가될 것으로 예상된다. 다시 말하면 1900년도의 노인 비율은 30명 중 1명이었고, 1995년에는 8명 중 1명이 노인 인구였는데 비해 2020년에는 전체 인구 중 6명 가운데 1명이, 10년이 지난 2030년에는 인구 5명 가운데 1명이 노인일 것이라 추정된다. 큰 폭의 변화는 2010년을 기점으로 20년 동안 일어날 것으로 예상되는데 2010년부터 2030년까지 65세 이상의 노인 인구 비율은 73%까지 증가될 것으로 보여 진다.

우리나라도 상황은 비슷하여 이미 고령화 사회(Aging Society)가 빠른 속도로 진행되고 있다. 지금은 생산층 인구 여덟 명이 한사람의 노인을 부양하여야 하나, 곧 다섯 사람이 한 명을 부양해야 하는 시대가 도래 하게 될 것이다. 더 심각한 것은 노인들의 약 90%가 만성질환을 앓고 있으며, 사회 경제적으로도 매우 취약한 입장에 처해 있는 점이다. 노인 의료비지출에 있어서는 좀 더 심각한 양상을 보이고 있다. 다음 세대의 노인층은 오늘날의 노인층에 비해 더 나은 교육을 받은 계층이 될 것으로 보인다. 1993년에 Bernstein(1995)이 실시한 조사결과에 따르면, 미국 거주 65세 이상 인구 가운데 대학졸업자는 단지 12%로 나타난 것에 비해, 55세~59세 사이의 대학졸업자는 27%인 것으로 나타났다. 더 나은 교육을 받을수록 사회적으로나 경제적으로 더욱 건강한 삶을 유지할 가능성이 높다. 이러한 교육수준의 차이는 다음 노인 세대의 알코올 소비 변화의 척도를 제공해준다(Zucker, 1998). 음주는 노인인구의 건강을 결정하는 매우 중요한 요소이므로 이에 대한 교육을 통해 다양한 음주관련 질병과 사고 및 낙상을 예방하도록 하여야 한다.

제2절 노인의 알코올 흡수와 영향

일반적으로 노인에게 있어서 음주는 젊은 사람에 비해 그 해가 크다. 알코올은 신경계통에 작용하여 사람으로 하여금 긴장이 풀리게 하고, 말이 많아지고, 졸음을 느끼며, 부주의하게 하며 판단력을 흐려지게 한다. 비록 노인이 젊은 사람에 비해 술을 덜 마시기는 하지만 알코올의 영향에는 더욱 민감하다.

최근 미 정부 보고서에 의하면 노인의 1~5%가 심리적 · 신체적으로 알코올에 의존하는 '문제음주자'(problem drinker)로 나타나고 있다. 문제음주자는 남성 노인에게서 더 많은데, 이들 중 5~12%가 60대에 알코올과 관련된 문제를 지녔던 경험이 있다.

알코올은 노년이 될수록 위장에 즉각적으로 흡수된다. 알코올은 혈관에 침투한 후 온 몸속의 체액으로 퍼지게 되는데 이 때 체지방과 같은 몸의 구성 성분들의 영향을 받게 된다. 여성들이나 노인들은 남성들이나 젊은이들에 비해 근육량과 체지방 함량이 낮기 때문에 남성에 비해 보다 적은 양의 체액을 가지고 있다(Bien-enfeld 1987 ; Dufour, et al., 1992). 따라서 노인이 젊은 남성과 똑 같은 양의 알코올을 섭취할 경우 노인에게서 더 높은 혈중 알코올 농도를 관찰할 수 있다.

알코올은 주로 소장에서 흡수되어 간에서 대사가 이루어진다. 질병에 노출되지 않은 나이든 사람의 정상적인 간은 젊은 사람의 간과 똑같은 역할을 수행할 수 있다. 그러나 노인의 경우 간의 대사능력이 현저히 낮아지므로 알코올을 분해하는 능력이 낮아서 알코올의 영향을 더 크게 받게 된다(Scott, 1989).

알코올 대사의 첫 번째 단계는 알코올이 독성물질인 아세트알데히드(Acet-aldehyde)로 대사될 때 체내에 있는 산화력을 소유한 알코올 탈수소 효소인 ADH(Alcohol dehydrogenase)에 의해 알코올이 아세트알데히드로 전환된다. 다음 단계로써 아세트알데히드(Acetaldehyde)는 알데히드 탈수소효소(Aldehyde dehydrogenase)를 통해 초산으로 대사된다. 그 중 어느 정도의 알코올은 위에 있는 Gastric ADH에 의해 위점막에서 대사가 이루어진다. 주지할만한 사실은 이러한 ADH 효소의 분비가 남성들보다는 모든 연령대의 여성들에게서 더 낮게 나타나며 노령의 알코올 중독자일수록 더 줄어든다는 점이다(Richard, Richard, 1998). 이점 때문에 동일한 양의 알코올을 마시더라도 여성과 노인이 젊은 남성에 비해서 알코올에 영향을 더 크게 받게 된다.

같은 양의 알코올이라 할지라도 젊은이에 비해 노인에게 더 심각한 영향을 미치는데 그 이유는 다음과 같은 신체적 변화 때문이다.

첫째, 노인은 비록 같은 몸무게이며, 같은 양의 알코올을 섭취했다 할지라도 젊은이에 비해 더 취한다. 노인이 체액이 적기 때문이다.

둘째, 체중은 혈관을 통해 알코올이 분해되는데 지대한 영향을 미친다. 체중이 적게 나가는 사람일수록 알코올을 분해할 여지가 적기 때문에, 일반적으로 젊은이에 비해 체구나 체중이 왜소한 노인일수록 알코올이 뇌에 도달할 때까지 비교적 혈 중 농도가 높은 상태가 된다.

셋째, 노인은 위에 알코올을 분해할 수 있는 탈수소효소를 적게 갖고 있다. 같은 몸무게이면서 같은 양의 알코올을 섭취했을 경우, 노인은 젊은 남성에 비해 30% 이상의 알코올을 혈액에서 흡수하게 된다. 즉, 노인에게 1잔의 술은 젊은이에게 2잔의 술과 같은 영향을 신체에 미친다.

넷째, 간 혈류가 감소하여 간이 더욱 치명적인 해를 받는다. 그리고 간 효소의 감소로 간에서 알코올이 효율적으로 분해되지 않는다.

다섯째, 뇌의 감응도의 변화로 알코올은 뇌에 더 빨리 영향을 미친다.

제3절 노인음주와 사고 및 질병

1. 사고와 질병

Vogel Sprott와 Barett(1984)는 그룹 내에서 적당한 음주를 즐기는 19세~63세의 남성들을 대상으로 몸무게 1Kg당 0.72mL의 술을 20분 간격으로 2회 마시게 한 후 평균대를 걷거나 가는 끈에 구슬을 끼우게 하는 실험을 진행하였다. 음주로 인한 업무수행력의 장애는 연령이 높아질수록 더 심각했다. 알코올 남용을 일으키는 일반적인 사회 및 환경적인 문제들과 더불어 정신 집중 하락에 직접적인 영향을 미치는 알코올 섭취는 이와 연관된 여러 요인들과 더불어 노인들 사이의 낙상의 위험과 사고를 증가시킨다(Richard, Richard, 1998).

반면 Nelson 등(1992)은 플로리다 남부 마이애미 해변(South Miami Beach)에 위치한 한 병원에서 치료 중인 320명의 65세 이상 노인들을 대상으로 두 달 반에 걸쳐 연구를 진행하였다. 한 주에 마시는 알코올의 양에 따라 대상자들을 세 그룹으로 분류하여(1~3잔, 4~13잔, 14잔 이상) 관찰한 결과 낙상에 의한 외상과 평균적인 주당 알코올 섭취량의 상관관계는 발견되지 않았다(Richard, Richard, 1998)

그러나 나이, 성별, 몸무게와 흡연 여부로 대상을 분류하여 행해진 Framingham의 연구 자료에 따르면 65세 이상 노인들의 주당 2~7온스에 해당하는 알코올 섭취는 엉덩이 골절(hip fractures)과 관계가 있는 것으로 나타났다.

또한 알코올 섭취는 골다공증과 같은 뼈 골절(bone fractures)과도 연관이 있는 것으로 나타났는데 미국 중서부의 한 병원에 입원 중인 남자들을 대상으로 16년 간 행해진 한 조사에 따르면 평균 이상의 흡연과 음주를 하는 남자들의 뼈 골절 위험수치는 그렇지 않은 동년배 남자들에 비해 2배 이상이나 높았다(Slemenda, et al., 1992 ; Richard, Richard, 1998).

Kono와 그의 동료들(1989)이 치매 및 경막하 혈종(Subdural hematoma), 림프관 양성종양을 가진 일본 노인들을 대상으로 행한 연구는 남성 알코올 중독자일수록 만성적인 경막하 혈종을 앓게 될 위험이 매우 높다는 것을 밝혀냈다. 그 외에 상습적인 알코올 섭취는 질식 혹은 기절과도 관계가 있는 것으로 나타났다.

연구자들은 음주 경력을 가진 나이 많은 치매 노인일수록 뇌의 초미세 구조에 따라 갖가지 위험 요소들을 갖게 된다고 언급하였다. 이러한 노인들은 균형감의 상실로 인해 실내 난방기를 넘어뜨린다든지 혹은 침대에서 담배를 피우다 담뱃불을 끄지 않고 잠드는 등 무분별한 행위를 함으로 화재의 위험과 관련된 많은 사고를 일으키게 된다. 또한 음주 경력을 가진 연령이 높은 보행자일수록 거리에서 자동차와 부딪혀 사고를 당할 위험이 높다고 스코틀랜드의 Bradbury(1991)는 주장하였다.

같은 양의 알코올이라 할지라도 젊은 사람보다 노인에게 있어서 혈중 알코올농도(Blood Alcohol Concentration, BACs)가 높아지게 된다. 노인 운전자는 비록 소량의 알코올이라도 섭취하면 사고를 일으킬 가능성이 젊은 사람의 3배나 높다. 알코올은 노인의 조정, 기억 등의 뇌 기능을 상당히 손상시킬 뿐 아니라 감정도 고조시켜 부주의를 유발하고 때로는 폭력을 유발하기도 한다. 과도한 알코올은 소화에 영향을 미치는데, 비타민이나 미네랄의 흡수를 어렵게 한다. 소량의 알코올은 건강한 성인에게는 해를 주지 않지만 당뇨, 심장질환, 고혈압, 간질환, 위장장애가 있는 사람에게는 건강을 악화시킬 수 있다. 특히 알코올과 기타 약물을 같이 복용하면 치명적일 수 있다. 수면제, 감기약, 알러지 약, 고혈압 약, 심장병 약, 당뇨병 약 등을 복용하면서 알코올을 섭취하면 약의 효과가 떨어지고, 집중력이 저하되고, 졸리거나 기억력이 감퇴되고, 호흡곤란, 구토 같은 결과를 야기시킬 수 있다.

2. 노인의 문제음주 증후군 및 대처방안

노인에게 있어 문제음주의 증후는 다음과 같은 것들이다.

- 음주량의 증가와 음주 횟수의 증가
- 대낮부터 음주함
- 술에 지나치게 많은 돈을 사용함
- 자신이 과음하고 있다는 사실을 부인

- 한 잔을 단숨에 마시기
- 음주 사실을 타인에게 비밀에 붙임
- 외로움이나 상실감을 달래기 위한 음주
- 음주 후 폭력적이 됨
- 술 마신 후 물건을 잃어버림
- 건망 증세
- 음주 후 우울해지거나 불안해짐
- 음주 후 급격한 정서변화
- 수면 장애
- 사고 유발
- 식욕 감소
- 몸무게 감소
- 건강 악화
- 자신과 가정에 대해 소홀
- 약의 효과가 떨어짐

이런 증후 중 한 가지라도 나타나면 음주로 인한 문제가 심각한 것이므로 술을 끊어야 한다. 그리고 가족이나 의사 혹은 전문가와 상담하는 것이 필요하다.

노인은 다음의 경우에 술을 마시게 되면 급·만성적 음주문제를 유발시킬 수 있으므로 주의하여야 한다.

첫째, 알코올을 수면제 대용으로 사용하지 말며, 통증을 감소시키거나 외로움을 달래기 위해 혹은 스트레스를 풀기 위해 사용하지 말아야 한다.

둘째, 예전보다 술을 많이 마시는 것을 스스로 느끼면 술을 줄이거나 끊어야 한다.

셋째, 알코올과 연관된 문제를 일으킨 적이 있으면 단주하는 것이 좋다. 의사나 전문가와 의논해 보는 것이 바람직하다.

넷째, 만약 조제약을 복용 중이라면 의사나 약사의 허락이 있기 전에는 술을 마시지 말아야 한다. 알코올과 약을 섞어 사용하는 것은 매우 위험하다.

다섯째, 음주운전을 하지 말아야 한다. 특히 노인은 젊은 사람에 비해 더욱 주의력이 떨어진다.

제6편

진단과 대책

제20장 음주관련 문제의 개념

제1절 알코올의 영향

1. 알코올의 심리적 영향

알코올 사용은 업무접대용 식사(비즈니스 런치)나 파티에서 특별한 상황들에 이르기까지 많은 사회 활동들에 역할을 수행한다. 스트레스 감소, 기분 상승, 사회성의 증가, 그리고 이완감은 알코올을 마시는 것으로 얻어진다고 가장 흔하게 보고되는 정신사회학적 이점들이다(Baum-Baicker, 1985 ; Hauge, Irgens-Jensen, 1990). 최근의 많은 연구들에서는 알코올과 스트레스 감소 간의 명백한 관련성을 제시하고 있다. 개인적 또는 개별적인 차이와 상황적인 요소를 고려한 분석연구에서 알코올의 스트레스 완충반응(Stress-response dampening ; SRD)효과가 중재되는 것으로 설명하고 있다(Wilson, 1988). 알코올에 대한 개인적인 차이에 관한 연구에서 스트레스가 감소되는 것으로 나타났으며, 상황적 요소가 통제된 연구에서는 알코올 소비가 스트레스 감소에 가장 효과적인 것으로 분석되기도 한다(Sayette, 1999). 그러나 정신적인 스트레스로 고통 받으며 그들의 스트레스를 해소하기 위해 알코올에 의존하는 사람들이 알코올 남용과 의존을 더욱 많이 발현시킬 수 있다는 것을 가리키는 광범위한 근거가 존재한다(Castaneda, Cushman, 1989 ; Kessler, et al., 1996 ; 1997). 대부분의 정신 장애들은 알코올을 남용하거나 그것에 의존하는 사람들에게서 더 빈번히 발생할 가능성이 있을 것으로 예상된다(Kessler, et al., 1996). 이러한 개인들 중 알코올 의존이 있는 사람들이 알코올을 남용하는 사람들보다 정신 장애를 일으킬 확률이 더 높다. 사실, 알코올 의존은 모든 타입의 감정 장애와 불안 장애의 위험도를 증가시킨다(Kessler, et al., 1996).

2. 알코올의 사회적 영향

연구자들은 술을 마시는 사람과 그들의 가족들, 친구들, 동료들, 그리고 그들이 대면하는 다른 사람들과의 올바르지 않은 관계들에 관한 광범위한 다양성을 정의하고 분류하였다(Edwards, et al., 1994 ; Hilton, 1991a ; 1991b). 알코올 관련 문제들은 알코올과 관련된 질병과 부상, 가족과 사회적 관계의 파괴, 감정상의 문제들, 정신 건강에의 충격, 폭력과 공격, 법적 문제들로 인한 일의 중단으로 인한 경제적 손실들을 포함한다.

개인들의 이러한 위험의 결과들은 광범위하고 다양하며 상황에 따라 달라진다. 그러나 연구자들은 개인들의 평균 알코올 섭취량이 증가함에 따라서 사회에 미치는 부정적인 영향들의 위험성이 증가하는 일반적인 경향을 발견하였다(Makela, et al., 1988 ; Makela, Simpura, 1985).

알코올 사용은 자동차 사고와 추락, 화재를 포함한 매우 다양한 상황에서의 부상 위험 증가와 연관되어 있다(Cherpitel, 1992 ; Freedland, et al., 1993 ; Hingson, Howland, 1993 ; Hurst, et al., 1994). 이 연구들은 사람들의 알코올 섭취량이 증가함에 따라 그들의 부상 위험이 급격하게 증가하였으며, 상대적으로 낮은 수준의 소비에서 위험이 증가하기 시작함을 보여준다. 특정 시간 동안 부상을 야기하는 알코올 사용과 위험의 관계에 관한 한 분석은 부상 이전 6시간 동안 소비된 알코올의 양이 부상 발생 가능성과 직접적인 연관성이 있다고 주장하였다(Vinson, et al., 1995). 이 근거는 알코올 섭취와 부상 사이의 양적 반응 관계를 보여주었고 위험을 배제할 수 있는 음주 수준이 존재하지 않음을 발견하였다.

알코올 소비 양식들 또한 폭력의 위험을 증가시키며 공격적 행동 성향을 증가시킬 것이다(Cherpitel, 1994 ; Martin, 1992 ; Martin, Bachman, 1997 ; Zakhari, 1997). 알코올은 충동성이나 폭력적인 성격 경향과 관련된 다른 요소들 등의 성격적 특성과 연관되어 있는 듯하다. 폭력과 관련된 외상적 충격 또한 알코올과 관련된 다른 형태의 부상들보다 알코올 의존 증상과 더 밀접하게 연관되어 있는 것처럼 보인다(Cherpitel, 1997).

제2절 음주문제의 범위

1. 개관

알코올은 젊은 성인이 상용하는 대체 약물 중 하나이다. 알코올 소비에 따른 파괴적 결과의 발생 빈도는 매우 높으며, 21세 이하 인구 사망의 주요 원인이 되는 상해를 발생시키는 중대한 요인이다. 조기음주는 생애 중의 음주문제 발현 위험도를 증가시킨다. 도출된 자료에 의하면 백인과 아메리칸 인디언, 그리고 알래스카 원주민 청년의 알코올 문제가 가장 심각하며, 히스패닉계 젊은이와 아프리칸 미국인, 그리고 아시아인의 음주 문제 역시 심각한 수준이다. 연령이 낮은 청소년 집단의 남성과 여성은 음주 비율이 동일하였다. 그러나 연령이 높은 청소년집단에서는 남성보다 여성이 잦은 음주 또는 과도한 음주에 더 많이 연루되었으며, 음주문제 비율은 남성이 더 높은 것으로 나타났다. 한 논문은 청년 음주의 결과, 음주의 위험성, 음주 예방 요인, 심각한 음주 위험에 처해진 특정 집단에 관한 정보를 포함하여 청년 음주의 전염병학적인 연구를 요약하였다.

다양한 국제적 조사 자료들은 청년 음주 문제의 광범위함과 그 유해성을 지속적으로 보고하였다. 또한 이 자료들은 음주를 하고 있는 중학생 또는 고등학생 인구와 그들의 음주 행태에 관한 정보를 제공하였다. 이러한 자료에 따르면 청년 음주는 성인 음주와 비교하였을 때, 성인이 한 달에 9회 음주를 하며 1회에 두 잔에서 세 잔을 마시는 데 반하여 청년은 한 달에 5회 음주를 하며 1회 평균 네 잔에서 다섯 잔을 마셔 성인에 비하여 과음을 하는 경향이 높았다. 또한 최근의 연구에서 14세 청소년 중 4분의 1이 지난 해에 술을 마셨다고 응답함으로써, 음주가 매우 어린 나이에 시작된다는 점이 밝혀졌다.

낮은 연령에 행하는 음주가 발생시키는 부정적 결과는 신체적, 학업적, 사회적 문제에 이르기까지 다양하다. 아마 가장 심각한 문제는 알코올이 21세 이하 인구 사망의 주요 원인인 상해에 미치는 영향이다. 또한 알코올은 비의도적 성관계나 강제적 성관계, 다수의 파트너와의 성관계 등 위험한 성적 행동에 연루되게 만들며 학업적 실패와 약물 사용과도 연관되어 있다. 자료들은 생애 초기의 음주가 생애 중 특정 기간에 음주 문제가 발현될 위험과 연관되어 있음을 보여준다.

대부분의 미국 청년들이 알코올이 도처에 산재해 있는 문화적 배경 하에 있지만 이들 모두가 알코올로 인한 위험이나 결과를 동일하게 나타내는 것은 아니다. 전염병학적 연구는 청년 음주와 관련된 가족 내력과 유전적 취약성, 정신질환의 조건, 사회 민주주의적 특성들, 빈곤, 사회적 지지의 결여와 같은 사회적인 스트레스원과 가족적 특성, 음주 가능성, 기질, 기타 개인적 성향 등에 관한 위험 요인과 예방 요인의 단서를 제공한다. 또한 특정한 청년 집단이 어떻게 각기 음주에 관하여 상이한 성향을 보이는지에 관한 윤곽을 보여준다. 대학생의 과음 및 음주 행위는 음주를 하는 대학생과 음주를 하지 않는 대학생 모두에게 지대한 영향을 미치는데 일반적으로 대학생의 음주문화를 쉽게 수용하는 특성을 나타낸다. 백인 청년 및 기타 민족적, 인종적 소수 청년으로 구성된 특정 집단은 음주와 관련하여 지속적인 변화를 보여 왔다. 향후의 연구는 국가적 기원과 종족적 관계, 문화적 적응, 이주 상황, 언어가 청년의 음주 양식과 연관되는 방식에 관한 것에 주안점을 두어야 할 것이다.

2. 미성년자의 음주문제

알코올은 또한 청년이 상용하는 대체 약물 중 하나이다. 미성년자의 음주는 자신과 주변인, 사회 전체에 심각한 문제를 발생시킴으로써 국가적인 공중 보건 문제를 초래할 수 있게 된다.

1) 알코올의 보급과 음주 시작 연령

전국에 걸친 연구 조사에서는 청소년 사이에 음주 행태가 만연하고 있다는 사실을 보고하였다. 한 예로 2004년도에 미국의 청년들을 대상으로 한 연간 조사로 도출된 자료는 12학년의 4분의 3 이상, 10학년의 3분의 2 정도와 8학년의 5분의 2 이상이 일상 생활 중 음주를 행하고 있다는 점과(Monitering of the Future ; MTF 자료) 이들의 과음 경향을 보여주었다. 한 달에 5회 음주를 하는 미성년 음주자들은 1회에 네 잔에서 다섯 잔의 술을 마셨다. 이와 비교하여, 26세 이상의 성인 음주자들은 한 달에 9회 음주를 하며 1회에 평균 두 잔에서 세 잔의 술을 마셨다. 미성년자의 지난 두 주 간의 평균 음주량이 최소 다섯 잔 이상이라는 보고는 미성년자 음주의 가장 심각한 문제가 과도한 음주라는 사실을 나타낸다. MTF 자료는 8학년의 12%, 10학년의 22%, 12학년의 28%가 일시적 과음에 연계되어 있음을 보여준다(Johnston, et al., 2004). 그러나 더욱 심각한 사실은 12학년의 5분의 3, 10학년의 5분의 2, 8학년의 5분의 1이 음주 경험이 있다고 응답하였다는 점이다. 실제로 18세에서 24세까지의 연령층이 알코올 의존도가 가장 높은 것으로 나타났다.

또한 많은 연구결과가 아주 어린 나이에 음주가 시작된다는 사실을 가리킨다. 최근의 연구로 도출된 자료는 약 9~10세 아동 중 10%가 이미 음주를 시작하였으며(Donovan, 2004) 청년의 약 3분의 1정도가 13세 이전에 음주를 시작하고 14세 청소년 중 약 4분의 1 이상이 전년도에 음주 경험이 있다고 응답하였음을 나타낸다. 다른 연구결과 역시 십대 음주의 일반화 경향이 증가되고 있다고 보고하였다(O'malley, 1998). 또한, 다수의 연구가 이른 음주의 시작과 청소년 음주 확대가 성인의 알코올 문제 발현의 위험 요인과 연관되어 있다고 보고하였다(Gruber, 1996 ; Grant, Dawson, 1998 ; Hawkins, et al, 1997 ; Schylenberg, 1996).

최근의 자료가 나타내는 이러한 결과들은 최초로 음주를 행하게 되는 연령이 점점 낮아지고 있을 것이라는 우려에 관한 명백한 근거이다. 이러한 자료는 젊은 연령층의 음주 시작 연령이 1965년도에는 약 17.5세였던 것에 비해 1999년도에는 약 16세로 낮추어졌다고 보고되었다. 미성년 음주자만을 살펴 볼 때 이는 매우 유의미한 조사 결과로, 앞서 언급한 바와 같이 음주를 조기에 시작할수록 청소년기의 과음 및 약물 사용기회가 크고(Robins, Przyvbeck, 1985 ; Hawkins, et al., 1997), 또는 성인기의 알코올 의존 진단 조건에 부합하는 문제를 포함한 후발적 문제가 증가하기 때문이다(Grant, Dawson, 1998).

우리가 미성년 음주에 관해 알고 있는 사항 중 대부분은 12~21세까지의 젊은이에 관한 연구결과이다. 단계별 발달 과정과 연관하여 알코올 문제를 다루기 위해서는 12세 이전에 음주를 시작한 아동과 그렇지 않은 아동의 알코올 소비와 알코올에 대한 인식 및 기대감에 관하여 더 많이 이해할 필요가 있다. 최근의 Medline 연구는 아동 음주에 관한 연구부족과 이 분야에 관한 소수의 연구마저도 미국인이 아닌 집단을 대상으로 진행되고 있다는 점을 발견하였다.

6학년인 아동과 그 이하 연령의 아동인 12세 이하의 음주를 다룬 두 국가적 자료가 있기는 하지만 이는 완성도가 낮으며 포괄적이지 않은 자료이다. 이 중 하나는 PATS가 1993년 약물로부터 자유로운 미국을 위한 협력(Partnership for a Drug-Free America in 1993)을 위해 진행한 연구로 1995년부터 1999년까지 행해졌다. 다른 하나는 1997~1998년에서 2001~2002년 동안의 학기에 행해진 조사들의 수집이다. PATS의 자료는 4학년에서 6학년까지의 알코올 관련 문제에 관한 것이다. 이 자료는 4학년의 9.8%, 5학년의 16.1%, 그리고 6학년의 29.4%가 알코올을 맛을 보는 수준 이상으로 마셔봤다고 응답한(Donovan, 2004) 자료와 유사한 비율을 나타내었다. 이러한 자료의 방법적 문제점에도 불구하고, 미국의 12세 또는 그 이하의 연령층의 상당한 비율이 심각한 수준으로 음주를 행하고 있다는 사실을 보여준다.

2) 위험 경로와 음주 경로

청년의 음주 시작 연령이 다양한 만큼 음주가 시작되는 경로 역시 매우 다양하다. 취학 전 연령 이후 아동 중 위험도가 높은 집단을 조사한 연구는 취학 전 아동부터 초기 청소년층의 외적, 내적 위험 경로에 상당한 차이점이 있음을 보여주었다. 이 차이점들은 아동기 초반의 최초 위험 수준, 아동의 연령,

그리고 가족적 위험 수준에서 기인하여 나타난 것이다. 특히 개인적, 가족적 위험도가 매우 높았던 아동들 간의 경로상 차이점은 저학년 동안에는 거의 눈에 띄지 않으나, 청소년 초기가 되면 외적 경로상 위험도가 가장 심각했던 아동이 가장 위험도가 높은 수준으로 증가하였다(Zucker, et al., 2003). 대조적으로, 가족적 위험도가 가장 낮았던 아동들은 청소년이 될수록 외적인 경로상 위험도가 오히려 낮아진 결과를 나타내었다.

이와 마찬가지로 청소년이 젊은 성인을 모방하여 행하는 음주 양식과 습성은 청소년 음주 행태에 변화를 가져온다. 단 하나의 경로가 청년 모두나 혹은 대부분의 음주 고착화 단계를 설명할 수는 없다. 한 연구결과는 대중의 음주방식에 관한 광범위한 발생학적 변화에 대해 신뢰성 있는 근거를 제시한다. 예를 들어, Steinman과 Schulenberg(2003)는 초기 청소년과 중기 청소년에 관한 6가지 일반적 경로로 금주, 늦은 음주, 고등학교에서의 음주 시작, 이르지만 확대되지 않는 음주, 이르고 점차 확대되는 음주, 그리고 상당히 과한 음주에 관해 정의하였다. 또 다른 연구에서 schulenberg 등(1996)은 18~24세 젊은이들의 과음에 관한 6가지 경로로 만성 과도적인, 감소하는, 증가하는, 저-고-저로 변화적인, 드문, 전혀 마시지 않는 등의 음주방식을 정의했다. 알코올 남용치료(Chung, et al., 2003) 및 기타 경험들도 음주 경로에 영향을 미칠 것으로 보인다. 음주 행태의 발생학적 경로와 다양한 위험요인 및 예방 요인이 이러한 경로에 어떻게 영향을 미치는가에 관한 연구는 미성년 음주의 복합성을 이해하는 데 있어 필수적이다.

3. 특수한 미성년 집단

1) 알코올 중독자의 자녀

알코올 중독자의 자녀(Children of the Alcoholisms ; COAs)는 알코올 중독이 아닌 부모의 자녀보다 4배에서 10배까지 알코올 중독자가 될 확률이 높아진다. 이들은 음주행태가 이른 나이에 시작될 가능성이 증가하게 되는 상황적 배경에 놓이게 되며 음주 문제가 이른 시기에 진행된다(Grant, Dawson, 1998). COAs의 음주에 관한 긍정적인 태도를 조장하는 요인이나 위험한 기질적, 행동적 특징의 유전적 전달은 COAs가 다른 청년보다 조기음주 및 과음을 하는 동년배와의 접촉 비율을 높인다.

이 문제에 관하여 공중보건학적으로 접근한 NLAES(National Longitudinal Alcohol Epidemiologic Survey) 자료(Grant, 2000)에 따르면 17살 이하 아동 중 약 9.7만 명 혹은 15%가 지난해에 알코올 남용이나 의존 진단을 받은 한 명 이상의 가족과 지내고 있었다고 한다. 이 아동들 중 약 70%가 생물학적 혹은 양육상의 입양아이거나 의붓자식이었다. 이 6.8만 명의 아동 모두가 음주로 인한 위험이나 문제적 음주, 음주 의존에 동일한 수준을 나타내지는 않으나 이들을 전형적인 COAs로 정의할 수 있는 것이다. 그러나 이 자료는 전년도에 최소 한 명의 알코올 중독 성인에게 노출된 아동 중 특히 민감한 집단을 가려내어 사회학적으로 반영했을 뿐이다. NLAES의 다른 자료는 특정 시기에 알코올 남용 및 알코올 의존의 경험이 있었던 적이 있는 성인가족과 함께 지내는 아동 인구를 추정하였는데, 이는 18세 이하 집단 중 43% 혹은 총 아동 인구의 절반에 약간 미치지 않는 수준이었다. 이 집단의 수효를 고려한다면 위험 정의에 대한 접근은 극단적으로 복잡해진다.

두 번째로 중요한 사안은 COAs 현상이 한편으로는 '알코올 중독 위험'의 대리적 표현으로 과용되고 있거나 사회적 위험을 의미하는 것으로 사용되고 있으나, 정확히 말하자면 COAs라는 명칭은 다양한 임의적 선행 조건에 따른 대리적 사용일 뿐이며 개별적 상황을 모두 대표하는 것은 아니라는 사실이다. 실제로 알코올 중독 유전 체질이 특정한 한 아이에게 전달되는 것이 아님에도 불구하고 COAs는 유전적 위험도 상승을 함축하고 있다. 특정 조건으로 제한되지 않은 COAs는 과잉행동 장애나 알코올 의존 위험도 증가와 관련되어 있을 때 붙여지는 명칭이라고 볼 수 있다.

사회적 위험에는 위험 요인에의 노출이 포함되어 있다. 그러나 COAs 집단의 높은 이혼율을 고려하였을 때 사회적 위험 수준의 상승에는 위험 요인에의 노출 범위 및 빈도와 사회적 발달 기간의 정의가 복합적으로 포함되어 있다. 이들의 사회적 위험수준에 대한 취약성은 특정 발달 기간 중 다른 어떤 요인보다 현저히 나타난다(Fuller, et al., 2003). 또한 알코올 중독자 가족 내에서 이혼이 발생하는 비율은 매우 높다(Schuckit, et al., 2002). 이혼 시에 위험 요인에 대한 노출은 더욱 증가하게 되며, 유전적 위험과 위험도 높은 부모, 그리고 혼인 관계가 결합하여 COAs의 위험도가 배로 증가하게 되는 것이다(Fuller, et al., 2003).

세 번째로, COAs는 COAs가 아닌 아동에 비하여 사회적 영향에 더 많이 노출된다. 부모의 정신병리는 부모의 자녀에 대한 감독 수준 저하와 연관되어짐으로써 위험 요인으로 정의된다. 부모의 양육과 보호 수준이 낮은 아동은 조기 음주 및 약물 복용, 그리고 비정상적 성행동 양상을 보이는 사람들과의 관계에 연루될 잠재력이 증가하는 것으로 나타났다.

네 번째 주지할 점은 COAs 위험은 단순히 AOD 발달 위험과 연관되지 않는다는 사실이다(Zucker, Wong, 2005). 알코올 중독자의 자녀에게서 장애의 동시 발생률 증가가 나타난 점으로 미루어볼 때, AOD라는 명칭은 부정확하게 쓰였다고 볼 수 있다. AOD는 주의력결핍장애, 행동학적 제어능력저하, 수행장애, 직무 태만, 낮은 IQ, 학교생활에서 나타나는 저조한 수행성, 낮은 자존감 등을 모두 포함하여 다루고 있는 점들이다(Noll, et al., 1992 ; Nigg, et al., 1998 ; Poon, et al., 2000 ; Sher, 1991 ; West, Prinz, 1987). 다양한 연구결과들은 알코올 문제와 관련되지 않은 성격 특징에도 음주 문제와 AOD 위험 증가가 모두 임의로 나타날 수 있음을 강하게 암시한다(Caspi, et al., 1997 ; Donovan, Jessor, 1985 ; NIAAA, 1998).

위의 네 가지 요소는 미성년 음주 집단의 중요 구성원인 COAs 집단을 포함한다. 그러나 바로 이러한 이유 때문에 미성년자의 음주를 조장하는 가장 강력한 복합적 위험 구성요소가 무엇인지 밝혀내는 연구가 필수적인 것이다.

2) 대학생 음주

대학생 집단은 알코올 소비율이 높을 뿐 아니라 미성년 음주율 또한 높게 나타나는 집단이다. 대부분의 대학생들이 음주를 학교생활의 일부분으로 받아들이고 있다. 미국의 대학생의 5분의 4가 음주를 하고 있고 5분의 2는 폭음에 가까운 과음의 경험이 있었으며 5분의 1은 높은 과음 횟수를 보였다(NIAAA, 2002).

대학생의 음주는 학업 문제, 사회 문제, 법적 문제, 신체적 폭행, 성폭행 및 위험한 성관계에의 연루, 사망과 연관된다. 18세에서 24세 사이인 약 1.7천명의 대학생이 매년 오토바이 사고를 포함한 비의도적 알코올 관련 상해로 사망하고 있다(Hingson, et al., 2005). 또한 59.9만명의 대학생이 음주로 인하여 비의도적 상해를 입었으며 69.6만명의 대학생은 음주를 한 상대 대학생에 의해 폭행을 당했고 9.7만명의 대학생이 음주와 관련된 성폭행이나 데이트 강간 경험이 있었다(Hingson, et al., 2005). 대학생 중 놀랍도록 많은 비율이 알코올로 인하여 기억 상실을 겪은 적이 있다고 응답하였다. 근래에 진행된 한 연구에서는 음주를 제한하지 않았던 대학생 중 40%가 지난해에 기억상실을 경험하였으며 9.4%는 지난 두 주간 기억상실을 경험하였다고 응답했다(White, Jamieson-drake, Swartzwelder, 2002). 이는 자신의 평균 주량에 대한 간과 혹은 과도한 음주로 인한 결과일 가능성이 있으며, 스스로 음주 문제를 과소평가하고 있다고 볼 수 있다(White, et al., 2003). 연령이 낮은 음주자들이 알코올의 기억상실에 더욱 취약한지에 관해서는 정확히 밝혀지지는 않았으나, 이와 관련된 한 연구는 BACs 80mg/dl의 알코올 수치가 20대 초반 청년의 학습 능력을 특별히 손상시킨 반면 20대 후반인 청년의 학습능력에는 미미한 영향을 미쳤다고 보고하였다(Acheson, Stein, Swartzwelder, 1998).

대학 음주 문화는 학교와 개인에 따라 소비 수준과 형식에 차이를 보인다. 예를 들어 교내 운동부와 사교 집단, 여학생 모임의 회원들이 대부분의 학교에서 가장 과한 음주 집단이었다.

3) 군인의 음주

미국 국방부는 군인의 음주 및 다른 건강관련 행태를 평가하기 위하여 기간 조사를 수행했다. 현재 활동 중인 14만 명의 군인 중 17~20세 사이의 인구는 대략 19.3만명으로 젊은 인구층의 중요한 소집단이다. 따라서 이 조사는 미성년 음주에 대한 중요한 정보 제공원이 될 수 있다. 2002년 행해진 DOD(Department of Defence) 조사 결과, 20세 군인 중 33.3%는 비음주자, 15.7%는 경미한 음주자, 10.4%는 중도적 음주자, 14.4%는 중도적 혹은 과도한 음주자, 그리고 26.1%는 과도한 음주자였다.

2001년의 NHSDA(National Household Survey on Drug Abuse) 자료와 2002년의 DOD 조사는 18에서 25세 사이의 군인이 같은 연령대의 일반인보

다 과음률이 더 높다는 사실을 가리킨다. DOD에 의해 실시된 조사는 연령이 낮은 군인 중 다수가 음주로 인한 부정적인 결과를 경험한 적이 있다고 보고하였다. 2002년 한 해 동안 조사된 자료에 의하면 대부분의 미성년 입대 군인 인구의 5분의 1 이상이 체벌, 알코올 관련 폭행, 중독 치료 등 음주 및 음주 관련 질병으로 인한 심각한 결과를 경험하였으며 4분의 1 이상이 음주로 인하여 생산력이 저하되었다고 한다. DOD 조사자들은 12개월 동안 알코올 의존자 중 5분의 1 이상을 분류하여 기록하였다. 분류 항목은 다음과 같다. 1) 금단 증상, 2) 음주 중의 사건을 기억하지 못함, 3) 취하기 전에 음주를 중단하는 것이 불가능 함, 4) 아침 음주를 함

4) 소수 청소년 집단

국가 조사는 알코올 소비에 관한 백인과 소수자(민족 및 인종적) 간의 상당한 차이점을 보여준다. 소수 청년 집단은 일반적으로 백인이며 비히스패닉계인 비교 집단보다 더 높은 연령일 때 음주를 시작한다. 소수 집단 내에서도 여성과 남성 간에 음주 수준에 큰 차이가 있었다. 또한 소수 청년 집단에서는 중도 음주자 및 과도한 음주자 보다 금주자 및 경미한 음주자가 더 높은 비율을 차지하였다. 특정한 몇 몇 소수 집단에는 미성년 음주의 전형적 방식이 전혀 적용되지 않기도 하지만 음주 행태 조절과 관련된 차이점을 생성해 내는 잠재적 위험 요인과 예방 요인을 관찰, 정의하기 위해서는 소수 집단의 음주에 관하여 정의할 필요가 있다. 또한 현재 소수집단이 급증하는 추세이므로 가장 효율적인 예방, 조정 프로그램을 기획하고 이에 관한 방법을 마련하기 위해서는 소수 집단에 대한 이해가 필수적이다.

미국의 조사 자료는 백인 중 4분의 3과 아메리칸 인디안, 그리고 히스패닉계 고등학교 졸업반 학생들이 전년도에 음주를 행하였음을 보여주었다. 매일 음주를 한다고 응답한 비율은 기타 집단이 1~3%인데 비하여 아메리칸 인디언 졸업 학년은 6% 이상과 멕시칸과 쿠바 졸업 학년의 5% 이상이었다(White, Jamieson-drake, Swartzwelder, 2002). 히스패닉계와 아메리칸 인디언 성인 음주자에 관한 통계 자료는 이들의 과음 경향을 보여주었다. 한 조사 자료는 학생들의 과음 양식이 고등학교 졸업 학년에 수립된다고 보고하였다. 고등학교 졸

업 학년 중 아프리카계 미국인의 약 60%와 아시안계 미국인의 57%가 지난 한 해 동안 정기적으로 음주를 해왔다고 응답했으며 전체 집단의 32.5%가 지난 30일 동안 습관적으로 음주를 해왔다고 응답했다. 그러나 아프리카계 미국 학생에게서는 교차 효과(cross-over effect)가 나타났는데, 즉 이들은 비히스패닉계 백인 학생 집단보다 음주량은 적었지만 아프리카계 미국 성인 중 특히 남성의 과음 및 음주로 인한 문제의 비율은 비히스패닉계 백인보다 높았다.

인종과 민족에 대한 연구는 국가적 기원, 종족적 관계, 문화적 적응 상황, 이민 상황, 언어에 따른 음주의 가변성 등의 평가가 가능한 충분한 규모의 자료로 수행되어야만 한다. 히스패닉계와 아메리칸계 인디안에게는 상당한 가변성이 존재한다. 근래의 연구결과는 인디안 집단 중 일부 구성원은 일반 미국인보다 금주 성향이 더욱 높다는 사실을 보고하였다. 멕시칸계 미국인과 비교하였을 때 아메리칸계 인디안 음주자는 1회 음주 시 소비하는 알코올량이 더 많은 것으로 나타났다(Beals, et al., 2003). 또한 아시안계 미국인은 낮은 음주율로 인하여 '소수 모델'로 간주되는 경우가 많으나 현재 진행되는 대부분의 연구 조사는 남동 아시아인, 한국인, 필리핀인과 같은 위험 수준의 아시아인 집단이나 더 높은 음주율을 보이고 있는 하와이 원주민 및 기타 태평양 섬 주민을 포함하고 있지는 않다(Zane, Sasao, 1992).

현재 알코올 신진대사의 유전적 변화성에 관한 명확한 근거가 존재하기는 하나, 아직 유전적 요소와 환경적 가변 요소 간의 상호작용이 규명되지는 않았다. 예를 들어, 음주의 부정적 효과에 대한 일부 아시아인의 예방 요소로써 알코올의 비효율적 분해로 인한 안면 홍조가 나타난다. 이 현상을 유전 및 환경적 가변성 간의 상호작용 관점에서 연구한다면 아시안계 미국인의 음주를 홍조 반응 대신 문화변용 수준 증가 측면에서 관찰할 수 있다.

5) 미성년 음주의 결론

미성년 음주는 단기적이거나 장기적 범위에서 아래와 같은 결과를 발생시킬 가능성이 있다.

- 학업적 문제
- 사회적 문제

- 숙취 또는 의학적 질병 등의 신체적 문제
- 비의도적, 강제적, 위험한 성적 행동
- 신체적 폭행과 성폭행
- 기억 상실
- 자살과 살인 위험률 증가
- 알코올 관련 차 사고와 화상, 추락, 익사와 같은 불의의 상해
- 알코올 중독으로 인한 사망
- 두뇌 발달의 이상으로 인하여 청소년의 평균 두뇌 수준에 미달됨

알코올은 21세 이하 인구 사망의 주요 원인인 상해와 사망의 가장 중대한 요인이다. 한 해에 21세 이하 청년 중 약 5천명이 미성년 음주와 연루된 상해를 입었다. 여기에는 오토바이 부상과(약 1.6천명) 자살(약 300명), 오토바이와 관련되지 않은 불의의 사고가 포함된다(NHTSA, 2002 ; 2003 ; Wisqars, 2004 ; Smith, Branas, Miller, 1999 ; Levy, Miller, Cox, 1999 ; Hingson, Kenkel, 2004). 다수의 국가가 알코올을 많은 의료비용 책임을 지는 사상 보험에 포함시키고 있기 때문에 건강관리 사업자가 사상자에게 음주에 관하여 질문하거나 사고에 관하여 기록하지 않음으로써 상당수의 사망 및 부상이 보고되지 않았을 것이다.

알코올의 치명적 측면인 알코올 중독에 관해서는 위염부터 호흡 곤란과 사망에 이르기까지 다양한 사례들이 대중매체에 보도되었다. 이러한 비극의 대부분이 대학에서 일어나고 있으며 근래 몬타나(Montana)의 플랫헤드 인디언 보호구역(Flathead Indian Reservation)의 눈 덮인 들판에서 두 명의 11살 소년이 혈중 농도 각각 0.20, 0.50%로 알코올 중독 상태인 채 시신으로 발견되었다는 보도는 매우 충격적이다. 청소년 사망의 주요 원인이 알코올 중독은 아니지만 위험한 음주는 청소년 문화 전반에 심각한 영향을 미치고 있다.

18세 이하 연령층을 대상으로 한 미국의 NLAES 조사에 따르면 15세 이전에 음주를 시작한 사람은 생애 중 특정 시점에서 알코올 의존 조건에 해당될 가능성이 4배 증가하였다(Grant, Dawson, 1998). 또한 14세 혹은 그 이하의 나이에 음주를 하는 아동은 생애 중 불의의 사고나 신체적 싸움, 혹은 오토바

이 사고에 연루될 가능성이 훨씬 증가하였다(Hingson, et al., 2001 ; 2002). 유사한 다른 조사 자료는 아동이나 청소년이 음주를 시작하였을 때, 자신 혹은 주변인에게 해를 끼칠 수 있는 행동에 더 많이 연루된다는 점을 가리킨다(Grunbaum, et al., 2004). 예를 들어 13세 이전에 음주를 시작한 고등학생은 더 늦게 음주를 시작한 고등학생에 비하여 폭음 확률이 9배나 많았다. 또한 음주를 하지 않는 사람과 비교하였을 때, 잦은 폭음자 중 높은 비율이 지난 30일 동안 총기 소지나 마리화나 사용, 코카인 사용, 6명 혹은 이상의 상대와의 성관계 등 다른 위험 상황에 연루되었다. 게다가 이 청소년 집단은 음주를 하지 않는 청소년보다 D 혹은 F 학점을 더 많이 받았고 싸움 및 자살 시도로 인한 상해가 더 많았다. 반복된 음주로 인한 결과의 범위는 아직 확정되지 않았다. 조기음주가 예견하는 위험 요소가 이러한 결과들의 강력한 실질적 예견지표라는 점에 관한 장기적 조사근거가 존재한다.

4. 음주와 사고

술을 마시면 대뇌피질에 이어서 소뇌가 침범을 받아서 운동능력 중 반사능력이 현저히 낮아지는데 이것이 실족사고의 직접적인 원인이 된다. 휴가철에는 다양한 레저 활동을 하게 된다. 등산, 윈드서핑, 하이킹 등. 음주 후에 이런 활동을 하게 되면 평소의 운동능력보다 현저히 떨어지기 때문에 안전사고를 일으킬 가능성이 매우 높다. 각종 치명적인 사망사고의 약 60%~83%가 음주로 인한 것이다.

과도한 음주를 하게 되면 혈액 순환이 잘되는 듯이 땀이 나오게 되는데, 사실은 알코올이 체온조절중추를 억제하기 때문에 체온 저하 현상이 나타나게 되는 것이다. 이때 물속으로 뛰어들면 심장마비가 발생될 가능성이 높아진다. 뿐만 아니라 호흡조절중추를 침범하기 때문에 숨이 차게 되고 약간의 움직임만으로도 힘에 부치게 되어 사고를 일으키게 되는 것이다. 음주가 휴가철 사망사고의 직접원인 중 많은 부분을 차지하고 있으며, 특히 익사사망의 가장 큰 원인 중 하나인 것이다. 매년 익사사망자는 약 1.5천명 정도 되는데, 익사사고의 절반 정도가 휴가철에 발생되며, 휴가철 익사자의 14%가 술 취한 사람들이다.

중앙긴급구조본부에서는 '음주 후에는 물속에 뛰어들거나 수영하지 말 것'을 휴가철 안전수칙 제1조로 강조하고 있다. 휴가철 사망을 줄일 수 있는 첫 번째 방법이기 때문이다.

음주는 대담성을 주지만, 위험을 인식하지 못하게 하며, 신체의 움직임을 둔하게 하고, 생리적 기능을 현저히 떨어뜨리며, 위험에 적절히 대처할 수 없게 하여 결국 소중한 생명을 잃게 한다. 때론 자신의 생명뿐 아니라 다른 사람의 생명까지 앗아가게 되는 것이다.

또한 음주는 각종 사고의 직접적인 동기가 된다. WHO에서는 음주문제를 예방하기 위해 산업장에서의 음주를 통제해 줄 것을 강력히 요청하고 있다(Henderson, et al., 1996). 음주로 인한 사고는 반드시 알코올 의존자나 남용자가 아니라 하더라도 음주자에 의해 발생된다는 점에서 각별한 주의가 요구된다 하겠다.

음주가 산업재해에도 막대한 영향을 미친다. 1986~88년 2년 동안 조선소 근로자를 대상으로 연구한 결과 매일 음주자 중 산업재해를 당한자의 비율이 35.3%로, 그들 중 재해를 입지 않은 매일 음주자 21.6%와 비교할 때 유의미한 차이를 보이고 있다. 프랑스의 한 조사에서는 산업장 사고의 약 25%가 알코올에 의해 발생하고 있는 것으로 보고되었으며, 폴란드에서는 8~26%, 미국의 텍사스 주의 연구에서는 13.3%, 영국에서는 20%로 보고되었다(Henderson, et al., 1996). 이처럼 음주는 산업장 사고의 가장 큰 원인 중 하나로 간주되고 있다.

음주사고 중 가장 큰 문제가 음주운전사고이다. WHO에서도 음주로 인한 사망원인 대책 중 가장 중요한 것 3가지 중 하나를 음주운전에 초점을 두고 있다. 우리나라에서도 예외는 아니어서 매년 음주운전으로 인한 사고·사망자가 증가하고 있다.

전체 교통사고의 발생 건수 중 음주운전사고의 발생 건수의 비율이 급격히 증가하고 있다. 음주운전사고의 비율이 1990년 2.9%에서 최근 약 10% 내외로 증가하였다. 지난 1990년 이후 지속적인 음주운전 단속에도 불구하고 이와 같은 현상이 발생되는 것은 다소 의아한 일이 아닐 수 없다. 우리나라 연간 사망자의 4~5%가 단지 교통사고 단일 사인에 의해 사망하는 격이며, 그 중 약

7~8%가 음주운전으로 인한 사고인 점을 감안해 보면 이 비중은 매우 큰 것이라 아니할 수 없다.

음주운전사고의 전체적인 규모가 큰 점에서도 문제의 심각성이 있지만, 음주운전 사고로 인한 사망이 주로 젊은 층에서 이루어지는 점에서 더 큰 문제가 있다고 할 수 있다.

먼저 성별로 보면, 제1 당사자인 경우 음주사고의 97.7%가 남성에 의해서 이루어지고 있으며, 음주사고 사망자의 98.7%가 남성인 점을 주목할 필요가 있다. 운전사고를 가장 많이 일으키는 연령층이 21~30세 층과 31~40세 층이지만, 음주운전사고를 일으키는 백분율은 더욱 높다. 음주운전사고의 35.6%를 21~30세 연령층에서, 38.6%를 31~40세 연령층에서 발생시키고 있다. 그와 함께 음주운전사고로 인한 사망자 역시 39.9%를 21~30세 연령층이 차지하고 있으며, 22.8%를 31~40세 연령층이 차지하고 있다.

여기서 매우 중요한 사실을 확인하게 된다. 전체사고에 의한 사망자의 구성비는 21~30세 연령층과 31~40세 연령층이 거의 비슷하지만, 음주운전사고 사망자의 구성비는 21~30세 연령층이 31~40세 연령층보다 17.1%나 높다는 점이다. 따라서 음주운전사고 특히 사망으로 이어지는 대형 사고는 주로 20대의 젊은 층에서 발생된다는 점이다.

다음으로는 음주로 인한 일탈행위와 사고를 문제로 꼽을 수 있다. 외국의 보고서에 따르면 음주가 폭력 및 폭행 사건의 60~80% 이상 관련이 있다고 한다. 어떤 경우는 심지어 약 90%까지도 알코올이 관여되는 것으로 보고되기도 한다.

우리나라에서도 음주가 폭력 및 폭행 사건에 상당부분 관련이 있다. 극단적인 사례이지만 폭행 사건과 음주 습관의 연관관계는 우리 사회에서 부인하기 어려운 문제라고 생각된다. 더욱이 음주 이후의 행위에 대한 우리 사회의 관용이라는 맥락은 주의를 요하는 부분이다. 음주행위를 공동체적인 경험으로 생각하는 경향이 강하기 때문에 웬만한 비정상적인 행위는 공동체 내에서 대부분 쉽게 용납하려는 경향이 나타난다. 그러나 아무리 취중에 이루어지는 일이라 하더라도 일상의 범주를 벗어난 것이면 일탈행위로 판단하여야 하며, 그 정도가 심한 경우라면 이 사회가 어떤 합의를 이끌어내야 할 것으로 생각된다.

제21장 적정음주와 위험음주

제1절 적정음주 및 위험음주의 개념

1. 적정음주의 개념

'적정한(moderate)'은 양적 · 질적인 것 모두에 사용될 수 있는 용어이지만 일반적으로 질적인 의미를 많이 함축하고 있다. 예를 들어 웹스터사전(Webster's Dictionary)(1966)에서는 극단적인 행동을 피하고 적절한 자제력으로 합리적 판단과 자기통제를 보이는 것을 '적정한(moderate)'으로 정의하고 있다. 이러한 정의가 기초가 되어 알코올을 소비한 대부분의 사람들이 그들 스스로를 적정한 음주자로 여기게 한다(Dufour, 1999).

이와 같은 '적정'이란 애매한 정의에도 불구하고, 알코올 조사 연구자들은 확실한 수준으로 음주를 묘사하기 위한 용어를 사용했다. 그들의 연구에서 연구자들은 음주의 범위를 0잔에서부터 20잔 이상까지 광범위하게 정의하였다. 보통은 금주자(abstainer), 가벼운 음주자(light drinker), 적정 음주자(moderate drinker), 과 음주자(binge, heavy or heavier drinker)의 범주에 포함시켜 사용한다(Dufour, 1999).

적당한 음주의 정의에서의 모순은 대부분의 사람이 '사회적 음주'라는 용어와 혼돈하기 때문에 나타난다. 사회에서 적정한 것으로 수용가능한 음주량을 적정음주로 혼돈하여 사용한다는 점이다. 따라서 적정음주를 양적인 기준이나 형식적인 면으로 정하여 제시하기 보다는 그 사회가 수용 가능한 '예의'로 정하도록 제시하기도 한다(한태선, 2000).

사회 환경에 의지하여 음주의 수준을 적당히 정하는 것은 매우 위험한 일이다(Dufour, 1999). 왜냐하면 적당한 음주를 정의할 때 모든 환경 하에서 모든 사람에게 동등하게 적용되어지지 않기 때문이다. 예를 들어, 파티에서 3~4잔의 술을 적정음주의 기준으로 마실 경우 주인에게는 큰 문제가 되지 않지만, 운전을 해서 집으로 돌아가야 할 사람에게는 사고를 일으킬 수 있는 가능성이 높으므로 큰 문제가 된다(Dufour, 1999).

세계보건기구(2004)에서는 적정음주(moderate drinking)를 음주방식에 대한 부정확한 용어로 과음과 대조적인 의미를 함축하고 있는 것으로 명시하고 있다. 적당한 음주의 양을 나타내며, 음주로 인한 문제가 없거나 매우 미약하여 무시할 수 있는 정도의 음주량의 의미를 내포하는 것으로 정의하고 있다. 또한 적정음주는 가벼운(light) 음주와 유사한 개념이나 양의 기준에 있어서 구별된 개념으로 사용된다(WHO, 2004).

2. 위험음주 관련 개념

위험음주와 관련하여 위험 음주, 유해 음주, 고도위험 음주, 그리고 음주 관련문제 등의 용어가 사용된다. 많은 연구자들이 연구목적과 관찰환경에 따라 다양한 형태로 이들 용어를 정의하고 있으나, 세계보건기구(2004)에서는 이들 용어를 다음과 같이 정의하고 있다.

위험 음주(hazardous drinking)란 물질 사용 양식이 사용자에게 해로운 결과의 위험을 증가시킨다. 대부분 신체적 정신적 건강상의 위험을 의미할 뿐 아니라 사회적 위험을 포함한다. 따라서 해로운(harmful) 사용과는 구별되어 위험한(hazardous) 사용에서는 개인적 해로움뿐 아니라 사회적 해로움을 포함하므로 공중보건의 중요성이 강조되고 있다. 즉 위험 음주란 개인적, 사회적 해로움을 유발하는 음주량을 의미한다(WHC, 2004).

유해 음주(harmful drinking)란 정신에 영향을 미치는 물질인 알코올의 사용으로 건강에 손상을 야기시킬 수 있는 음주를 말한다. 그 손상은 신체적이고 정신적인 것일 수 있다. 일정하지 않지만 보통 해로운 손상은 해로운 사회적 결과를 야기시킨다. 하지만 사회적인 해로움을 진단 정의하기 위한 용어로는 충분치는 않다(WHO, 2004).

폭음자(binge drinker)는 과음 방식이 장기간에 걸쳐 발생하는 음주자이다. 조사에서 그 기간은 보통 1일 동안 음주하는 것 이상을 의미한다. '일시적인 음주(bout drinking)'와 '주연(酒宴) 음주(spree drinking)'의 용어는 수시로 'drinking bout'하는 행동으로 사용된다. 폭음자(binge drinker)나 일시적인 음주자(bout drinker)는 눈에 띄게 이러한 방식으로 음주를 하는 사람 중의 하나이다(WHO, 2004). 폭음의 빈도에 따라 폭음자를 수시 폭음자(occasional binge drinker)와 상습 폭음자(frequent binge drinker)로 구분한다.

음주 관련문제(alcohol-related problem)란 술을 적당한 정도로 통제하여 마시지 못하여 알코올을 남용(alcohol abuse)하게 되거나 알코올 의존(alcohol dependence) 또는 알코올 중독(alcoholism)에 이르게 되는 것뿐만 아니라, 음주로 인해 자신 또는 주변 타인에게 신체적, 정신적, 경제적, 그리고 사회적으로 부정적인 결과가 초래되는 것을 의미한다(NIAAA, 2000).

제2절 알코올 함량과 측정

적정음주에 대한 최근의 정의는 대부분 일정한 시간, 예를 들어 하루에 혹은 일주일에 몇 잔의 술을 마셨는가를 기준으로 한다. 하지만 이런 식의 정의는 '한잔'을 어떻게 정의할 것인가라는 문제가 있다. 한잔을 정의할 때 사회문화적인 음주습관이나 주류회사의 생산주세, 그리고 주류제조에 대한 법적인 규약이 영향을 미친다(이정태, 2000).

알코올 조사는 빈도량법에 의해 주로 잔의 수로 음주량을 측정한다. 각 주류에 사용되는 술잔의 크기가 나라마다 상이하여 음주관련 조사 시 애로점이 크다. 뿐만 아니라 각 주류의 알코올 도수 등 고려되어야 할 점들이 매우 많아서 WHO에서는 표준한잔을 순수 알코올 12g(±20%)이 함유된 것으로 정의하고 있다. 영국에서는 기준이 되는 1잔을 8g으로 정하고 있고, 일본에서는 약 20g을 1잔으로, 그리고 미국 보건성과 농무성에서는 12g을 1잔의 기준으로 삼고 있다(이정태, 2000).

음주량을 계산하거나 비교할 때, 소비한 알코올의 양을 계산하여 중량으로 환산하는 방법을 사용하고 있다. 소비한 알코올의 중량을 계산할 때는 알코올 1cc가 약 0.789g 정도에 해당하므로 예를 들어, 5% 맥주 250cc를 마셨다면 0.05×250에 0.789를 곱하여 그 중량을 계산하는 것이다. 그렇다면 5% 맥주 250cc에 들어 있는 알코올의 중량은 12.5g이 되는 것이다. 또 25% 짜리 소주 360cc를 마셨다면, 0.25×360×0.789로 계산하여 71.01g의 알코올을 섭취한 셈이 된다(이정태, 2000).

국제적으로 부피를 측정하는 단위가 cc혹은 ml이지만, 미국과 영국에서는 온스(ounce)를 사용한다. 따라서 온스를 국제단위로 바꾸는 공식이 필요한데, 영국의 1온스는 28.41ml이며, 미국의 1온스는 29.58ml이다. 이를 알코올 그램 단위로 환산을 하면, 영국 1온스는 22.42g의 알코올이며, 미국의 1온스는 23.34g이다〈표 21-1〉.

표 21-1. 영국과 미국의 온스 단위 속의 순수 알코올 함량

국가	전 환
영국	1온스 = 28.41ml (1온스 = 28.41) × 0.789 g/ml = 22.42g 알코올
미국	1온스 = 29.58ml (1온스 = 29.58) × 0.789 g/ml = 23.34g 알코올

주 : 1ml 속의 알코올 함량 = 0.789g
출처 : Tumer 1990 ; Dufour, 1999 재인용.

음주량 측정 시 표준한잔에는 12g(±20%)의 알코올이 함유되어 있으므로 영국과 미국의 0.5온스는 각각 표준한잔의 범주에 해당이 된다(Dufour, 1999).

우리나라에서 통용되고 있는 각 주류에 사용되고 있는 술잔의 용량을 측정하고 아울러 각 잔속에 함유된 순수 알코올 함량을 제시하여서 적정음주량과 위험음주량을 제시하여야 한다. 우리나라에서는 2004년 말 현재 약 390여 종의 주류가 생산・판매되고 있으며, 크게 희석식소주, 증류식소주, 일반증류주, 리큐르, 위스키, 브랜디, 맥주, 청주, 과실주, 약주 등으로 분류되어 생산되고 있다. 소주는 16.0%~45% 정도이며(평균 20%), 일반증류주는 18%~40% 정도이고(일반적으로 35%~40%), 리큐르는 4%~40%까지 범위가 다양하나 보통은 35%~40% 정도의 알코올량을 함유하고 있다. 위스키와 브랜디는 대부분 40%이고, 맥주는 3%~5%의 범위이나 약 4.5%가 일반적이다. 청주의 경우는 13~16%의 범위를 보이고 있으며, 약주 등은 13~15%이다(13%가 보편적임). 각 주류의 술잔의 부피를 보면 소주잔은 평균 55ml이고, 맥주잔은 235ml, 약주(백세주, 산사춘 등)잔은 70ml이다. 위스키와 브랜디 잔의 한잔 분량(따르는 량)은 약 40ml 내외이고, 와인잔에 따르는 양은 120ml 정도이다.

이에 따라 우리나라에서 공급되는 한잔 속에는 순수 알코올이 최저 5.7g에서 최고 21.7g까지 함유되어 있다. 소주의 경우는 9.1~19.5g이 함유되어 있으나, 일반적인 소주는 표준한잔의 범위에 속한다. 위스키, 브랜디, 와인 역시 표준한잔의 범주에 속한다. 맥주는 일반적으로 한잔의 부피가 작아서 한잔 속에 7~8g이 함유되어 있으므로 표준한잔의 범주에 속하지 못한다. 또한 혼합주인 백세주, 산사춘 등 약주나 과실주 역시 한잔 속에 순수 알코올이 약 7~8g만 들어있어서 표준한잔에 해당되지 않는다. 다시 이를 정리하면 우리나라의 소주, 증류주, 양주(위스키, 브랜디 등), 그리고 와인은 표준한잔에 해당이 되며, 맥주, 과실주, 약주(백세주, 산사춘 등)는 1.5잔이 표준한잔이 된다.

제3절 적정음주 및 위험음주량

1. 외국의 적정음주 및 위험음주량 고찰

1) 적정음주량

앞서 세계보건기구가 정의한 적정음주에 대한 질적 개념을 양적으로 전환하여 측정하고자 하는 연구가 다양하게 전개되어 왔다. 예를 들어, Doweson과 그의 동료들(1995)은 한 번의 음주는 알코올 0.5온스 섭취와 동등한 것으로 정의하였다(Dufour, 1999). 금주자는 하루 알코올 0.01온스 미만으로 마시는 사람(지난 1년 동안 12잔 미만을 마심), 가벼운 음주자는 하루 알코올 0.01에서 0.02온스를 마시는 사람(지난 한 달 동안 1~13잔 정도 마심), 적당한 음주자는 하루 알코올 0.22에서 1.0온스를 마시는 사람(지난 한 주 동안 2~14잔 정도 마심), 그리고 과음주자는 하루 1.0온스 이상을 마시는 사람(하루 2잔 이상을 마심)으로 정의하고 있다.

Sanchez-Craig 등(1995)은 남성은 하루 4잔, 일주일에 16잔, 여성은 하루 3잔, 그리고 일주일에 12잔을 적정음주의 기준으로 할 것을 제안하였다. Jones (1982)는 하루 30mg, Frimpong과 Lapp(1989)는 하루 40mg, Camargo (1989)는 하루에 60mg을 적정음주량으로 정하여 자신들의 연구에 적용하였다(이정태, 2000). Klatsky(1999)는 하루에 3잔 미만의 음주를 적정음주로 정의하였다. 여기서 한잔의 기준은 대략 맥주 12온스, 와인 5온스 또는 증류주 1.5온스와 같으며, 대략 알코올 12g(0.5온스)을 포함하는 것이다(Klatsky, 1999).

Jacobson & Jacobson(1999)은 주당 7잔에서 14잔을 적정음주로 제안하고 있다. 미연방정부에서는 보다 보호적인 지침을 채택하여, 여성은 하루에 1잔 이하, 남성은 하루에 2잔 이하로 적정음주를 규정하고 있다(U.S. Department of health and human Service 1995 ; Jacobson, Jacobson, 1999). 미국의 연구자들은 이미 이들의 정의를 받아들여 기준으로 삼고 있다(이정태, 2000).

음주가 음주자에게 미치는 영향은 대개 음주 후에 혈중 알코올농도(BACs)가 얼마나 되는가에 달려 있다. 하지만 동일한 양의 음주에도 불구하고 체중이 많이 나가는 사람은 체중이 적게 나가는 사람에 비하여 낮은 BACs를 보인다. 또한 체중이 동일한 사람에서도 체내 수분의 비율이 높은 사람이 낮은 BACs를 나타낸다. 연령의 증가에 따라 점차로 수분의 비율이 낮아지기 때문에 같은 체중이라도 연령이 높은 사람일수록 동일한 음주량에 비해 높은 BACs를 보이게 된다. 같은 이유로 지방의 비율이 높은 여성은 남성에 비하여 같은 음주량에 더 높은 BACs를 보이게 되는 것이다. 따라서 연령이 높은 사람이나 여성에게는 더 적은 음주량이 적정음주의 기준이 된다(Dufour, 1999).

알코올 역학 연구에서는 음주와 CVD의 관계에서 개인적인 느낌과 알코올 소비 수준을 분류하여 조사하여야 한다. 개인적인 요소로는 성, 연령, 식습관, 흡연, 카페인 음료의 소비, 그리고 다양한 정신 사회학적 요소들이 포함되어야 한다(Klatsky, 1999).

음주의 수준을 개별 특성화하는 것은 자기보고에 의한 평가를 적용하므로 복잡해 보인다. 특히 과음자들은 그들의 알코올 소비를 과소평가할 수도 있다. 만약 대부분의 과음자들이 가벼운 음주자 비율로 보고된다면, '가벼운' 음주자 집단은 실제로 보다 많은 음주를 하는 사람들이 포함될 것이다(Klatsky, 1994 ; Klatsky, 1999).

다른 잠재적인 오류는 음주 양식에 개별적인 차이를 고려하는 어려움으로 인해 발생한다. 모집단 연구분야에서는 일반적으로 주어진 기간(1주 또는 1달)을 넘어서 전체적인 알코올 소비의 평균을 설명해야 할 것이 요구된다(Klatsky, 1999).

적정음주자란 음주량이 하루에 2잔을 초과하지 않는 사람이다. 그러나 이러한 분류는 역학적 연구에서는 적당하지 않으며 일상적인 소비(usual consumption)로 설명하고 있다(Criqui, 1999). 실제 적정음주자들을 위한 위험(risks) 혹은 유익(benefits)의 비율을 설명할 때 다음과 같은 요소들이 함께 설명되어져야 한다(Criqui, 1999).

첫째로, 음주자의 나이가 어떻게 되는가? 어쩌면 나이가 어린 사람들은 짧은 기간 동안에 행해진 알코올 소비조사로부터 많은 유익을 얻지 못할 수도 있다. 왜냐하면 그들은 허혈성심혈관질환(ischemic CVD) 사고의 위험이 낮기 때문이다. 실제로 미국의 건강계획 프로그램의 128,934명의 참여자 중에서, 적정음주자의 사망률 감소가 60세 이상의 연령대에서 제한적으로 나타났다(Katsky, et al., 1992 ; Criqui, 1999).

둘째로, 허혈성심혈관질환 위험 증가에 고려할만한 다른 문제는 없는가? 적정음주자가 CVD의 가족력의 유무나 다른 CVD 위험요소를 가지고 있는가 하는 것은 저연령대가 가지고 있는 위험도가 낮기 때문에, 적정음주로 얻을 수 있는 유익성과는 관련지을 수 없다(Criqui, 1999).

셋째로, 음주자에게 출혈적인 CVD나 CVD 이외의 사고의 위험 증가와 관련된 다른 문제가 있는가? 허혈성심혈관 발작사고에서 알코올 효과에 대한 생물학적 방법의 광범위한 연구에서는 고밀도 지단백(high density lipoprotein-HDL) 콜레스테롤과 관련된 허혈성심혈관질환에 대한 중요한 보호적 요소로 지적되고 있다(Criqui, 1999).

넷째로, 다른 이유에 대한 것으로, 음주자들이 대장암이나 유방암(여성음주자의 경우)의 위험을 증가시킬 수 있는 문제를 가지고 있는가? 예를 들어 이러한 질환에 대한 가족력이 있는가?(Criqui, 1999)

다섯째, 음주자들이 적당한 알코올의 양에도 일상적이지 않거나 특이하게 느끼거나 취하게 되는 결과의 문제가 있는가?(Criqui, 1999)

2) 위험음주

적정음주와 대비되는 개념으로 위험음주라는 말을 사용한다. 위험음주와 유사한 개념으로 폭음(binge drinking)을 사용하는데, 이는 대중을 상대로 한 음주의 문제정도를 측정할 때 흔히 적용되며, 개념은 위험음주와 흡사하다.

폭음(binge drinking)이란 하루에 5잔 이상의 알코올성 음료를 마시는 것을 말하며(WHO, 2004), 폭음자(binge drinker)란 지난 2주 일(혹은 한 달) 동안 하루에 5잔 이상의 알코올성 음료를 한번 이상 마신 자를 말한다(Wechsler, et al., 1994). 상습 폭음자(frequent binge drinker)는 지난 2주 일 동안에 네 번 이상 폭음(binge drinking)을 한 자를 말하며, 수시 폭음자(occasional binge drinker)는 지난 2주 일 동안에 1~2회 폭음(binge drinking)을 한 자를 말한다(Wechsler, et al., 1999).

빈도량(QF)법에 의한 세계보건기구의 위험음주 기준은 남자의 경우 지난 한 달 동안 60g(5잔, 나라마다 잔에 함유된 알코올의 양이 상이하나 표준량을 12g으로 명시함)을 하루라도 마신 경우이며, 여자는 40g(3.5잔) 이상을 마신 경우이다. 각 국가에서 측정하고 있는 위험 음주량을 보면, 미국에서는 한 달 동안 5잔(49g~56g) 이상의 음주를, 호주와 뉴질랜드에서는 남자는 60g(5잔) 이상, 여자는 40g(3.5잔) 이상의 음주를, 영국에서는 64g(6잔) 이상의 음주를 위험음주로 규정하고 있다(WHO, 2000). 만성 위험만을 고려한 위험 음주량의 경우는 그 구분을 좀 더 세분화하고 있는데, 남자 5잔(60g) 이상, 여자 3.5잔(40g) 이상을 위험 음주로, 고도 위험음주(very high risk)의 경우는 남자는 8잔(101g) 이상, 여자는 5잔(60g) 이상으로 명시하고 있다. 이 경우는 급성적인 위험을 고려하지 않은 것이다.

여러 연구물에서 지난 2주 동안 1회 혹은 3회 이상 5잔 이상의 음주를 하는 집단의 경우 위험행동 경험의 상대위험비가 비음주자에 비해 크게 높다(Wechsler, et al., 1994, 1995a, 1995b ; 천성수, 2002 ; 천성수 등, 2003b). 뿐만 아니라 이들 음주자들은 타인에게 음주로 인해 좋지 못한 영향을 미칠 가능성이 매우 높다(Wechsler, et al., 2001 ; Weitzman & Wechsler, 2000 ; 천성수 등, 2003b). 위험 음주를 하는 사람들이 흡연행동, 큰 사고경험, 자살시도 등에서 매우 높은 교차위험비를 보여주고 있다. 또한 과거에 음주하였던 음주정도가 많을수록 암 등을 비롯한 만성질환의 발병위험이 두드러지게 높다. 이는 음주의 정도가 심할수록 질병발생에 큰 영향을 미치고 있음을 보여주는 것이라 하겠다. 특히 과거 음주자에 비해서 과거위험 음주자에게서 훨씬 더 높은 발병 교차위험비가 나타난다. 그리고 5잔 이상의 음주는 이미 오래 전부터 폭음(binge drinking)으로 규정하고 있다(Wechsler, Issac, 1992 ; Hanson, Engs, 1992 ; Presley, et al., 1993 ; Johnston, et al., 1994 ; Rockville, 1993 ; Hingson, et al., 1990). 이에 따라 미국인의 14.3%가 폭음자(binge drinker, 2001년 현재)로 분류되고 있다. 미국 대학생들 역시 폭음자가 많아서 측정의 기본 단위를 2주로 좁혀 놓고 있다. 그리고 빈도의 개념을 포함시켜서 지난 2주 일 동안 5잔 이상(여자는 4잔 이상)의 음주를 한 횟수에 따라서 1~2회 폭음자는 수시 폭음자(occasional binge drinker)로 3회 이상 폭음자는 상습 폭음자(frequent binge drinker)로 분류하고 있다(Wechsler, et al., 1995a ; Wechsler, et al., 2001 ; Kue, et al., 2002 ; Weitzman, et al., 2003 ; 천성수, 2002 ; 천성수 등, 2003b). 여러 연구에서는 세계 여러 나라에서 보편적으로 적용하고 세계보건기구가 권장하는 5잔(여자는 3.5잔)을 기준으로 하고, 특히 여자의 경우 체내 알코올 대사율이 남자의 약 80% 수준임을 감안하여 4잔을 기준으로 적용하는 것이 타당한 것으로 권장하고 있다(Frezza, et al., 1990 ; Wechler, et al., 1995a ; 천성수 등, 2005).

적정음주 혹은 안전 음주량의 범위에 대한 논란은 개인의 체질과 알코올 분해 능력에 따라 다르지만, 학계의 견해는 남자의 경우 1일 30g 이내, 여자의 경우는 20g 이내로 제시되고 있다. 우리나라의 술잔을 기준으로 하면 남자는 2.5잔, 여자는 1.5잔 이내로 1주일에 2회 이상을 넘지 않도록 권장하고 있다(천성수 등, 2005).

2. 한국인의 적정음주, 위험음주 및 고도위험음주량

적정음주와 위험음주를 측정하기 위한 목적으로 설계되지 않은 기존의 음주 행태 혹은 건강검진 자료 등을 통하여 적정음주, 위험음주 및 고도위험음주를 정의하기 어렵다. 특히 음주로 인한 다양한 사회적인 폐해에 대한 정확한 인과적 관계 입증 없이 이러한 결론을 도출하기에는 무리가 있는 점을 언급하지 않을 수 없다. 그러함에도 불구하고 적정음주, 위험음주 및 고도위험음주에 대한 몇 가지 중요한 함의를 이끌어낼 수 있다. 외국의 자료와 국내의 연구결과들을 〈표 21-2〉에 제시하고 있다.

이 표에서 보는 바와 같이 적정음주의 기준량이 최근에 이를수록 낮아지고 있음을 볼 수 있다. 1995년 이전에는 적정음주량이 60g으로 제시되다가 1995년 이후에는 남자 2잔(24g) 여자 1잔(12g)으로 낮추어 정의하고 있다. 앞서 확인하였던 자료에서 살펴보았듯이 소주 반 병을 음주할 경우 생리지표가 증가하는 것을 확인할 수 있다. 또한 그 이하의 수준의 음주를 하더라도 주당

표 21-2. 적정음주, 위험음주, 고도위험음주 정리

음주분류	기준	제안자(혹은 국가)
적정음주	남자 : 1일 4잔 이내, 1주일 16잔 이내 여자 : 1일 3잔 이내, 1주일 12잔 이내	Sanchez-Craig(1995)
	1일 2잔 이내, 1주일 14잔 이내	Doweson, et al.(1995)
	1일 30g 이내	Jones(1982)
	1일 40g 이내	Frimpong & Lapp(1989)
	1일 60g 이내	Camargo(1989)
	1일 3잔 이내	Klatsky(1999)
	1주일 14잔 이내	Jacobson & Jacobson(1999)
	남자 : 1일 2잔 이내, 여자 : 1일 1잔 이내	미국보건부(현재적용)
	남자 : 2.5잔 이내, 여자 : 1.5잔 이내 1주일 2회 이내	천성수 등(2005)
위험음주	남자 : 5잔 이상, 여자 4잔 이상	Wechsler, et al.(1994)
	남자 : 1일 60g 이상, 여자 : 1일 40g이상	세계보건기구, 호주, 뉴질랜드
	1일 64g 이내	영국(현재적용)
	5잔 이상, 1주일 2회 이상	천성수(2003)
고도위험음주	남자 : 1일 8잔(101g), 여자 : 5잔(60g) 이상	영국, 세계보건기구(현재적용)

3~4회 이상일 경우 역시 생리지표가 증가하였다. 이 기준을 적정음주로 하여서는 안 될 것이다. 이 기준을 위험음주의 기준으로 설정하는 것이 국가가 국민의 건강을 보호하는 안내지침이 될 것이기 때문이다.

소주 반 병에서 한 병의 양은 매우 폭과 범위가 넓어서 잔으로 명기하기가 쉬운 것은 아니나 약 3잔 반 정도에서 7잔으로 범위를 볼 수 있다. 소주 반 병이 3잔 반에 해당한다면 순수 알코올 함량이 약 35g 정도가 된다. 이 기준은 위험한 음주의 기준이 되므로 적정음주의 양은 이보다 낮아야 하는 것은 당연한 논리이다. 혹은 소주 반 병의 양을 40g으로 계산한다면 위험음주의 양은 이 지점부터 계산되어야 마땅하다. 그리고 소주 한 병의 알코올 함량이 63~70g 이라고 한다면 이 기준이 고도위험음주량의 기준으로 제시되어야 한다. 그리고 음주의 빈도가 일주일에 1~2회까지가 비교적 안전한 빈도가 된다면 그 이상의 빈도 역시 위험음주의 기준점이 되어야 할 것으로 판단된다.

따라서 한국인을 위해 제안하는 적정음주, 위험음주 및 고도위험음주량은 다음의 〈표 21-3〉과 같다. 그리고 여성의 남성 대비 알코올 대사율 80%를 고려하여 설정함이 타당할 것으로 판단된다. 또한 위험음주량 대비 약 40% 수준을 적정음주량으로 설정하고 있는 외국의 연구결과에 따라 적정음주량을 제시하였다.

표 21-3. 한국인의 적정음주, 위험음주, 그리고 고도위험음주 기준

	남 자		여 자	
	빈도와 양	잔 수	빈도와 양	잔 수
적정음주	1일 24g 이내 주 2회 이내	소주 2.5잔 맥주 3잔 위스키, 브랜디, 와인 2잔 백세주, 산사춘 등 3잔	1일 20g 이내 주 2회 이내	소주 2잔 맥주 2.5잔 위스키, 브랜디, 와인 1.5잔 백세주, 산사춘 등 2.5잔
위험음주	1일 50g 이상 주 3회 이상	소주 5잔 맥주 7잔 위스키, 브랜디, 와인 4잔 백세주, 산사춘 등 7잔	1일 40g 이상 주 3회 이상	소주 4잔 맥주 5잔 위스키, 브랜디, 와인 3.5잔 백세주, 산사춘, 등 5잔
고도위험음주	1일 70g 이상 주 3회 이상	소주 7잔(한 병) 맥주 9잔 위스키, 브랜디, 와인 6잔 백세주, 산사춘 등 10잔	1일 55g 이상 주 3회 이상	소주 6잔 맥주 7잔 위스키, 브랜디, 와인 4.5잔 백세주, 산사춘 등 8잔

주 : 잔의 함량은 주류회사의 출고 정보를 참고하였으며, 가이드라인을 정하기 위한 정확한 잔 수보다는 1잔 혹은 반 잔으로 통일하여 표기하였음. 소주의 잔은 55ml, 맥주잔은 235ml, 백세주 및 산사춘 잔은 70ml, 위스키와 브랜디는 40ml, 그리고 와인은 120ml을 기준으로 하였음.

제22장 알코올 사용장애 진단

제1절 문제음주의 개념 및 범위

어떤 시각으로 음주 관련문제를 바라보느냐에 따라 음주 관련문제의 범위와 초점이 달라지게 된다. 이 장에서는 의학적인 측면, 사회학적인 측면, 의학과 사회학적인 양 측면을 고려한 혼합적인 측면에서의 음주 관련문제에 대한 개념을 고찰하고자 한다.

1. 의학적 측면

음주 관련문제를 정의하는 전통적인 방법은 의학적인 방법인 알코올 남용(alcohol abuse), 알코올 의존(alcohol dependence), 알코올 중독(alcoholism)이 바로 그것으로 이들 문제는 다음과 같이 정의될 수 있다.

1) 알코올 남용(Alcohol abuse)

음주 때문에 학업이나 직업, 가정 내의 책임을 수행하지 못하거나, 매우 위험한 상황에서도 술을 마시고, 음주로 인하여 법적인 문제가 발생되며 이것들이 사회적으로나 대인관계에서 문제를 일으킴을 알고 있음에도 불구하고 계속 술을 마시는 경우이다.

2) 알코올 의존(Alcohol dependence)

알코올에 대한 내성의 증거가 있거나 알코올 금단증상이 나타나는 경우이다.

3) 알코올 중독(Alcoholism)

음주에 편향된 특징을 가진 질환으로 음주가 시작되면 대개 중독 상태가 되어야 끝나며 만성적, 진행적으로 재발되는 경향을 가지고 있고 또한 과도한 음주 때문에 전형적인 신체장애, 정신장애, 직업장애, 사회부적응 등이 수반되는 특징을 가지는 경우이다.

그러나 미국정신의학회(1994)에서는 알코올 중독의 개념과 약물 중독의 개념을 통합 발전시켜서 물질 관련장애라는 용어를 사용하고 있다. 물질 관련장애란 총괄적 의미의 개념이다. DSM-Ⅳ(미국정신의학회, 1994)에서는 11가지의 물질을 중독성이 있는 물질(substance)로 분류하고 있다.

물질 관련장애는 물질 사용장애와 물질로 인한 장애로 다시 분류하고 있다. 최근 우리나라에서는 이러한 미국의 진단 기준을 그대로 원용하여 사용하고 있다(김경빈, 2000). 따라서 알코올의 경우에도 알코올 사용장애와 알코올로 인한 장애로 나눌 수 있다.

알코올 사용장애란 소위 중독의 양상이 알코올로 인해 뇌세포의 변화를 동반한 심한 의존수준이냐 아니면 뇌세포까지는 영향을 받지 않은 경한 남용수준 중독이냐를 결정할 때 사용하는 개념이다.

알코올로 인한 장애란 알코올로 인해 뇌나 정신에 어느 정도의 합병증이 왔느냐를 분류할 때 사용하는 개념이다.

최근의 이와 같은 분류방법은 병리적 진단기술의 발전에 힘입은 것으로 판단되나 증상 중심이 아닌 생의학적인 기준에 의한 진단이므로 알코올 문제를 지나치게 의학적인 측면으로 좁히고 있는 것으로 보인다.

2. 사회학적 측면

Straus(1983)는 알코올 의존을 사회적, 심리적, 신체적 의존으로 분류하면서 알코올 의존에 이르게 되는 첫 관문은 사회적 의존(social dependence on alcohol)이며, 이후 심리적 의존 상태에서 신체적 의존까지 전달된다고 하였다(김광기, 1996).

사회적 의존은 두 가지 특징을 갖는다(Straus, 1993). 술에 대한 민감도나 술을 소화할 수 있는 역량 면에서 개인 간의 차이가 있다는 것이 현실적으로 무시되는 경향이 있으며 어떤 상황에서 얼마만큼의 양을 어떤 방식으로 마시는 것이 적절한 것이라는 것을 규정하는 사회문화적 음주규범이 존재한다. 따라서 이러한 규범이 사회적 의존을 강화시키고 있다.

개인보다는 공동체의 단결에 더 큰 비중을 두고 있는(한태선, 1998) 우리나라에서는 사회적 환경이 요구하는 음주규범에 순응하기 위하여 자신에게는 '너무 많은 양'을 반복적으로 마시는 경향을 일상생활에서 관찰할 수 있다(김광기, 1996). Straus(1983)는 이를 알코올에 대한 사회적 의존 탓이라고 설명하고 있다.

이상의 내용을 다시 정리하면, 술을 마시는 것이 생리적 또는 심리적 이유에서가 아니라 사회적으로 기대되는 행동이라고 인식하여 자신이 편안하고 안전하게 소화할 수 있는 양을 초과하여 마시는 것을 반복함으로써 개인의 사회적 역할 수행 등에 문제가 생기는 것을 사회적 의존으로 정의할 수 있다.

3. 음주량 기준

세계보건기구는 음주빈도와 음주량으로 위험음주(hazardous drinking)와 유해음주(harmful drinking)를 측정하기 위해서 알콜 사용장애 척도(Alcohol Use Disorders of Identification Test ; AUDIT)를 개발하였다(Babor, et al., 1989 ; Hodgson, et al., 2002). 그러나 10가지 질문으로 구성된 AUDIT는 일반인을 대상으로 하기에는 너무 많은 질문이므로 최근에는 3문항의 Fast

Alcohol Screening Test(FAST)(Hodgson, et al., 2002)와 7문항의 Lübeck Alcohol Dependence and Abuse Screening Test(LAST) 등이 개발되었다(Rumpf, et al., 1997). 그러나 이런 질문들은 점수화되는 척도이므로 계몽을 전제로 하는 보건사업에 적용하기가 어려웠다. 따라서 세계보건기구에서 짧은 시간에 정확한 심사를 하기 위해 좀 더 적은 문항의 질문으로 위험음주자(high risk group)를 검색하고 절주사업을 전개할 수 있도록 몇 가지 문항을 제안하고 있다(WHO, 2000). 범세계적으로 알코올 소비행태를 체계화하기 위해 2문항에서 8문항에 이르는 몇 가지 질문의 방법들을 제안하였다(WHO, 2000). 이 제안에서 가장 중요한 요소는 음주의 양(quantity)과 빈도(frequency)이다. 단순한 음주의 양과 빈도를 묻는 두 가지 질문(QF)이든지 여기에 누적량을 측정하는 한 가지 질문(Graduated Quantity Frequency, GQF)을 추가하여 위험음주를 측정하도록 권장하고 있으며, 좀 더 자세한 측정을 위해 일주일 동안의 음주상황을 기록하게 하는 일주일 회상법(LAST 7 DAYS)을 권장하고 있다.

제2절 문제음주의 측정방법

앞에서 정의한 바와 같이 문제음주(problem drinking)란 음주관련 문제(alcohol-related problem)를 어떻게 정의하느냐에 따라 범위와 기준이 달라진다. 다시 말하면 어떤 측면에서 음주관련 문제를 바라보느냐에 따라 음주관련 문제의 측정방법이 달라짐을 알 수 있다. 따라서 본 항에서는 다양한 측면에서의 음주관련 문제 측정방법을 고찰하고 있다.

1. 혈 중 알코올 농도 측정

음주량 및 빈도 또는 혈 중 알코올 농도에 따라서 연구자들이 다양하게 음주를 구분하고 있으며, 알코올의 혈 중 농도에 따라 음주문제를 측정하려는 것은 주로 법적인 적용(예, 음주단속 등)의 경우에 주로 적용된다. 검찰의 음주운전 단속 지침(이상두, 1995)에서는 혈 중 알코올 농도에 따라 1도에서 4도까지로 구분하고 있다. 즉, 1도는 0.05~0.15%(미취), 2도는 0.16~0.25%(경취), 3도는 0.26~0.35%(심취, 숙취), 4도는 0.36% 이상(이취, 만취)이다.

Phelps 등(1988)은 음주운전과 관련하여 혈 중 알코올 농도에 따라 크게는 비남용자와 남용자로 구분하였다. 비남용자는 1~2단위의 음주를 한 사람들로 혈 중 알코올 농도 0.01%와 0.05% 사이인 경우이다. 남용자는 다시 DUI(driving under the influence of alcohol / impaired 이하 '영향하의 운전')과 DWI (driving while intoxicated / intoxicated 이하 '과음운전')로 구분하였다. 영향하의 운전은 혈 중 알코올 농도가 0.05%와 0.1% 사이인 경우이며, 과음운전은 혈 중 알코올 농도가 0.1%보다 높은 즉, 6단위 이상의 음주를 한 상태가 해당된다(이원재, 1997).

2. 음주빈도 및 음주량

최근에는 여러 자료들을 근거로 과음(heavy drinking)과 폭음(binge drinking)의 기준이 정해지면서 음주의 양적인 측면 역시 중요시되고 있다. 최근에 WHO에서 개발한 AUDIT 선별검사로, 총 10개의 문항 중 음주의 양과 횟수에 관해 3문항이나 포함시켰는데 한잔(1 drink)은 12g의 알코올, 과음(heavy drinking)은 일주일에 14잔(14 drinks/wk) 이상을, 폭음(binge drinking)은 한 번의 술자리에서 5잔(5 drinking/single setting) 이상을 마시는 것으로 보고 있다.

3. 음주행동 및 태도

한동안 음주문제를 측정하기 위해 사용된 유용한 도구가 MAST(Michigan Alcoholism Screening Test)와 알코올진단을 위한 임상면담질문(Cutting down, Annoyance by criticism, Guilty feeling, Eye-openers ; CAGE)으로 CAGE는 4문항으로 되어 있어 매우 간단하게 이용할 수 있는데 민감도 49~89%와 특이도 79~95%로 다양하게 보고되고 있다. 한국에서는 김경빈 등이 MAST를 변형시켜 NAST(국립서울정신병원 알코올중독 선별검사)를 개발하였다.

표 22-1. CAGE 설문

1. 스스로 술을 끊어야 되겠다고 생각한 적이 있습니까? 2. 음주에 대한 비난 때문에 괴로운 적이 있습니까? 3. 음주에 대한 죄의식을 느낀 적이 있습니까? 4. 해장술을 먹은 적이 있습니까?

◎ '예'라는 대답이 세 가지 이상이면 확실히 알코올 중독증이고, 둘이면 가능성이 높고, 하나이면 조심해야 되는 단계이다.

표 22-2. 한국인의 알코올 중독 선별을 위한 설문지(NAST)

1. 자기 연민에 잘 빠지며 술로 인해 이를 해결하려 한다. 2. 혼자 마시는 것을 좋아한다. 3. 술 마신 다음 날 해장술을 마신다. 4. 취기가 오르면 술을 계속 마시고 싶은 생각이 지배적이다. 5. 술을 마시고 싶은 충동이 일어나면 거의 참을 수 없다. 6. 최근에 취중의 일을 기억하지 못하는 경우가 있다.(2회/6개월 이상) 7. 대인 관계나 사회생활에 술이 해로웠다고 느낀다. 8. 술로 인해 직업 기능에 상당한 손상이 있다. 9. 술로 인해 배우자(보호자)가 나를 떠났거나 떠난다고 경고한다. 10. 술이 깨면 진땀, 손 떨림, 불안이나 좌절 혹은 불면을 경험한다. 11. 술을 깨면서 공포(섬망)나 몸이 심하게 떨리는 것을 경험하거나 혹은 헛것을 보거나 헛소리를 들은 적이 있다. 12. 술로 인해 생긴 문제로 치료 받은 적이 있다.

◎ 위의 12가지 질문 중에서 4개 이상 '예'라고 대답하거나 10번 질문이나 11번 질문에 '예'라고 대답한 사람은 알코올 중독일 가능성이 높다.

앞서 설명한 바와 같이 WHO에서는 조기에 알코올 관련문제를 가진 사람들을 선별하기 위해 선별검사를 개발하였는데, 실험결과 92%의 민감도와 93%의 타당도를 보이고 있다. 처음 3문항까지는 위험 음주(hazardous drinking)의 측정을, 4번에서 6번 문항까지는 의존성 음주(dependence drinking)의 측정을, 7번에서 10번까지는 유해성 음주(harmful drinking)를 측정하는 척도이다. 측정의 합이 8점 이상일 경우 알코올 사용장애로 분류한다.

표 22-3. 알코올 사용장애 선별검사

〈알코올 사용장애 선별검사〉

1) 술을 마시는 횟수는 어느 정도입니까?
□⓪ 전혀 안 마신다 □① 한 달에 1번 이하
□② 한 달에 2-4번 □③ 일주일에 2-3번
□④ 일주일에 4번 이상

2) 술을 마시는 날은 보통 몇 잔을 마십니까?
□⓪ 전혀 안 마신다 □① 1-2잔
□② 3-4잔 □③ 5-6잔
□④ 7잔 이상

3) 한 번의 술좌석에서 6잔(또는 맥주 2,000cc) 이상을 마시는 횟수는 어느 정도입니까?
□⓪ 전혀 없다 □① 한 달에 1번 이하
□② 한 달에 2~3번 정도 □③ 일주일에 1번 정도
□④ 거의 매일

4) 지난 1년간, 일단 술을 마시기 시작하여 자제가 안 된 적이 있습니까?
□⓪ 전혀 없다 □① 한 달에 1번 이하
□② 한 달에 2~3번 정도 □③ 일주일에 1번 정도
□④ 거의 매일

5) 지난 1년간, 음주 때문에 일상생활에 지장을 받은 적이 있습니까?
□⓪ 전혀 없다 □① 한 달에 1번 이하
□② 한 달에 2~3번 정도 □③ 일주일에 1번 정도
□④ 거의 매일

6) 지난 1년간, 과음 후 다음날 아침 정신을 차리기 위해 해장술을 마신 적이 있습니까?
□⓪ 전혀 없다 □① 한 달에 1번 이하
□② 한 달에 2~3번 정도 □③ 일주일에 1번 정도
□④ 거의 매일

7) 지난 1년간, 음주 후 술을 마신 것에 대해 후회한 적이 있습니까?
□⓪ 전혀 없다 □① 한 달에 1번 이하
□② 한 달에 2~3번 정도 □③ 일주일에 1번 정도
□④ 거의 매일

8) 지난 1년간, 술이 깬 후에 취중의 일을 기억할 수 없었던 적이 있습니까?

□⓪ 전혀 없다　　　□① 한 달에 1번 이하

□② 한 달에 2~3번 정도　　　□③ 일주일에 1번 정도

□④ 거의 매일

9) 당신의 음주로 인해 본인이 다치거나, 또는 가족이나 타인이 다친 적이 있습니까?

□⓪ 전혀 없었다.

□② 과거에는 있었지만, 지난 1년 동안에는 없었다.

□④ 지난 1년 동안에 그런 적이 있었다.

10) 가족이나 의사가 당신의 음주에 대해 걱정을 하거나, 또는 '술을 끊거나 줄이라'는 권고를 한 적이 있습니까?

□⓪ 전혀 없었다.

□② 과거에는 있었지만, 지난 1년 동안에는 없었다.

□④ 지난 1년 동안에 그런 적이 있었다.

제23장 알코올문제 예방 방법

제1절 알코올 소비와 음주관련 문제

1. 알코올 소비와 음주문제의 관련성

음주문제는 한국사회에서 하나의 커다란 사회문제로 제기되고 있다. 지나친 음주로 인해 개인의 신체적 질병 및 정신건강이 손상되는 것은 물론 사회적인 문제를 야기시키는 주요 요인이 된다. 특히 우리나라의 경우처럼 음주에 대한 사회적 수용도가 상대적으로 강한 사회일수록(한태선, 1998), 음주의 피해는 사회적 손실로 이어질 가능성이 더욱 크다. 알코올 소비는 그것이 장기적이든 일시적이든 상관없이 소비 자체만으로 다양한 음주문제를 유발한다. 음주 방식에 따라 생화학적 독성을 일으키며, 이것이 만성적인 질병과 알코올 의존에 영향을 미치게 된다. 또한 급성중독을 일으켜 사고와 손상을 일으키며, 위급한 사회문제를 유발시키기도 한다. 평소의 음주량에 따라 생화학적 독성이 발현되며 이것이 만성질병에 영향을 미칠 뿐 아니라 알코올 의존을 일으키는 중요한 경로가 된다. 알코올 의존은 심각한 만성질병과 장기적이고 고질적인 사회문제를 유발시킨다〈그림 23-1〉.

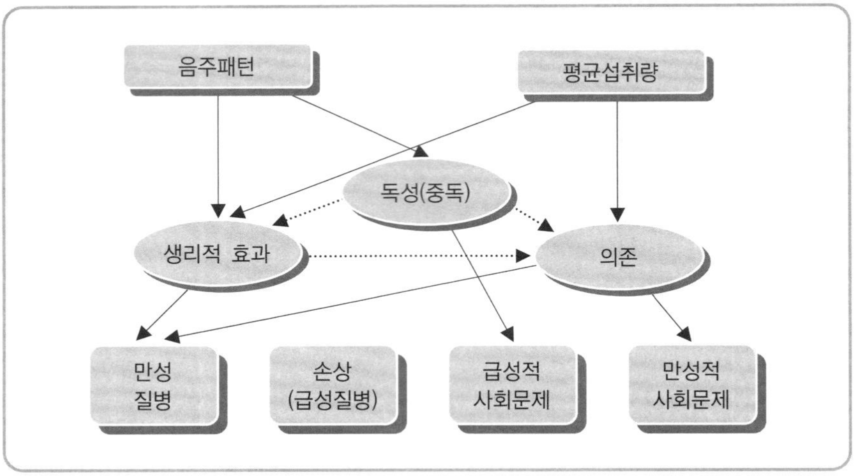

그림 23-1. 알코올 소비와 결과의 모형
자료 : Babor, et al., Alcohol : no ordinary commodity. Oxford University Press, 2003. 재인용

스웨덴 연구에서 알코올 관련 사망을 포함하여 전체 알코올 소비에서 0.35L 증가 시 성별 집단에게 특히 알코올과 관련된 폐해가 증가되는 비율을 추정하였다. 알코올 소비량이 0.35L 증가 시 남자의 경우 알코올 관련 사망률이 9.80% 증가하고, 여자의 경우는 5.28% 증가한다. 사고 사망에 있어서 남자는 2.84%, 여자는 1.13% 증가가 예측되고, 자살의 경우에 있어서 남자는 3.60%, 여자는 2.80% 증가가 예측되며, 살인은 4.44% 증가가 예측된다(Gutjahr, Gmel & Rehm, 2001 ; Ridolfo, Stevenson, 2001).

2. 음주문화와 음주문제의 관련성

Skog(1991)에 따르면 개인적 차원에서 음주습관의 형성과 변화는 크게 두 가지 요인에 의해 설명될 수 있다. 즉, 개인의 특성과 관련된 내부적(endogenous) 요인들과 개인의 환경에 관련된 외부적(exogenous) 요인들이다. 내부적 요인이란 알코올 중독이 될 생물학적인 소인과 알코올에 대한 이전의 경험, 알코올에 대한 개인적인 동기와 선호와 같은 심리적인 특성을 나타내는 것이지만, 외부적 요인은 사회 환경적인 것을 의미한다. 따라서 문제음주를 예방하고 건전한 절주문화를 형성하는데 필요한 이론적인 배경은 Straus(1983)와 Skog(1991)의 연구에 기반을 둘 수 있다. 이들은 문제음주를 개인적인 차원이 아니라 사회적인 차원과 인간행동의 측면에서 파악하고 있다. 알코올에 대한 사회적 규범과 전통, 대중매체의 알코올에 대한 광고 및 태도, 주류이용에 대한 용이성(availability of alcohol beverage), 주류가격 및 기타 알코올과 관련된 경제적인 측면을 사회환경적 요인으로 분류하고 있다. 이들 여러 요인들의 상호복합작용에 의해 개인들이 독특한 음주행동을 형성하게 되며 음주행동의 변화 역시 이들 요인들의 상호복합작용의 결과인 것으로 파악하고 있다.

우리나라의 음주규범과 음주문화는 유교적 윤리규범에 그 뿌리를 두고 있다. 따라서 우리나라의 음주문화의 특징은 권위주의적 음주행태, 의례 지향적 음주행태, 그리고 체제 지향적 음주유형이다(한태선, 1998). 규범이란 사회적 영향과는 달리 하나의 문화적 규칙으로서 이에 순응하지 않을 경우에는 어느 정도 제재나 벌칙이 따른다(Room, 1975). 제재나 벌칙은 공식적이고 심각한 것에서부터 비공식적이며 일시적인 것으로 눈살을 찌푸리게 되는 것에 이르기까지 그 범위가 상당히 넓다(김광기, 1996).

현대 한국사회에서 나타나는 음주행위는 상당히 타인 지향적이다. 음주행위가 술 자체를 즐기거나 그것을 목적으로 하는 음주행위가 아닌 타인과의 관계를 지향하게 하는 매개체(media) 역할을 하므로(한태선, 1998), 음주문화의 영향력이 매우 크다.

집단구성원들에게 존재하는 음주규범은 얼마만큼의 양을 어떻게 마셔야 한다는 것을 규제하며, 이러한 규제는 음주상황(drinking situation)에 따라 상이하지만 음주가 집단수준에서 이루어질 때는 참여한 성원들 간의 상호작용에 의해 일종의 표준기준량(standard level amounts)이 만들어지게 된다(Skog, 1991).

이와 같은 음주규범 외에도 음주상황에 참여하고 있는 성원들 간의 사회적 권력이 고려되어야 할 것이다. 갈등론적인 입장에서 볼 때, 음주에 관한 표준기준량, 음주 예절 등은 사회적 관계에서 우월한 자원을 가지고 있는 개인의 기준이 열악한 사회관계자원을 가진 개인에 우선하여 영향을 미칠 것이기 때문이다. 우리나라 사람들의 음주행위는 많은 부분 사회적인 관계에 의해 이루어지고 있다. 특히 대학생의 경우 원치 않으나 강제적으로 이루어진 음주경험이 높은 비율을 차지하고 있다. 분위기를 해치지 않기 위한 음주 경험률이 66.4%이며, 원샷을 강요당한 경험 역시 남녀 각 61.5%, 61.9%로 비교적 높다(천성수 등, 2000).

우리나라의 경우 사회집단에 따라 다양한 음주규범이 존재한다. 상호의존적인 집단역학에 의해 집단성원들 간의 음주행동에 유사성이 형성되며 이런 과정에서 알코올에 대한 민감도가 개인적 다양성을 인정받지 못하고 무시되는 경향이 있다. 알코올에 대한 민감도가 개인적으로 다르다는 것이 인정되지 못하고 무시됨으로써 개인 자신이 편안하게 소화할 수 있는 정도를 넘어 알코올을 소비하게 되며 이러한 음주행동이 사회적으로 기대되거나 압력에 의한 것일 때 음주로 인한 문제가 발생되는 것이다(김광기, 1996).

3. 음주에 대한 음주문화의 관련성 모형

아래 〈그림 23-2〉는 음주행동에 영향을 미치는 생태적 수준별 영향모델을 설명하고 있다. 개인의 음주행동은 개인의 수준, 음주문화 및 상호관계의 수준, 지역사회와 사회적 수준, 그리고 정책적 수준에 의해 영향을 받고 있음을 보여준다. 즉 다시 말하면 개인의 행동은 자신뿐 아니라 자신을 둘러싸고 있는 다양한 생태적 환경에 의해 결정되고 있음을 설명해 준다(천성수 등, 2007).

알코올 소비가 발생되는 몇 가지 요소는 크게 3가지로 분류된다. 개인적 요소와 관계 혹은 문화적 요소, 그리고 마지막으로 환경적 요소이다(천성수, 2005). 마지막의 환경적 요소는 법적이고 정책적인 환경을 포괄한다〈그림 23-3〉.

지역사회의 알코올문제 예방을 위한 중재 프로그램은 〈그림 23-3〉과 같이 알코올 소비를 결정하는 요인을 차단하여 중재하는 프로그램과 알코올 소비 후 나타나는 문제를 감소시키는 것 등 크게 두 가지 차원의 프로그램으로 나눌 수 있다.

중재 1단계(Intervention 1) 프로그램은 알코올 소비를 감소시키는 것으로, 이것에는 개인의 행동(personal intervention)을 변화시키고자 하는 프로그램(절주교육 및 상담 등의 프로그램), 문화를 변화(interpersonal intervention)

시키는 프로그램(절주 홍보, 캠페인 등), 그리고 환경을 변화(environment intervention)시키는 프로그램(법제정, 법감시 프로그램 등)이 그것이다.

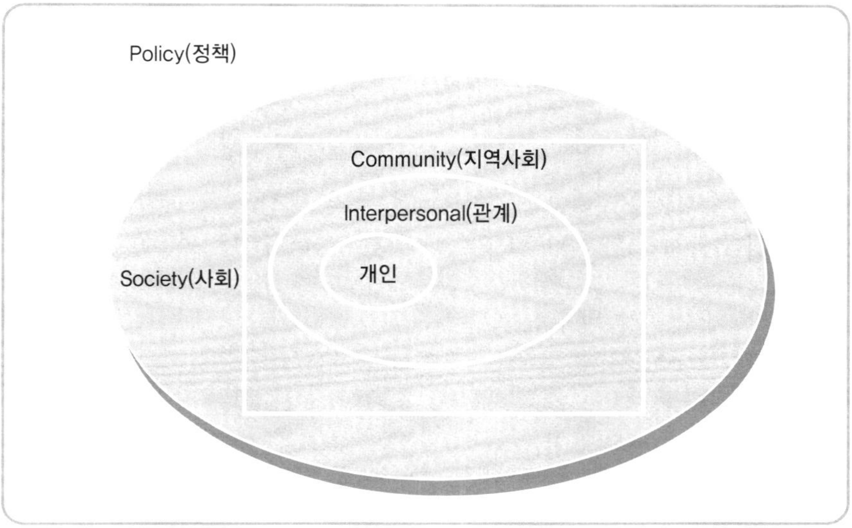

그림 23-2. 음주행동에 영향을 미치는 생태학적 모델
자료 : Green, Ottoson, Community Health, Mosby, USA, 1994.
를 음주상황으로 필자가 재구성한 것임

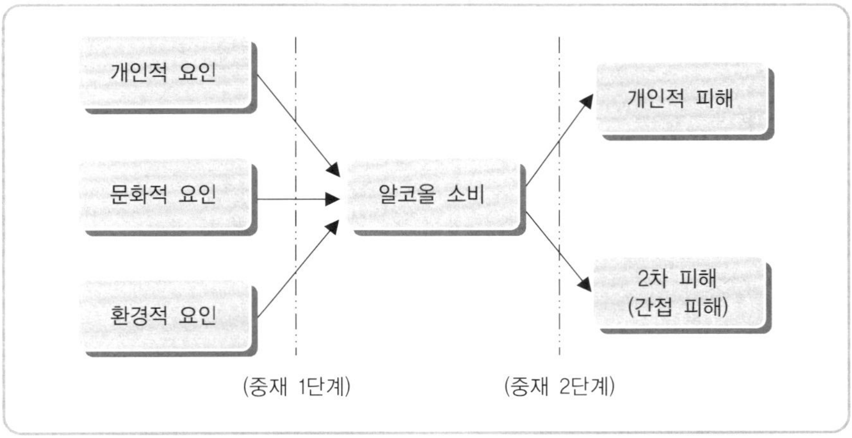

그림 23-3. 알코올 소비 및 문제발생에 대한 중재 모형

제2절 국가 알코올정책

1. 국가 알코올정책의 골격

앞에서 지적한 바와 같이 우리나라의 알코올문제를 예방하고 감소시키기 위해서는 알코올정책을 수립하는 일이 필요하다. 크게 네 가지 차원에서의 정책 내용을 정리해 보면 다음의 〈표 23-1〉과 같다(천성수 등, 2009).

표 23-1. 국가 알코올정책의 주요내용

규제정책의 종류	정책의 내용
주류판매 면허제도	소매판매점과 업소판매점의 면허관리/영업장관리/주류판매관리 등 가. 소매판매점 : 전문소매점, 일반소매점, 식료잡화 및 일용잡화판매 상점을 말함 나. 업소판매점 : 유흥업소, 주점, 접객업, 음식점을 말함 [내용] 면허발급관리(조건심사) 강화 주류판매 시설 및 영업장 규제 강화 주류판매에 대한 관리 감독 강화 지역에서의 판매점 수 제한 등 인센티브 제공 등
가격 및 세금부과	세금부과방식(종량제와 종가제) 주류의 건강부담금 주류의 가격
주류광고 규제	공중파방송 광고시간 : 11시 이후로 확대 공중파방송 허용도수 : 5% 미만으로 낮춤 유선방송, 실내 및 옥외의 영상 광고 규제 인터넷 광고금지 위반 시의 벌칙
교육 및 정보의 제공	체계적이고 공신력 있고, 올바른 교육 및 정보를 제공하기 위한 국가전문가위원회 구성

자료 : 천성수 등. (2009). 알코올규제정책도입을 위한 문화적 수용성 형성 및 단계적 전략 연구. 한국알코올문제연구소 : 서울. 재인용.

첫째, 우리나라 주세법에서는 주류판매와 관련하여 주류판매 면허제도를 시행하고 있으며, 판매면허에 준하는 것으로 식품위생법 등에 의해 허가를 받은 영업장 등에 대한 의제면허판매제도를 가지고 있다. 그러나 면허제도의 시행에 있어서 관할세무서장에게 신고만 함으로 면허를 취득할 수 있기 때문에 면허제도로서의 의미가 없다. 따라서 현재 법률상에 명시된(주세법 8조, 주세법 시행령 제14조, 주세법 8조 3항의 식품위생법상의 의제판매면허업) 법률을 정리하여 개정하고 관리를 철저히 하는 것이 필요하다. 이들 법은 매우 혼란하고 산만하기 때문에 앞의 〈표 23-1〉에서 제시한 것처럼 간단하고 명료하게 제도를 정리할 필요가 있다. 여기서 중요한 것은 기존의 주류소매제도를 정비할 필요가 있다는 점이다.

둘째, 우리나라의 주세부과는 고가・고급주에 고세율, 저가・저급주에 저세율 구조로 되어 있다. 주세율이 알코올 도수와 무관하게 책정되어 있어 고도주를 중심으로 한 주류의 소비억제 유인이 적으므로 음주에 따른 외부 불경제 발생 가능성이 상당히 높다(성명제, 1999). 이와 같은 주세율 체계가 순수알코올 소비량을 통제하지 못하고 있으므로, 선진국의 제도처럼 종량제방식으로 전환하여서 실제적으로 알코올 소비량을 줄일 수 있는 대응책이 필요하다. 이미 앞서 고찰하고 조사한 바와 같이 알코올은 건강과 사회에 좋지 않은 문제를 일으키므로 건강부담금을 부과하는 것이 논리적으로 타당하다. 또한 저렴한 가격은 알코올문제를 일으키는 장본인이므로 선진국의 가격정책을 따라야 할 것이다.

셋째, 현재 공중파를 통해 규제되는 알코올 도수는 17도 이상의 주류이다. 이는 현실적으로 지나치게 허용적인 측면이 크다. 선전국의 사례들에서 보듯이 5도 미만의 광고만으로 규제를 하는 것이 타당하다. 시간대의 규제상황을 보면 밤 10시 이후에 방송이 가능하게 되어 있으므로 어린이와 청소년이 시청하는 시간대와 겹쳐있다. 이는 어린이와 청소년의 보호 차원에서 11시 이후 시간대로 연장하는 것이 바람직하다(TV, 유선, 라디오 모두). 뿐만 아니라 지하철 구내를 비롯한 실내와 실외의 전광판을 활용한 영상 주류광고를 규제할 법이 현재는 없다. 이에 대한 특별한 규제가 필요하다. 기타 인터넷 및 기타 매체에 대한 규제도 진행되어야 하며, 특히 위반 시 벌칙을 명확히 하는 법률의

제정도 필요하다.

넷째, 우리나라의 국민건강증진법 제8조와 동법시행령 제17조, 학교보건법 제9조와 11조 등에 절주교육을 실시하도록 되어 있으나, 의무조항이 아닌 권장사항이므로 의무조항으로 전환할 필요가 있으며, 무엇보다도 정확한 조사연구, 올바른 교육방법 및 정보의 제공 등을 위해, 그리고 국민의 음주폐해에 대한 인식 재고를 높이고 알코올정책의 권위 있는 추진을 위해 국가전문가위원회를 설치할 것을 제안해 본다. 아일랜드의 사례와 선진국들의 선례에서 나타났듯이 국가 차원의 전문위원회는 제도의 시행을 돕고 국가의 인식을 개선하는 데 지대한 역할을 해 왔다.

2. 정책도입의 단계

아무리 훌륭한 정책이라 할지라도 수립이 불가능하거나 시행 시 저항이 지나치게 크면 좋은 정책이라 할 수 없다. 뉴질랜드는 시민들의 의사를 존중하는 정책들을 통해서 안정적인 제도로 발전시켜 왔다. 정책적인 면에서 보면 일반 국민들의 인식과 전문가들의 인식에는 다소 차이가 있다. 위험성이 있는 소통(risk communication)에서의 인식과 정보의 차이를 어떻게 극복할 것인가가 알코올정책 수립에 있어서 가장 큰 관건이다. 그러나 알코올문제를 인식하고 알코올규제정책의 필요성에 대해서는 크게 공감하고 있다. 필요성 공감의 정도는 공유되고 있으나, 그 강도에 있어서 차이가 예상되며, 실재의 정책의 도입의 과정에서 나타날 수 있는 다양한 문제들을 예측할 수 있다.

따라서 알코올규제정책은 현실 가능하고 저항이 적은 것부터 차근차근 시행하는 것이 바람직하다. 시행의 단계를 정리해 보면 다음의 〈표 23-2〉와 같다.

1) 제1단계

제도의 수립과 시행에서 가장 어려운 부분이 국민의 저항이다. 주류회사의 저항이나 로비 역시 경계해야 될 부분이다. 무엇보다도 제1단계에서 가장 초점을 두어야 할 목표는 국민의 인식을 개선하는 작업이다. 그러기 위해서는

표 23-2. 국가알코올정책의 단계별 추진내용(10개년 추진)

단계	추진내용
제1단계	국민인식제고 단계 • 국가전문가위원회 조직 • 교육 및 정보의 제공 의무화(법 개정) • 주류광고 규제 강화 • 공공장소 음주 규제
제2단계	소매판매면허제도 정착화 단계 • 현행제도의 면허발급체계정비(기득권 보장) • 소매판매점 시설 및 영업장관리 정비 • 소매판매종사자 교육
제3단계	업소판매면허제도 정착화 단계 • 현행제도의 면허발급체계정비(기득권보장) • 업소판매에 대한 관리체계정비 • 업소판매자교육
제4단계	규제제도의 완성 단계 • 주류판매시간 규제 • 주세제도 개선(종량세) • 건강부담금 부과 • 주류가격 현실화

자료 : 천성수 등. (2009). 알코올규제정책도입을 위한 문화적수용성 형성 및 단계적 전략 연구. 한국알코올문제연구소 : 서울. 재인용.

권위 있는 국가전문가위원회를 발족하여 조직적이고 체계적이며, 이론적인 알코올과 관련된 연구, 교육, 정보를 제공하여야 한다. 그리고 교육의 활성화를 유도할 수 있는 대대적인 노력이 요청된다. 절주와 관련된 교육을 의무화하는 법 개정을 통해 국민의 인식을 개선하고, 주류광고의 불필요한 노출을 줄임으로써 청소년들의 의식이 변질되지 않도록 할 필요가 있다. 또한 공공의 지지를 획득할 수 있는 공공장소에서의 음주 및 노상에서의 음주 등을 금지하는 입법을 통해 국민의 인식을 바르게 유도할 필요가 있다.

2) 제2단계

제1단계에서 국민의 인식이 개선됨과 동시에 제2단계부터 명실상부한 알코올규제정책을 수립하게 된다. 주류의 소비단계에서 두 단계를 통해서 규제정책이 전개되어야 한다. 첫 번째는 소매점에 대한 규제이고, 두 번째는 업소에 대한 규제이다. 이 기간은 다양한 저항들이 노출될 것으로 예상되므로 연차적으로 제도를 시행하여야 한다. 먼저 제2단계에서는 소매점에 대한 정비단계이다. 이 단계에서 중요한 것은 기득권을 절대적으로 보호하는 전략이 필요하다. 이 길이 저항을 줄이는 가장 중요한 요소이다. 그리고 단계적으로 조금씩 제도를 보완해 나가는 전략을 수립하여야 한다.

먼저 면허수여권자에 대한 정의가 필요하고 조정이 필요하다. 현행 소매점 제도의 면허수여권자는 관할세무서장이다. 이는 주류를 세무적 관점에서 바라보고 있다는 점을 단적으로 보여주고 있다. 최소한 주류취급 소매면허수여권자는 보건복지부 관할이 되는 것이 바람직하다.

두 번째는 면허발급에 대한 심사과정을 두는 것이 바람직하다. 물론 기존에 허가를 받은 수퍼마켓 등이 포함된 소매점에서는 첫 해에는 자동으로 면허를 인가 받는다. 그러나 신규로 면허를 갱신하고자 할 때에는 몇 가지 인구학적 조건 심사를 통해 면허를 발급한다.

세 번째, 면허 갱신기간을 두어야 한다. 매년 면허갱신을 통해 주류를 통제할 수 있는 권한을 가질 필요가 있다.

네 번째, 면허를 득한 자들에 대한 발급 시 혹은 정기적 보수교육을 통해 교육을 실시한다.

3) 제3단계

제3단계에서 저항이 가장 클 것으로 예상된다. 그러나 이 제도가 수립되어야 선진국형 제도가 수립되는 것이다. 단계와 방법은 제2단계와 유사하나 내용에 있어서 큰 차이가 있다. 2단계에서의 내용은 소매점에 대한 면허인가 및 관리에 대한 사항이었다면, 제3단계의 내용은 주점과 식당을 비롯한 업소에서의 주류취급 면허발급관리에 대한 정비기간이다. 이 제도가 제대로 정착이 되면, 우리나라의 알코올규제정책이 완성된다. 이 제도의 시행에 따라서 가격, 세금, 시간, 장소 등을 적절히 조정하고 통제할 수 있다. 제2단계에서와 마찬가지로 기득권에 대한 보장이 필수적이다. 국민의 저항을 최소화할 필요가 있기 때문이다.

그리고 단계적으로 조금씩 제도를 보완해 나가는 전략을 수립하여야 한다. 마찬가지로 면허수여권자에 대한 조정이 필요하다. 주류취급 업소면허수여권자는 보건복지부 관할이 되는 것이 바람직하다 또한 면허발급에 대한 심사과정을 두는 것이 바람직하며, 기존의 영업소에는 면허를 부여해주고 갱신과정을 통해 지도하여야 한다. 그러나 신규로 면허를 갱신하고자 할 때에는 몇 가지 인구학적 조건 심사를 통해 면허를 발급한다. 아울러 면허 갱신기간을 두며, 매년 면허갱신을 통해 주류를 통제할 수 있는 권한을 가질 필요가 있다. 뿐만 아니라 면허를 득한 자들에 대한 발급 시 혹은 정기적 보수교육을 통해 교육을 실시한다.

4) 제4단계

제4단계는 상황에 따라, 혹은 지역에 따라 주류판매 및 업소 주류판매 시간을 조정할 수 있다. 교육이나 청소년 보호환경을 강조하는 지역에서는 판매규제시간을 앞당길 수 있으며, 관광 등을 목적으로 하는 곳에서는 시간을 연장할 수 있다. 주세제도를 개선하는 부분이 가장 저항이 큰 것으로 판단된다. 왜냐하면 우리나라의 경우 소주와 같은 고도주의 소비가 많기 때문에 가격에 민감하게 반응할 것이기 때문이다. 그러나 고도주에 대한 소비를 줄이지 않으면 많은 음주문제를 감소시키기 어렵다. 아울러 현행 종가세를 종량세로 전환하여 주류의 가격을 자연스럽게 인상시킬 필요가 있다. 주류의 건강증진부담금 부과는 현실적으로 매우 필요한 부분이다. 그러나 건강부담금이 가지는 의미가 크기 때문에 주류회사의 강력한 반발이 예상되는 만큼 제도의 성숙을 통해 마지막 단계에서 시행하는 편이 효과적이다.

3. 국가알코올정책도입과 문화적 수용성

정책이 문화를 변화시키는 가장 좋은 방법이다. 그러나 정책을 수립하는데 가장 방해가 되는 것이 문화이다. 우리나라의 음주문화는 매우 관대하고, 음주폐해에 대한 국민들의 인식이 부족하다. 뿐만 아니라 경제적 상황을 적절히 통제할 수 있는 스트레스 해소 기전이 취약하다. 아울러 문화적 수용성을 제고할 수 있는 방안이 동시에 추진되어야 한다〈표 23-3〉.

표 23-3. 문화적 수용성 제고 방안

문화적 수용성 제고 유형	구체적인 방안
완충	정책의 순차적 도입
인식개선	국가전문가위원회를 통한 교육 및 정보의 제공 공익광고 및 홍보방송
국민설득	피해당사자 이익단체 결성과 활동형성 국내 알코올정책지지연대 결성
국제관계형성	국제 NGO 연대활동 Global Alcohol Policy Alliance 활동협력 국제기구의 협력 국가간 협약체결

자료 : 천성수 등. (2009). 알코올규제정책도입을 위한 문화적수용성 형성 및 단계적 전략 연구. 한국알코올문제연구소 : 서울. 재인용.

첫째, 규제정책의 도입을 천천히 단계적으로 시행할 필요가 있다. 단계적 시행과 동시에 추진하여야 될 일이 추진된 정책들에 대한 국민인식도나 효과 등에 대해 철저히 분석하고 발표하여야 한다. 국민의 정서와 문화적 공감대를 형성하는 것이 무엇보다 중요하다.

둘째, 알코올정책에 대한 국민들의 인식을 개선하고 음주폐해에 대한 국민의 인식을 제고하여야 한다. 그러기 위해서는 조직적이고 체계적인 대응이 필요하므로 많은 선진국에서 제도 시행에 앞서 선행하였던 국가전문가위원회를 구성하여야 한다. 이 위원회를 통해 잘 고안된 자료수집과 연구, 교육과정과 체계의 개발, 음주폐해에 대한 확산활동을 하여야 한다. 무엇보다도 공신력이 필요하므로 위원회(혹은 Task Force Team ; TFT)를 구성하여 국민인식을 개선한다.

셋째, 국내의 정책옹호 NGO(Non-Governmental Organization)를 활성화하여야 한다. 미국의 연방 음주운전규제법 도입 시 MADD(Mothers Against Drunken Driving)의 활동이 지대하였음을 누구도 부인하지 못한다. 미국처럼 자유주의 국가에서 음주허용연령과 음주운전규제법을 연방법으로 통과시키기란 여간 어려운 일이 아니다. 그러나 피해당사자 집단의 힘을 통해 연방법을 제정하게 되었다. 이제 우리나라도 피해당사자 집단, 혹은 이해당사자 집단의 활동을 통해 여론을 환기하고 문화적 저항을 줄일 필요가 있다. 아울러 우리나라의 알코올정책을 옹호하는 단체를 결성하고 지원할 필요가 있다.

넷째, 국민 여론의 환기는 내부에서 뿐 아니라 국제관계를 중요시하는 오늘날에는 국제간 협력이 중요하다. 특히 알코올정책을 범세계적으로 공유하고자 하는 단체(Global Alcohol Policy Alliance ; GAPA)의 활동을 국내와 체계적으로 연결하고 국제적으로 동일한 형태의 정책을 추구해간다면 국민적 설득과정이 다소 용이할 것이다. 왜냐하면 주류회사는 이미 범세계적으로 협력하고 있고, 음주 문화도 거의 범세계화 되었기 때문에 국제적으로 알코올통제정책을 공동으로 유도해 내는 일은 매우 의미 있는 일이다. 우리나라와 문화적 뿌리가 유사하고 경제적 상황과 여건이 유사한 동아시아를 중심으로 하는 동아시아알코올정책연대(Eastern Asia Alcohol Policy Alliance ; EAAPA) 결성을 촉구하여 아시아 국가 간 동일한 알코올문제를 예방하고 유사한 정책을 수립하도록 촉구할 필요가 있다. 또한 국제기구(WHO, WPRO ; WHO의 서태평양지역사무소)의 알코올정책 수립에 대한 권장내용을 홍보하고 국제적 보조를 맞추는 일도 필요하다. 더욱 중요한 것은 아시아지역의 국가 간 알코올정책에 대한 협약을 이끌어 낼 수 있도록 국제단체들과 함께 활동하는 일도 큰 의미가 있다.

4. 알코올 문제로부터 안전한 사회

국가 알코올정책은 국민의 안전과 생명보호를 일차적인 목적으로 하여 수립되어야 한다. 자녀가 좋아한다고 혹은 때를 쓴다고 모든 것을 수용해 주는 부모는 없다. 가장 최선의 것으로 지도하고 관리하고 규칙을 정하는 것이 부모이다. 위험행동과 관련된 영역에 있어서도 마찬가지이다. 불필요하게 소비된 알코올은 우리사회에 수없이 많은 문제를 야기시킨다.

그 증거는 여러 국가에서 경험적으로 터득한 알코올 정책별 문제증감 평가연구가 그것이다. 알코올정책의 강약을 통해 다양한 문제들의 증감이 상관관계가 강하게 나타나고 있음을 확인할 수 있다. 이들 효과는 국민의 생명과 사회적 삶의 질을 결정하는 매우 중요한 지표들이다.

가장 효과가 좋은 제도는 소비를 통제하고 문제음주를 예방하는 면허제도이다. 소매점 뿐 아니라 식당을 포함한 업소에서의 주류 판매를 조절할 수 있는 정책이 가장 효과적인 것이다. 이를 통해서 시간과 장소와 요일 등을 조정할 수 있고, 문제 음주자들을 탐색하고 문제음주를 예방할 수 있다. 뿐만 아니라 자살과 살인사건을 포함한 각종 다양한 사회문제를 감소시키는데 크게 기여하고 있다.

음주운전단속은 음주교통사고를 감소시키는데 큰 기여를 하고 있으며, 주류의 광고 규제는 청소년들의 음주를 예방하는데 효과적이다. 주류의 가격은 청소년들의 음주를 예방하고 불필요한 알코올 소비를 감소시키는데 큰 역할을 하고 있다. 세금을 통해서 고도주의 소비를 줄이는 역할을 하며, 건강증진과 관련된 활동을 한다. 교육과 정보의 제공을 통해 인식을 향상시키지만, 실효성에는 큰 의문이 있다. 이는 여러 다양한 국가에서 평가한 결과이다. 그러나 장기적인 안목에서 교육효과를 기대하여야 할 것이다. 주류종사자들에 대한 교육은 문제음주를 예방하는데 큰 효과가 있다. 그러나 주류 판매 및 종사자들을 교육시키기 위해서는 주류취급 면허제도를 먼저 정비한 후에 실시할 수 있다.

아울러 수많은 선진국에서 알코올정책을 수립하여 시행해 오고 있다. 우리나라에서도 이미 부분적으로 알코올관련 정책을 수립하고 사업을 진행시키고 있다. 특히 파랑새플랜을 통해 우리나라의 절주사업의 장기적인 비전을 가지고 있다. 그러나 그 속에는 알코올 규제정책을 제대로 담고 있지 못하다. 우리나라에서 비교적 시행이 잘되고 있는 정책은 음주운전단속이다. 그리고 음주허용연령과 국민건강증진법을 비롯한 학교보건법상의 다양한 교육과 정보제공과 관련된 부분 역시 제도상으로 잘 형성되어 있다. 그러나 이러한 부분은 시행과정에서 여러 가지 취약점들이 드러난다. 우리나라에서 가장 취약한 부분이 주류의 소매과정을 통제할 수 있는 기능이다.

국민들에 대한 인식조사를 통해 많은 국민들이 우리나라의 음주문제를 인식하고 있으며, 국가의 미온적인 대처에 대해서도 인식하고 있다. 그러면서도 알코올규제정책을 수립할 때는 많은 저항을 하고 있다. 국내와 전문가 집단의 자문과 조사에서 이들은 리스크커뮤니케이션 방법을 적용할 것을 권장하고 있다. 일반국민과 전문가들 사이에 나타난 정보와 인식의 차이, 정책수립의 필요성과 효과기대에 대한 차이를 극복하고 줄일 수 있는 근본적인 대책이 필요하다.

우리나라에서 보완해야 될 정책대안을 제안해 보면 다음과 같다.

첫째, 주류판매소매면허제도의 개선과 정착이 필요하다.

둘째, 세금을 종량제로 전환하여야 하며, 건강부담금을 포함하고, 주류의 가격을 높여서 불필요한 알코올 소비를 줄여야 한다.

셋째, 주류광고의 정도, 매체, 시간 등을 정밀하게 규제할 수 있어야 한다.

넷째, 체계적이고 조직적인 교육 및 정보제공 체계를 구축하여야 한다.

이러한 정책들이 국민의 저항을 최소화하고 문화적 충격을 완화하기 위해 단계적으로 도입되어야 한다. 그 단계를 요약하면 다음과 같다.

제1단계는 국민인식제고 단계로 국가전문가위원회를 발족시켜 알코올정책을 평가할 수 있는 기틀을 마련하고 교육과 정보제공 체계를 갖춘다. 아울러 주류회사의 광고나 판촉활동을 적절히 통제하는 시기이다.

제2단계는 소매판매면허제도를 정착화하는 단계로, 기존의 면허제도를 수용, 보완, 정비하는 단계이다.

제3단계는 업소판매면허제도를 정착화하는 단계로, 역시 기존의 면허제도를 수용, 보완, 정비한다.

제4단계는 주세제도를 개편하고, 판매와 관련된 활동을 정비하는 국가알코올정책을 완성하는 단계이다.

이상의 국가정책을 국민들로 하여금 수용하게 만드는 일이 매우 중요하다. 이를 위해서는 체계적인 전략이 필요하다. 몇 가지 중요한 원칙을 제시해보면,

첫째, 정책도입 전 완충기간을 둔다.

둘째, 조직적이고 체계적인 인식개선 사업을 추진한다.

셋째, 국민과 입법의 주체에 대한 설득과 NGO 활동을 유도한다.

넷째, 국제 협력관계를 통해 문화적 수용성을 높인다.

국가알코올정책의 최대 수혜자는 국민이어야 한다. 이 분야의 전문가나 이념집단이 수혜자가 될 수 없다. 더구나 경제발전을 외면으로 내세우는 주류회사가 되어서는 안 된다. 국민 개인의 자유 의지에 따라 음주를 선택할 수 있어야 한다. 그러나 문화적 강제성이나, 환경적 통제기능의 부재로 인해 미성년자나 취약집단에게 불필요한 음주가 제공되어서는 아니 될 것이다. 적절히 알코올을 통제하지 못함으로써 개인과 가족과 타인과 사회에 피해가 발생되지 않도록 국가는 최선의 노력을 다하여야 한다.

참고문헌

김경빈. 음주와 정신과적인 문제 및 치료(절주하는 사회를 위하여). 대한보건협회. 2000.

김광기. 음주양태 및 음주관련문제에 대한 공중보건학적 연구. 대한보건협회지 제22권 제1호. 1996. 4.

박상철. 오세인. 알코올과 질병 (in) 절주하는 사회를 위하여. 대한보건협회. 2000.

이원재. 알코올 소비와 음주교통사고. 한국보건교육학회지 제14권 2호. 1997.

이정태. 적정음주에 대한 의학적 접근. 대한보건협회학술지 제26권 제4호. 2000 : 373-382.

정재훈. 알코올의 대사. 절주하는 사회를 위하여. 대한보건협회 · 보건복지부. 2000.

천성수. 알코올로 인한 가정과 사회에서의 문제. (in) 절주하는 사회를 위하여. 대한보건협회 · 한국알코올과학회. 2000.

천성수. 대학생 폭음의 원인과 음주관련문제 분석. 한국알코올과학회지 제3권 제2호. 2002 : 221-233.

천성수 등. 대학생의 폭음(binge drinking)에 대한 주기적인 실태조사 및 대학생 음주문제 예방정책 개발. 보건복지부. 2003.

천성수 등. 알코올소비량 감소를 위한 알코올통제정책에 관한 연구. 건강증진기금사업지원단 보고서. 2005.

천성수 등. 한국인의 사인별 알코올기여도(Alcohol-attributable fractions) 산출. 건강증진기금사업단 보고서. 2007.

천성수. 손애리. 유재현. Michael Welch. Easton Reid 등. 알코올규제정책 도입을 위한 문화적 수용성 형성 및 단계적 전략연구. 한국알코올문제연구소 · 건강증진사업지원단. 2009.

한태선. 음주의 사회문화적 의미 - 공동체문화를 중심으로 -. 한국보건사회연구원. 1998.

한태선. 적정음주에 대한 사회 · 문화적 접근. 대한보건협회학술지 제26권 제4호. 2000 : 383-392.

Abrahams. D.B.. Niaura. R.S. (1978) Social learning theory. In : Psychological Theories of Drinking and Alcoholism. Ed by Blane. H.T.. Leonard. K.E. New York. Guilford Press. 131-178.

Abrahams. D.B.. willson. G.T. (1979) Effect of alcohol on social anxiety in women : Cognitive versus physiological process. Journal of abnormal Psychology. 88 : 161-173.

Acheson. S.K.. Stein. R.M.. Swartzwelder. H.S. (1998) Impairment of semantic and figural memory by acute ethanol : Age-dependent effects. Alcoholism : Clinical and Experimental Research. 22 : 1437-1442.

Adinofe. B.. Iranmanwsh. A.. Veldhuis. J.. Fisher. L. (1998) Disturbances of the stress respond : The role of the hypothalamic-pituitary-adrenal axis during alcohol withdrawal and abstinence. Alcohol Health of Research World. 22(1) : 67-71.

Agras. W.S.. Rossiter. E.M.. Arnow. B.. et al. (1992) Pharmacologic and cognitive-behavioral treatment for bulimia nervosa : A controlled comparison. American Journal of Psychiatry. 149(1) : 82-87.

Agras. W.S.. Waisg. T.. Fairburn. C.G.. et al. (2000) A multicenter comparison of cognitive-behavioral therapy and interpersonal psychotherapy for bulimia nervosa.

Archives of General Psychiatry. 57 : 459–466.
Alheid, G.F., Hemer, L. (1998) New Perspectives in basal forebrain organization of special relevance for neuropsychiatric disorders : The striatopallidal, amygdaoid, and corticopetal components of substantia inominata. Neuroscience. 27(1) : 11–39.
Allison, D.B. (1993) A note on the selection of control groups and control variables in comorbidity research. Comprehensive Psychiatry. 34 : 336–339.
American Medical Association (1997) Manual on Alcoholism. 3rd ed.
American Psychiatric Association (APA). (1994) Diagnostic and Statistical Manual of Mental Disorders, Fourth Edition. Washington, D.C. APA.
American Psychiatric Association (APA). (2000) Diagnostic and Statistical Manual of Mental Disorders, Fourth Edition, Text Revision. Washington, D.C. APA.
Ames, G.M., Grube, J.W. (1999) Alcohol availability and workplace drinking : Mixed method analyses. Journal of Studies on Alcohol. 60 : 383–393.
Ames, G.M., Grube, J.W., Moore, R.S. (1997) The relationship of drinking and hangovers to workplace problems : An empirical study. Journal of Studies on Alcohol. 58 : 37–47.
Ames, G.M., Janes, C.A. (1992) A cultural approach to conceptualizing alcohol and the workplace. Alcohol Health & Research World. 16 : 112–119.
Ancoli–Israel, S., Roth, T. (2000) Characteristics of insomnia in the United States : Results of the 1991 National Sleep Foundation Survey. I. Sleep 22 : S347–S353.
Andersen, A.E. (1995) Eating Disorders and Obesity : A Comprehensive Handbook. New York : Guilford Press.
Andersen, A.E., Holman, J.E. (1997) Males with eating disorders : Challenges for treatment and research. Psychopharmacology Bulleti. 33 : 391–397.
Anderson, A.E., Bowers, W.A., Watson, T. (2001) A slimming program for eating disorders not otherwise specified. Reconceptualizing a confusing residual diagnostic category. Psychiatric Clinics of North America. 24 : 71–280.
Andreasson, S., Allebeck, P., Romelsjo, A. (1988) Alcohol and mortality among young men : Longitudinal study of Swedish conscripts. British Medical Journal. 296(6628) : 1021–1025.
Andrews, L.S., and Snyder, R. (1992) Toxic effects of and vapors. In Casarett and Doull's Toxicology. The basic science of poisons. edited by Amdur, M.O., Doull, J., Klaassen, C.D. New York.
Anthelelli, R.M., Smith, T.L., Irwin, M.R., Schuckit, M.A. (1994) A comparative study of criteria for subgrouping alcoholics : The primary/secondary diagnostic scheme versus variations of the type 1/type 2 criteria. American Journal of Psychiatry. 151 (N10) : 1468–1474.
Anthenelli, R.M. (1997) Principles and Practice of Addictions in Psychiatry. Philadelphia : W.B. Saunders.
Anthenelli, R.M., Schuckit, M.A. (1993) Affective and anxiety disorders and alcohol and drug dependence : Diagnosis and treatment. Journal of Addictive Disorders. 12 : 73–87.
Anton, R.F., Moak, D.H., Waid, L.R., et al. (1999) Naltrexone and cognitive behavioral therapy for the treatment of outpatient alcoholics : Results of a placebo–controlled

trial. American Journal of Psychiatry. 156(11) : 1758–1764.

Ascchoff, J. (1960) Exogenous and endogenous components in circadian rhythms. Cold Spring Harbor Symposia on Quantitative Biology : Volume XXY. Biological clocks. New York : Cold Spring Harbor Press.

Attia, E., Haiman, C., Walsh, B.T., Flater, S.R. (1998) Does flextime augment the inpatient treatment of anorexia nervosa? American Journal of Psychiatry. 155 : 548–551.

Austin GA(ed) (1978) Alcohol, United States, 1869–1933. In Perspectives on the History of Psychoactive Substance Abuse. Rockville, Maryland, US Department of Health, Education and Welfare, National Institute on Drug Abuse. pp. 106–133.

Babor, T., et al. (2003) Alcohol : no ordinary commodity. Oxford University Press.

Baldwin, D. S. (2000) Clinical experience with paroxetine in social anxiety disorder. International Clinical Psychopharmacology. 15(1) : 19–24.

Bales, R. (1946) Cultrural differences in rates of alcoholism. Quarterly Journal of Studies of Alcohol. 6 : 480–499.

Ballesteret, M., Marti, V., Carrio, I., Obrador, Moya, C., Ponsllado, G., Berna, L., Lamich, R., Aymat, M.R., Barbanoj, M., Guardia, J., Carreras, F., Udina, C., Auge, J.M., Marrugat, J., Permanyer, G. and Caralpssiera, J.M. (1997) Spectrum of alcohol-induced damage detected by Indium-111-lbeled monoclonal antibodies. Journal of the American College of Cardiology. 29(1) : 160–167.

Bandura, A. (1977) 'Self-Efficacy : Toward a Unifying Theory of Behavior Change.' Psychological Review. 84 : 191–215.

Bandura, A. (1986) Social foundations of thought and action. N.J. : Englewood Cliffs, Prentice-Hall.

Baum-Baicker, C. (1985) The psychological benefits of moderate alcohol consumption : A review of the literature. Drug Alcohol Dependence. 15(4) : 305–322.

Beals, J., Spicer, P., Mitchell, C.M., et al., (2003) and The AI-Superpfp Team. Racial disparities in alcohol use : Comparison of 2 American Indian reservation populations with national data. American Journal of Public Health. 93 : 1683–1685.

Beary, M.D., Lacey, J.H., Merry, J. (1986) Alcoholism and eating disorders in women of fertile age. British Journal of Addiction. 81(5) : 685–689.

Beaty, T.H., Cohen, B.H. (1993) Fundamentals of Genetic Epidemiology. New York : Oxford University Press.

Bebbington, J.H., Heller, H.C. (1995) Restoration of brain energy metabolism as the function of sleep. Progress in Neurobiology. 45 : 347–365.

Becker, H. (1998) Kindling in alcohol withdrawal. Alcohol Health & Research World. 22(1) : 25–33.

Becker, M.H. (ed.) (1974) "The health Belief Model and Personal Health Behavior." Health Education Monographs, 2(entire issue).

Becker, M.H. and Maiman, L. A. (1980) 'Strategies for Enhancing Patient Compliance.' Journal of Community Health. 6 : 113–135.

Becker, U., Deis, A., Sorensen, T.I., Gronbaek, M., Borch-johnsen, K., Muller, C.F., Schnohr, P., Jensen, G. (1996) Prediction of risk of liver disease by alcohol intake, sex, and age : A prospective population study. Hepatology. 23(5) : 1025–1029.

Begleiter, H., Porjesz, B., Reich, T., et al. (1998) Quantitative trait loci analysis of human event-related brain potentials : P3 voltage. Electro-encephalography and Clinical Neurophysiology. 108 : 244-250.

Begleiter, H., Reich, T., Hessebrock, V., et al. (1995) The Collaborative Study on the Genetics of Alcoholism. Alcohol Health & Research World. 19 : 228-236.

Beidel, D.C. (1998) Social anxiety disorder : Etiology and early clinical pre- sentation. Journal of Clinical Psychiatry. 59(17) : 27-31.

Belgleiter, H., Reich, T., Nurnberger, J., JR., et al. (1999) Description of the Genetic Analysis Workshop 11 Collaborative Study on the Genetics of Alcoholism. Genetic Epidemiology. 17(Suppl.1) : S25-S30.

Benjamin, D., Grant, E.R., Pohorecky, L.A. (1993) Naltrexon revers ethanol-induced dopamine release in the nucleus accumbense in awake, freely moving rats. Brain Research. 62(1) : 137-140.

Berger, K., Ajani, U.A., Kase, C.S., Gaziano, J.M., Buring, J.E., Glynn, R.J., Hennekens, C.H. (1999) Light-to-moderate alcohol consumption and the risk of stroke among U.S. male physicians. New England Journal of Medicine. 341(21) : 1557-1564.

Berridge, K.C. (1996) Food reward : Brain substrates of wanting and liking. Neuroscience and Biobehavioral Reviews. 20 : 1-25.

Billings, A.G., essler, M., Gomberg, C.A., Weiner, C.A. (1979) : 'Marital Conflict Resolution of Alcoholic and Nonalcoholic Couples During Drinking and Nondrinking Session'. Journal of Studies of Alcohol. vol. 40.

Black, C.M.D., Wilson, G.T. (1996) Assessment of eating disorders : Interview versus questionnaire. International Journal of Eating Disorders. 20 : 43-50.

Blanco, C., Antia, S.X., Leibowitz, M.R. (2002) Pharmacotherapy of social anxiety disorder. Biological Psychiatry. 51(1) : 109-120.

Blane, H.T., Keneth, E. (1988) Psychological Theories of Drinking and Alcholism. NewYork : Guilford Press.

Blum, K., Noble, E.P., Sheridan, P.J., et al. (1990) Allelic association of human dopamine D2 receptor gene in alcoholism. JAMA : Journal of the American Medical Association. 263 : 2055-2060.

Bobo, J.K., Walker, D., Lando, H.A., McIlvain, H.E (1995) 'Enhancing Alcohol Control with Counseling on Nicotine Dependence : Pilot Study Findings and Treatment Implications', In : Research Monograph Alcohol and Tobbaco : From Basic Science to Clinical Practice. Washington DC, The U.S. Government Printing Office. p.226-234.

Bode, C., Bode, J.C. (1997) Alcohol's role in gastrointestinal tract disorders. Alcohol Health & Research World. 21(1) : 76-83.

Bode, J.C., Bode, C. (1992) Nutrition and Alcohol. Boca Raton. FL : CRC Press.

Boffetta, P., and Garefinkel, L. (1990) Alcohol drinking among men enrolled in an American Cancer Society prospective study. Epidemiology. 1(5) : 42-48.

Bonnie, R.J., O'Connell, M.E., (2002) Reducing Underage Drinking - A Collective Responsibility -. The National Academies Press.

Book, W.S., Randall, L.C. (2002) Social anxiety disorder and alcohol use. Alcohol Research and Health. The Journal of the National Institute Alcohol Abuse and Alcoholism. 26(2) : 130-135.

Boomsma, D.I., De geus, E.J., Van Baal, G.C., Koopmans, J.R. (1999) A religious upbringing reduces the influence of genetic factors on disin- hibition : Evidence for interaction between genotype and environment on personality. Twin Research. 2 : 115-125.

Boris, T., Hoffman, P.L. (1998) Genetics and Biological Markers of Risk for Alcoholism. Public Helth Report. 103(6) : 690-698.

Bowers, T.G., Al-Redha, M.R. (1990) 'A comparison of outcome with group/marital and standard/individual therapies with alcoholics.' Journal of Studies of Alcohol.

Brady, K.T., Sonne, S.C. (1995) The relationship between substance abuse and bipolar disorder. Journal of Clinical Psychiatry. 56 : 19-24.

Brady, K.T., Sonne, S.C., Roberts, J.M. (1995) Sertraline treatment of co-morbid post-traumatic stress disorder and alcohol dependence. Journal of Clinical Psychiatry. 56 : 502-505.

Brewerton, T. (1995) Toward a unified theory of serotonin deregulation in eating and related disorders. Psychoneuroendocrinology. 20 : 561-590.

Brewerton, T., Lydiard, R., Herzog, D., et al. (1995) Comorbidity of axis I psychiatric disorders in bulimia nervosa. Journal of Clinical Psychiatry. 56 : 77-80.

Brodie, M.S., Pesold, C. (1999) Ethaol directly excites dopaminiergigic ventral tegmental area reward neurons. Alcoholism : Clinical and Experimental Research. 23(11) : 1848-1852.

Bromet, E.J., Dew, M.A., Parkinson, D.K. (1990) Stress Between Work and Family. New York : Plenum Press.

Brower, J. (2001) Alcohol's Effects on sleep in Alcoholics. Alcohol Research & Health. The Journal of the National Institute on Alcohol Abuse and Alcoholism. 25(2) : 110-125.

Brown, S., Vicki, C. (1987-8) : "Implications for Intervention for Family History of Alcohol Abuse. Alcohol Health and Research World. winter. 1987/1988.

Brown, S.A., Goldman, A.I., Anderson, L.R. (1980) Expectations of reinforcement from alcohol : Their domain and relation to drinking patterns. J Consult Clin Psychol. 48 : 419-426.

Brown, S.A., Inaba, R.K., Gillin, J.C., et al. (1995) Alcoholism and affective disorder : Clinical course of depressive symptoms. American Journal of Psychiatry. 152 : 45-52.

Brown, S.A., Irwin, M., Schuckit, M.A. (1991) Changes in anxiety among abstinent male alcoholics. Journal of Studies on Alcohol. 52 : 55-61.

Brunello, N., Armitag, R., Feinberg, I., et al. (2000) Depression and sleep disorders : Clinical relevance, economic burden and pharmacological treatment. Neuropsychobiology. 42 : 107-119.

Bruun, K. (1975) Alcohol Control Policies in Public Health Perspective. Vol. 25. Helsinki, Finland : Finnish Foundation for Alcohol Studies.

Buck, K.J., Metten, P., Belknap, J.K., Crabbe, J.C. (1997) Quantitative trait loci involved in genetic predisposition to acute alcohol withdrawal in mice. Journal of Neuroscience. 17(10) : 3946-3955.

Bulik, C.M., Sullivan, P.F., Carter, F.A., Joyce, P.R. (1997) Lifetime comorbidity of

alcohol dependence in women with bulimia nervosa. Addictive Behaviors. 22 : 437-446.
Burke, R.S., Stephens, R.S. (1999) Social anxiety and drinking in college students : A social cognitive theory analysis. Clinical Psychology Reviews. 19(95) : 513-530.
Bushnell, J.A., Wells, E., Mckenzie, J.M., et al. (1994) Bulimia comorbidity in the general population and in the clinic. Psychological Medicine. 24 : 605-611.
Cadoret, R.J., Troughton, E., Winmer, R. (1984) Clinical differences between antisocial and primary alcoholics. Comprehensive Psychiatry. 25 : 1-8.
Cadoret, R.J., Troughton, E.D. (1987) O'Gorman : Genetic and environmental factors in alcohol abuse and antisocial personality. J Stud Alc.
Camargo, C.A.Jr. & Rimm, V.R., (1999) Epidemiological research on moderate alcohol, Alcohol and the cardiovascular system. National institute on alcohol abuse and alcoholism ; Research monograph-31. p25.
Camargo, C.A.Jr. (1989) Moderate alcohol consumption and stroke - the epidemiologic evidence. Stroke. 20(12) : 1611-1626.
Campbell, Donald T. and Stanley, Julian C. (1963) : Experimental and Quasi-Experimental Designs for Research. Houghton Mifflin Company, Boston.
Campbell, N.R., Ashley, M.J., Carruthers, S.G., Lacourciere, Y., Mcky, D.W. (1999) Lifestyle modifications to prevent and control hypertension. 3. Recommendations on alcohol consumption. Canadian Hypertension Society, Canadian Coalition for High Blood Pressure Prevention and Control, Laboratory Centre for Disease Control at Health Canada, Heart and Stroke Foundation of Canada. Canadian Medical Association Journal. 60 (suppl.9) : 13-S20.
Canadian Centre on Substance Abuse. (2005) National framework for action to reduce the harms associated with alcohol and other drugs and substances in Canada.
Carrigan, M.H., Randall, C.L. Self-medication and social phobia : A review of the alcohol literature. Addictive Behaviors. in press.
Carter, J.C., Fairburn, C.G. (1998) Cognitive-behavioral self-help for binge eating disorder : A controlled effectiveness study. Journal of Consulting and Clinical Psychology. 66 : 616-623.
Caspi, A., Begg, D., Dickson, I.N., et al. (2003) Personality differences predict health-risk behaviors in young adulthood : Evidence from a longitudinal study. Journal of Personality and Social Psychology. 73(5) : 1052-1063.
Castaneda, R. and Cushman, P. (1989) Alcohol withdrawal : A review of clinical management. Journal of Clinical Psychiatry. 50(8) : 278-284.
Catterson, M. F., Pryor, T. L., Burke, M.J., et al. (1997) Death due to alcoholic complications in a young woman with a severe eating disorder : A case report. International Journal of Eating Disorders. 21 : 303-305.
Centers for Disease Control and Prevention (CDC) National Center for Injury Prevention and Control (NCIPC). (2004) Web-Based Injury Statistics Query and Reporting System (WISQARS).
Cermark, T.L. (1986) Diagnosing and Treating Co-Dependence. Johnson Institute.
Charness, M.E. (1990). Alcohol and the brain. Alcohol & Health Research World. 14(2) : 85-89.

Chein., et al. (1964). The Road to H. New York : Basic Books.
Cherpitel, C.J. (1992). Epidemiology of alcohol-related trauma. Alcohol Health & Research World. 16(3) : 191-196.
Cherpitel, C.J. (1994) Alcohol and injuries resulting from violence : A review of emergency room studies. Addiction. 89(2) : 157-165.
Cherpitel, C.J. (1997). Recent Developments in Alcoholism : Vol. 13. Alcohol and Violence : Epidemiology, Neurobiology, Psychology, and Family Issues. New York, NY : Plenum Press.
Chung, T., Martin, C.S., Grella, C.E., et al. (2003) Course of alcohol problems in treated adolescents. Alcoholism : Clinical and Experimental Research. 27 : 253-261.
Clark, J. (1998) Sudden death in the chronic alcoholic. Forensic Science International. 36(1-2) : 105-111.
Cloninger, C.R., Bohman, M., Sigvardsson, S. (1981). Inheritance of alcohol abuse. Cross-fostering analysis of adopted men. Archives of General Psychiatry. 38 : 861-868.
Cloninger, C.R., Bohman, M., Sigvardsson, S.,Von Knorring, A.L. (1985). Psychopathology in adopted-out children of alcoholics. The Stockholm Adoption Study. Recent Developments in Alcohol. 3 : 37-51.
Cloward, R.A. & Ohlin, L.E. (1961) : Delinquency and Opportunity, Glencoe, Ill : Free Press.
Cobb, S. (1976) : Social support as a mediator of life stress, Psychometric medicine. 28 : 300-314.
Colby, S.M. & Abrams, D.B. (1995) : 'Smoking among Alcoholics During and After Treatment : Implications for Models, Treatment Strategies, and Policy', In : Research Monograph Alcohol and Tobbaco : From Basic Science to Clinical Practice. Washington DC, The U.S. Government Printing Office. p. 91-193.
Collins, A.C. & Marks, M.J. (1995) : 'Animal Models of Alcohol-Nicotine Interactions', In : Research Monograph Alcohol and Tobbaco : From Basic Science to Clinical Practice. Washington DC. The U.S. Government Printing Office. p.129.
Collins, S.C. (1996) The nicotinic cholinergic receptor as a potential site of etanol action. In : Dietrich, R.A., and Erwin, V.G., eds. Pharmacological Effects of Ethanol on the Nervous System. New York : CRC Press. pp. 95-116.
Commonwealth of Australia. National alcohol strategy 2006-2009 : Toward safer drinking cultures. 2006.
Condiott, M.M. and Lichtenstein, E. (1981) : Self efficacy and relapse in smoking session program. Journal of Consulting and Clinical Psychology. 49(5) : 648-658.
Conger, J. (1956) Reinforcement theory and the dynamics of alcoholism. Quarterly Journal of Studies on Alcohol. 17 : 296-305.
Cooper, M. L., Frone, M., Russel, M., Mudar, P. (1995) Drinking to regulate positive and negative emotions : A motivational model of alcohol use. Journal of Personal and Social Psychology. 69(5) : 990-1005.
Cooper, M.L., et al. (1993) : Coping, expectancies and alcohol abuse : A test of social learning formulations. J Abnom Psychol. 101 : 139-152.
Cooper, M.L., Russell, M., Frone, M.R. (1990) Work stress and alcohol effects : A test

of stress-induced drinking. Journal of Health and Social Behavior. 31 : 260-276.

Cooper. S. J., Kirkham. T.C. (1993) Handbook of Experimental Pharmacology. 104. Part II. Burling : Springer Verlag.

Corcoran and Fischer : Measures for Clinical Practice. Free Press. 1989

Cornelius. J.R., Salloum. I.M., Ehier. J.G., et al. (1997) Flouxetine in depressed alcoholics : A double-blind. placebo-controlled trial. Archives of General Psychiatry. 54(8) : 700-705.

Crabbe. J.C., Phillips. T.J., Gallager. E.J., Crawshaw. L. I., Mitchell. S.R. (1996) Common genetic determinants of the ataxic and hypothermic effects of ethanol in BXC/Ty recombinant inbred mice : Genetic correlations and quantitative trait loci. Journal of Pharmacology and Experimental Therapy. 277(2) : 624-632.

Criqui. M. H. (1999) Moderate drinking : benefits and risks. Alcohol and the cardiovascular system. National institute on alcohol abuse and alcoholism. Research monograph-31. p.117.

Crow. S., Mussell. M. P., Peterson. C., et al. (1999) Prior treatment received by patients with bulimia nervosa. International Journal of Eating Disorders. 25 : 39-44.

Crum. R.M., Muntaner. C., Eaton. W.W., Anthony. J.C. (1995) Occupational stress and the risk of alcohol abuse and dependence. Alcoholism : Clinical and Experimental Research. 19 : 647-655.

Cummins. R.O., Shaper. A.G., Walker. M. and Wale. C.J. (1981) Smoking and drinking by middle-aged British men ; Effects of social class and town of residents. BMJ 283: 1497-1502.

Curtin J.J., Lang. A.R., Patrick. C.J., Strizke. W.G.K. (1988) Alcohol and fear-potentiated startle : The role of competing congnitive demands in the stress-reducing effects of intoxication. Journal of Abnormal Psychology. 107 : 547-557.

Curtis. F. & Oliver. H. Family Treatment in Social Work Practice. (Peacock Publishers. Inc., 1980) ; A.M.C. Starr. 'Recovery for the Alcoholic Family : Family Systems Treatment Model'. Social Casework. vol.70. no.6. 70(6)

Daniels. E.S., Masher. R.M., Berman. R.M., et al. (1999) Bulimia nervosa and alcohol dependence : A case report of a patient enrolled in a randomized controlled clinical trial. Journal of Substance Abuse Treatment. 17 : 163-166.

Dansky. B.S., Brewerton. T.D., Kilpatrick. D.G. (2000) Comorbidity of bulimia nervosa and alcohol use disorders : Results from the National Women's Study. International Journal of Eating Disorders. 27 : 180-190.

Davinson. K.M. (1995) Diagnosis of depression in alcohol dependence : Changes in prevalence with drinking status. British Journal of Psychiatry. 166 : 199-204.

Dawson. D.A. (1994) Heavy drinking and the risk of occupational injury. Accident Analysis and Prevention. 26 : 655-665.

Dawson. D.A., Grant. B.F. (1998). Family history of alcoholism and gender : Their combined effects on DSM-IV alcohol dependence and major depression. Journal of Studies on Alcohol 59. 1 : 97-106.

Dawson. D.A., Grant. B.F., Chou. P.S. (1995) Gender differences in alcohol intake. In : Hunt. W.A. & Zakhari. S. eds. Stress. Gender and Alcohol-seeking Behavior. National Institute on Alcohol Abuse and Alcoholism Research Monograph. No29. NIH Pub.

No 95. Bethesda MD. pp. 1−21.

DE Boer, M.C., Schippers, G.M., Vam Der Staak C.P.F. (1994) The effects of alcohol, expectancy, and alcohol beliefs on anxiety and self−disclosure in women : Do beliefs moderate alcohol effects? Addictive Behaviors. 19(5) : 509−520.

DeBackey, S.F., Stinson, F.S., Grant, B.F., Dufour, M.C. (1995) Liver Cirrhosis Mortality in the United State. 1970−1990. Surveillance Report No. 37. Rockville, MD : National Institute on Alcohol Abuse and Alcoholism, Division of Biometry and Epidemiology, Alcohol Epidemic Data System.

Demment, W.C. (2000) History of sleep Physiology and medicine. Principle and practice of Sleep Medicine. 3d ed. Philadelphia : W.B. Saunders.

Devlin, B., Roeder, K., Wasserman, L. (2001) Genomic control a new approach to genetic−based association studies. Theoretical Population Biology. 60 : 155−166.

Devor, E. (1994) A Developmental Genetic Model of Alcoholism : Implications for Genetic reaserch. Journal of Consulting and Clinical Psychology. 62(6) : 1108−1115.

Diamond, I.I., Gordon, A.S. (1997) Cellular and molecular neuroscience of alcoholism. Physiological Reviews. 77(1) : 1−20.

Dick, D.M., Rose, R.J., Viken, R.J., et al. (2001) Exploring gene−environment interactions : Socioregional moderation of alcohol use. Journal of Abnormal Psychology. 110 : 625−632.

Dinwiddie, S., Heath, A.C., Dunne, M.P., et al. (2000) Early sexual abuse and lifetime psychopathology : A co−twin−control study. Psychological Medicin., 30 : 41−52.

Doll, R., Forman, D., La Vecchia, D., Woutersen, R. (1988) Health Issues Related to Alcohol Consumption. Washington, DC : International Life Sciences Institute Press, 1993 ; International Agency for Research on Cancer. Alcohol Drinking. Lyon, France : International Agency for Research on Cancer.

Doll, R., Forman, D., LA Vecchia, D., Woutersen, R. (1993) Health Issues Related to Alcohol Consumption. Washington, DC : International Life Sciences Institute Press.

Doll, R., Peto, R., Gall, E., Wheatley, K., Gray, R. (1994) Mortality in relation to consumption of alcohol 13 years−observations on male British doctors. British Medical Journal. 309(59) : 911−918.

Donovan, J. M. (1986) Etiological Model of Alcoholism. American Journal of Psychiatry. 143 : 1−11.

Donovan, J.E. (2004) Adolescent alcohol initiation : A review of Psychosocial risk factors. Journal of Adolescent Health. 35(529) : 7−18.

Donovan, J.E., Jessor, R. (1985) Structure of problem behavior in adolescence and young adulthood. Journal of Consulting and Clinical Psychology. 53 : 890−904.

Donovan, J.E., Leech, S.L., Zucker, R.A., et al. (2004) Really underage drinkers : Alcohol use among elementary students. Alcoholism : Clinical and Experimental Research. 28 : 341−349.

Dufort, G.G., Newman, S.C., Bland, R.C. (1993) Psychiatric comorbidity and treatment seeking sources of selection bias in the study of clinical populations. Journal of Nervous and Mental Disease. 181 : 467−474.

Dufour, M.C., (1999) What is moderate drinking? defining : drinks and drinking levels. Alcohol research & health. p.13

Dunwiddie, T.V. (1996) Pharmacological Effects of Ethanol on the Nervous System. New York : CRC Press.

Earnest, J., Chen, A., West, R. (2001) Developmental Alcohol and Circadian Clock Function. Alcohol Research & Health. The Journal of the National Institute on Alcohol Abuse and Alcoholism. 25(2) : 136–140.

Eaves, L.J., Last, K., Martin, N.G., Jinks, J.L. (1977) A progressive approach to non-additivity and genotype-environmental covariance in the analysis of human differences. British Journal of Mathematic and Statistical Psychology. 30 : 1–42.

Eaves, L.J., Sullivan, P. (2001) Genotype-environment interaction in transmission disequilibrium tests. Advances in Genetics. 42 : 223–240.

Edelman, C.L., & Mandle, C.L. (1990) : Health Promotion-2nd ed. Mosby.

Edenberg, H.J. (2000) Regulation of the mammalian alcohol dehydrogenesis genes. Progress in Nucleic Acid Research and Molecular Biology. 64 : 295–341.

Edenberg, H.J. (2002) The Collaborative study on the genetics of alcoholism : an update. Alcohol Research & Health : The Journal of the National Institute on Alcohol Abuse and Alcoholism. 26(3) : 214–218.

Edenberg, H.J., Foroud, T., Koller, D.L., et al. (1998a) A family-based analysis of the association of the dopamine D2 receptor (DRD2) with alcoholism. Alcoholism : Clinical and Experimental Research. 22 : 505–512.

Edenberg, H.J., Reynolds, J., Koller, D. L., (1998b) A family-based analysis of Whether the functional promoter alleles of the serotonin transporter gene HTT affect the risk for alcohol dependence. Alcoholism : Clinical and Experimental Research. 22 : 1080–1085.

Edwards, G., Anderson, P., Babor, T.F., Casswell, S., Ferrence, R., Giesbrecht, N., Godfrey, C., Holderm H.D., Lemmens, P., Makela, K., Midanik, L.T., Norstrom, T., Osterberg, E., Romelsjo, A., Room, R., Simpura, J. and Skog, O.J. (1994) Alcohol Policy and the Public Good. New York, NY : Oxford University Press.

Ekman, A.C., Vakkuri, O., Ekman, M, (1996) Ethanol decreases nocturnal plasma levels of thyrotropin and growth hormone but not those of thyroid hormones or prolactin in man. Journal of Clinical Endocrinology and Metabolism. 81 : 2627–2632.

Emmerich, W. (1973) : Socialization and Sex-Role Development. in P. Baltes & K. W. Schaie(Eds.), Life-Span Developmental Psychology : Personality and Socialization. Academic Press(New York).

English, D.R., Holman, C.D.J., Milne, E., Winter, M.J., Hulse, G.K., Codde, G., Bower, C.I., Cortu, B., De Klerk, N., Lewin, G.F., Knuiman, M., Kurinczuk, J.J., Ryan, G.A. (1995) The Quantification of Drug Caused Morbidity and Mortality in Australia, 1992. Canberra, Australia : Canberra Commonwealth Department of Human Services and Health.

Erikson, E.H. (1959) : Identity and the Life Cycle : Selected Papers. International University Press(New York).

Erikson, E.H. (1963) : Childhood and Society, 2nd. New York : W. W. Norton.

Erikson, E.H. (1968) : Identity : Youth and Crisis. New York : W. W. Norton.

Erwin, V.G., Markel, P.D., Johnson, T.E., Gehle, V.M., Jones, B.C. (1997) Common quantitative trait loci for alcohol-related behaviors and CNS neurotensin measures.

Hypnotic and hypothermic effects. Journal of Pharmacology and Experimental Therapy. 280(2) : 911-918.
Fairburn. C.G. (1995) Overcoming Binge Eating. New York : Guilford Press.
Fairburn. C.G., Jones. R., Peveier. R.C., et al. (1993a) Psychotherapy and bulimia nervosa : Longer-term effects of interpersonal psychotherapy. behavior therapy. and cognitive-behavior therapy. Archives of General Psychiatry 50 : 419-428.
Fairburn. C.G., Marcus. M.D., Wilson. G.T. (1993) Binge Eating : Nature. Assessment. and Treatment. New York : Guilford Press.
Feighner. J.P., Robins. E., Guze. S.B., et al. (1972) Diagnostic criteria for use in psychiatric research. Archives of General Psychiatry. 26 : 57-63.
Festinger. L. (1957) : A theory of cognitive dissonance. Palo Alto. CA : Stanford University Press.
Fields. R. (1998) Drugs in perspective. U.S : WCB/McGraw-Hill.
Fillmore. K.M., Golding. J.M., Graves. K.L., Kniep. S., Leino. E.V., Romelsjo. A., Shoemaker. C., Ager. C.R., Allebeck. P., Ferrer. H.P. (1998) Alcohol consumption and mortality. I. Characteristics of drinking groups. Addiction. 93(2) : 183-203.
Finn. P.R., Zeitouni. N.C., Pihl. R.O. (1990) Effects of alcohol on psychophysiological hyperreactivity to nonaversive and aversive stimuli in men at high risk for alcoholism. Journal of Abnormal Psychology. 9(9) : 79-85.
Finnp. P.R., Sharkansky. E.J., Viken. R., West. T.L., Sandy. J., Bufferd. G.M. (1997) Heterogeneity in the families of sons alcoholics : The impact of familial vulnerability type on offspring characteristics. Journal of Abnormal Psychology. 106(1) : 26-36.
Fluoxetine. Bulimia. Nervosa Collaborative Study Group (FBNCSG). (1992) Fluoxetine in the treatment of bulimia nervosa. A multi center. placebo-controlled. double-blind trial. Archives of General Psychiatry. 49(2) : 139-147.
Foroud. T., Edenberg. H.J., Goate. A., et al. (2000) Alcoholism susceptibility loci : Confirmation studies in a replicate sample and further mapping. Alcoholism : Clinical and Experimental Research. 24 : 933-945.
Frances. F.A., Tim. S., Bucky. S. (1980) : Studies of familial and nonfamilial alcoholism. Arch Gen Psychiatry.
Freedland. E.S., Mcmicken. D.B., D'onofrio. G. (1993) Alcohol and trauma. Emergency Medicine Clinics of North America. 11(1) : 225-239.
Frey. R.J. (1999) The Gale Encyclopedia of Medicine. Farmington Hills. MI. : Gale Research.
Friedman. G.D., Siegelaub. A.B. and Seltzer. C.C. (1974) Cigarettes. alcohol. coffee and peptic ulcer. N Engl J Med. 290 : 469-473.
Froehlich. J.C. (1995) Genetic factors in alcohol self-administration. Journal of Clinical Psychiatry. 56(7) : 15-23.
Frone. M.R. (1998). Predictors of work injuries among employed adolescents. Journal of Applied Psychology. 83 : 565-576.
Frone. M.R. (1999) Young Workers : Varieties of Experience. Washington. D : American Psychological Association.
Frone. M.R., Barnes. G.N., Farrell. M.F. (1994) Relationship of work-family conflict to substance use among employed mothers : The role of negative affect. Journal of

Marriage and the Family. 56 : 1019–1030.
Frone, M.R., Russell, M., Barnes, G.M. (1996) Work–family conflict, gender, and health–related outcomes : A study of employed parents in two community samples. Journal of Occupational Health Psychology. 1 : 57–69.
Frone, M.R., Russell, M., Cooper, M.L. (1993) Relationship of work–family conflict, gender, and alcohol expectancies to alcohol use/abuse. Journal of Organizational Behavior. 14 : 545–558.
Frone, M.R., Russell, M.R., Cooper, M.L. (1997a) Job stressors, job involvement, and employee health : A test of identity theory. Journal of Occupational and Organizational Psychology. 68 : 1–11.
Frone, M.R., Russell, M., Cooper, M.L. (1997b) Relation of work–family conflict to health outcomes : A four–year longitudinal study of employed parents. Journal of Occupational and Organizational Psychology. 70 : 325–336.
Frone, M.R., Windle, M. (1997) Job dissatisfaction and substance use among employed high school students : The moderating influence of active and avoidant coping styles. Substance Use and Misuse. 32 : 571–585.
Frone, M.R., Yardley, J.K., Markel, K. (1997c) Developing and testing an integrative model of the work–family interface. Journal of Vocational Behavior. 50 : 145–167.
Fuller, B.E., Chermack, S.T., Cruise, K.A. et al. (2003) Predictors of aggression across three generations among sons of alcoholics : Relationships involving grandparental and parental alcoholism, child aggression, marital aggression and parenting practices. Journal of Studies on Alcohol. 64 : 472–483.
Gavaler, J.S., Arria, A.M. (1995) Alcoholic Lever Disease : Pathology and Pathogenesis. 2d ed. London, UK : Edward Arnold.
Gelernter, J., Goldman, D., Risch, N. (1993) The A1 allele at the D2 dopamine receptor gene and alcoholism. A reappraisal. JAMA : Journal of the American Medical Association. 269 : 1673–1677.
Gielen, A.C. and McDonald, E.M. (1997) 'The PRECEDE–PROCEED MODEL.' in K. Glanz, F.M., Lewis, B.K. Rimer (2nd eds.) Health Behavior and Health Education, Jossey–Bass Inc.
Giltrow, S.E. (1972) The Parmacological Approach to Alcoholism. Journal of Drug Issues. 2(3) : 32–41.
Goldbloom, D.S., Naranjo, C.A., Bremner, K.E., Hicks. L.K. (1992) Eating disorders and alcohol abuse in women. British Journal of Addiction. 87(6) : 913–920.
Goodwin, D.W. (1971) Is Alcoholism Heredietary : A Review and Critique. Archives General Psychiatry. 25 : 3–9.
Goodwin, D.W., Schulsinger, F., Knop, J., et al. (1977) Psychopathology in adopted and nonadopted daughters of alcoholics. Archives of General Psychiatry 34 : 1005–1009.
Goodwin, D.W., Schulsinger, F., Moller, N. et al. (1974) Drinking problems in adopted and nonadopted sons of alcoholics. Archives of General Psychiatry. 31 : 164–169.
Gorad, S.L. : 'Communicational Styles and Interaction of Alcoholics and Their Wives', Family Process. vol. 10.
Gosnell, B.A., Levine, A.S. (1996) Drug Receptor Subtypes and Ingestive Behavior. San

Diego, CA : Academic Press.
Grant, B.F. (2000). Estimates of U.S. Children exposed to alcohol abuse and dependence in the family. American Journal of Public Health. 90(1) : 112-115.
Grant, B.F., Dawson, D.A. (1998) Age at onset of drug use and its association with DSM-IV drug abuse and dependence : Results from the National Longitudinal Alcohol Epidemiologic Survey. Journal of Substance Abuse. 10 : 163-173.
Grant, B.F., Harford, T.C., Dawson, D.A., Chou, P., Dufour, M., Pickering, R. (1994). Prevalence of DSM-IV alcohol abuse and dependence : United States, 1992. Epidemiologic Bulletin No.35. Alcohol Health & Research World. 18(3) : 243-248.
Green, L.W. & Ottoson, J.M., (1994) Community Health-7th ed. Mosby. USA.
Green, L.W. and Kreuter, M.W. (1991) : Health Promotion Planning : An Educational and Environmental Approach. (2nd ed.). Mountain View, Calif, Mayfield.
Green, L.W., Kreuter, M.W., Deeds, S.G. and Partridge, K.B (1980) : Health Education Planning : A Diagnostic Approach. Mountain View, Calif, Mayfield.
Greenberg, E.S., Grunberg, L. (1995) Work alienation and problem alcohol behavior. Journal of Health and Social Behavior. 36 : 83-102.
Greenberg, J. (1989) : Cognitive reevaluation of outcomes in response to underpayment inequity. Academy of Management Journal. 32 : 174-184.
Greiner, B.A., Ragland, D.R., Krause, N., Syme, S.L., Fisher, J.M. (1997) Objective measurement of occupational stress factors : An example with San Francisco urban transit operators. Journal of Occupational Health Psychology. 4 : 325-342.
Grilo, C.M., Becker, D.F., Levy, K.N. et al. (1995a) Eating disorders with and without substance use disorders : A comparative study of inpatients. Comprehensive Psychiatry. 36 : 312-317.
Grilo, C.M., Levy, K.N., Becker, D.F. et al. (1995b) Eating disorders in female inpatients with versus without substance use disorders. Addictive Behaviors. 20 : 255-260.
Grilo, C.M.,, Devlin, M.J., Cachelin, F.M., Yanovski, S.Z. (1997) Report of the National Institute of Health Workshop on the development of research priorities in eating disorder. Psychopharmacology. 33 : 321-333.
Grilo, C.M. (1998) The assessment and treatment of binge eating disorder. Journal of Practical and Behavioral Health. 4 : 191-201.
Grilo, C.M., Masheb, R.M. (2001) Childhood psychological, physical, and sexual mal-treatment in outpatients with binge eating disorder : Frequency and associations with gender, obesity, and eating-related psychopathology. Obesity Research. 9(5) : 320-325.
Grilo, C.M., Masheb, R.M., Wilson, G.T. (2001a) A comparison of different methods for assessing the features of eating disorders in patients with binge eating disorder. Journal of Consulting and Clinical Psychology. 69 : 317-322.
Grilo, C.M., Masheb, R.M., Wilson, G.T. (2001c) Subtyping binge eating disorder. Journal of counseling and clinical psychology. 69 : 317-322.
Grilo, C.M. (2002a) Binge eating disorder. In : Fairburn, C. G., Brownell, K.D., eds. (2001a) Eating Disorder and Obesity : A Comprehensive Handbook. 2d edition. New York : Guilford Press. 178-182.
Grilo, C.M. (2002b) Recent research of relationships among eating disorders and

personality disorders. Current Psychiatry Report.. 4 : 18−24.
Grilo. C.M., Shinha. R., O'mary. S.S. (2003) Eating Disorders and Alcohol Use Disorders. Alcohol Research & Health. The Journal of the National Institute on Alcohol Abuse and Alcoholism. 26(2) : 151−160.
Grssel T.A. and J.D. Bricker. (1992) : Alcohols, Glycol, and aldehydes In Principles of clinical toxicology. New York.
Gruber, E., Diclemente, R.J., Adnerson, M.M., Lodico, M. (1996) Early drinking onset and its association with alcohol use and problem behavior in late adolescence. Preventive Medicine. 25 : 293−300.
Grunbaum, J.A., Kann, L., Kinchen, S. et al. (2004) Youth risk behavior surveillance−United States, 2003. Morbidity and Mortality Weekly Report Surveillance Summary. 21(53) : 1−96.
Grunberg, L., Moore, S., Anderson−Connolly, R., Greenberg, E.S. (1999) Work stress and self−reported alcohol use : The moderating role of escapist reasons for drinking. Journal of Occupational Health Psychology. 4 : 29−36.
Gutjahr, E., Gmel, G. & Rehm, J. (2001) Relation between average alcohol consumption and disease : an overview. European Addiction Research. 7(3) : 117−127.
Harris, R.A. (1999) Ethanol actions on multiple ion channels : Which are important? Alcoholism : Clinical and Experimental Research. 23(10) : 63−67.
Hauge, R., Irgens−Jensen, O. (1990) The experiencing of positive consequences of drinking in four Scandinavian countries. British Journal of Addiction. 85(5) : 645−653.
Hawkins, C. A. (1997) Disruption of family rituals as a mediator of the relationship between parental drinking and adult adjustment in offspring. Addictive Behaviors. 22(2) : 219−231.
Hawkins, J. D., Catalono, R., Miller, J. (1992) Risk and Protective Factors for Alcohol and Other Drug Problems in Adolescence and Early Adulthood : Implications for Substance Abuse Prevention. Psychological Bulletin., 112(1) : 64−105.
Hawkins, J.D., Graham, J.W., Maguin, E., et al. (1997) Exploring the effects of age of alcohol use initiation and psychosocial risk factors on subsequent alcohol misuse. Journal of Studies on Alcohol. 58 : 280−290.
Heath. A.C., Phil.D., Nelsone. C. (1977) Effect of Interaction between Genotype and Eaves, L.J., LAST, K., Martin, N.G., Jinks, J.L. A progressive approach to non−additivity and genotype−environmental covariance in the analysis of human differences. British Journal of Mathematic and Statistical Psychology. 30 : 1−42.
Heath, A.C. (1989) Jardine, R., Martin, N.G. Interactive effects of genotype and social environment on alcohol consumption in female twins. Journal of Studies on Alcohol. 50 : 38−48.
Heath, A. C. (1995) Genetic influences on alcoholism risk : A review of adoption and twin studies. Alcohol Health & Research World. 19(3) : 166−171.
Heath, A.C., Todorov, A.A., Nelson, E.C. et al.(2002). Gene−environment interaction effects on behavioral variation and risk of complex disorders : The example of alcoholism and other psychiatric disorders. Twin Research. 5 : 30−37.
Heimberg, R.G. (2002) Cognitive−behavioral therapy for social anxiety disorder : Current status and future directions. Biological Psychiatry. 51(1) : 101−108.

Heimberg, R.G., Liebwitz, M.R., Hope, D.A., et al. (1998) Cognitive behavioral group therapy vs. phenelzine therapy for social phobia : 12-week outcome. Archives of General Psychiatry. 55(12) : 1133-1141.

Heinala, P., Alho, H., Kiianma, K., et al. (2001) Targeted use of naltrexone without prior detoxification in the treatment of alcohol dependence : A factorial double-blind, placebo-controlled trial. Journal of Clinical Psychopharmacology. 21 : 287-292.

Helzer, J.E., Przybeck, T.R. (1988) The co-occurrence of alcoholism with other psychiatric disorders in the general population and its impact on treatment. Journal of Studies on Alcohol 49 : 219-224.

Hemmingsson, T., Lundberg, I. (1998) Work control, work demands, and work social support in relation to alcoholism among young men. Alcoholism : Clinical and Experimental Research. 22 : 921-927.

Henneck, L. (1984) Stimulus Augmenting and Field Dependence in Children of Alcoholic Father. Journal of Studies on Alcoholism. 45 : 486-492.

Hennekens, C. (1996). Alcohol and the Cardiovascular System. NIAAA Research Monograph 1996 No.31. Bethesda, MD : National Institute on Alcohol Abuse and Alcoholism.

Hessebrock, V., Foroud, T., Edenberg, H., et al. (2001) Genetics and Alcoholism : The COGA Project. New York : Marcel Decker.

Hesselbrock, M.N., Meyer, R.E. and Keener, J.J. (1985) Psychopathology in hospitalized alcoholics. Archives of General Psychiatry. 42 : 1050-1055.

Hessler, R.C., Stein, M.B., Berglund, P. (1998) Social phobia subtypes in the National Comorbidity Survey. American Journal of Psychiatry. 155(5) : 613-619.

Higuchi, S., Matsushita, S., Imazeki, H., et al. (1994) Aldehyde dehydrogenase genotypes in Japanese alcoholics. Lancet. 343 : 741-742.

Higuchi, S., Suzuki, K., Yamada, K., et al. (1993) Alcoholics with eating disorders : Prevalence and clinical course - A study from Japan. British Journal of Psychiatry. 162 : 403-406.

Hillbom, M., Juvela, S. (1996) Alcohol and the Cardiovascular System. NIAAA Research Monograph No. 31. Bethesda, MD : National Institute on Alcohol Abuse and Alcoholism.

Hillbon, M., Haapaniemi, H., Juvela, S., Palomaki, H., Numminen, H., Kaste, M. (1995) Recent alcohol consumption, cigarette smoking, and cerebral infarction in young adults. Stroke. 26(1) : 40-45.

Hiller-Sturmhofel, S., Kulkosky, P. (2001) Chronobiological Regulation of Alcohol Intake. Alcohol Research & Health. The Journal of the National Institute on Alcohol Abuse and Alcoholism. 25(2) : 41-148.

Hilton, M.E. (1991) Alcohol in America : Drinking Practices and Problems. Albany, NY : State University of New York Press.

Himle, J.A., Abelson, J.L., Haghightgou, H. et al.(1999) Effect of alcohol on social phobic anxiety. American Journal of Psychiatry. 156(8) : 1237-1243.

Hingson, R. W., Heeren, T., Jamanka, A., Howland, J. (2001) Age of drinking onset and involvement in physical fights after drinking. Pediatrics. 108 : 872-827

Hingson, R., Heeren, T., Levenson, S. et al. (2002) Age of drinking onset, driving after drinking, and involvement in alcohol-related motor vehicle crashes. Accident Analysis and Prevention. 34 : 85-92.

Hingson, R., Howland, J. (1993) Alcohol and non-traffic unintended injuries. Addiction. 88(7) ; 877-883

Hingson, R., Kenkel, D. (2004) Reducing Underage Drinking : A Collective Responsibility. Washington, DC : National Academies Press.

Hingson, R.W., Heelen, T., Winter, M., Wechsler, H. (2005) Magnitude of alcohol-related mortality and morbidity among U.S. college students age 18-24 : Changes from 1998 to 2001. Annual Review of Public Health. 26 : 259-279.

Hirschfeld, R.M. and Russell, J.M. (1997b) Assessment and treatment of suicidal patients. New England Journal of Medicine. 337 : 910-915.

Hochbaum, G.M. (1958) : Public Participation in Medical Screening Programs : A Soci-opsychological Study. PHS publication no. 572. Washington, D.C. : U.S. Government Printing Office.

Hoek, H.W. (1993) Review of the epidemiological studies of eating disorders. International Review of Psychiatry. 5 : 61-74.

Holder, H. D. et al. (2005) Estimates of Harm Associated with Changes on Swedish Alcohol Policy. National Institute of Public Health.

Holroyd, K.A. (1978) Effects of social anxiety and social evaluation on beer consumption and social interaction. Journal of Studies on Alcohol. 39(5) : 737-744.

Hopper, J.L. (2001) Genetic epidemiology of female breast cancer. Seminars in Cancer Biology. 11 : 103-118.

Hrubec, Z., Omenn, G.S. (1981) Evidence of Genetic Predisposition to Alcoholic Cirrhosis and Phychosis Twin Concordanc for Alcoholism and Its End Points By Zygosity among Male Veterancs. Alcoholism. 5 : 207-215.

Hudson, J.I., Pope, H.G., JR., Jonas, J.M., Yurgelun-Todd, D. (1983) Phenomenologic relationship of eating disorders to major affective disorder. Psychiatry Research. 9(4) : 345-354.

Hughes, John. R. (1995) : 'Clinical Implications of the Association between Smoking and Alcoholism', In : Research Monograph Alcohol and Tobbaco : From Basic Science to Clinical Practice. Washington DC, The U.S. Government Printing Office. p.175-179.

Hull, J. G. (1987). Psychological Theories of Drinking and Alcoholism. New York : Guilford Press.

Hurrell, J.J., Jrnelson, D.L., Simmons, B.L. (1998) Measuring job stressors and strains : Where we have been, where we are, and where we need to go. Journal of Occupational Health Psychology. 3 : 368-389.

Hurst, P.M., Harte, D., Firth, W.J. (1994) The Grand Rapids dip revisited. Accident Analysis and Prevention. 26N5(1994) : 647-654.

Hussong, A.M., Chassin, L. (1997) Substance use initiation among adolescent children of alcoholics : Testing protective factors. Journal of Studies on Alcohol. 58(3) : 272-279.

International Agency for Research on Cancer. Alcohol Drinking. Lyon, France : International Agency for Research on Cancer. 1988.

International Agency for Research on Cancer. Alcohol Drinking. Lyon, France : International Agency for Research on Cancer. 1989.

Jackson, T.D., Grilo, C.M. Weight and eating concerns in men and women in outpatient

treatment for substance abuse. Eating and Weight Disorders. in press.
Jacob. T. and Gloria. K. (1988) 'Marital Interactions of Alcoholic Couples : Comparison With Depressed and Non-depressed Couples'. Journal of Consulting and Clinical Psychology.
Jacob. T.. Nancy. D.. Denneth. L. and Peter. D. (1985) : 'Alcohol-Related Impairments in Male Alcoholics and the Psychiatric Symptoms of Their Spouses : An Attempt to Replicate'. American Journal of Drug and Alcohol Abuse.
Jacob. T.. Sher. .K.J.. Bucholz. K.K. et al. (2001) An integrative approach for studying the etiology of alcoholism and other addiction. Twin Research. 4 : 103-118.
Jacobson. H.M. and Schmaling. (1989) ; Bowers and Al-Redha. (1990).
Jacobson. N.. Amy. H.M. and Karen. S. (1989) : 'Marital Therapy and Spouse Involvement in the Treatment of Depression. Agoraphobia. and Alcoholism'. Journal of Consulting and Clinical Psychology.
Janz. N.. Becker. M.H.. Kirscht. J.P.. Eraker. S.A.. Bili. J.F. Woolliscroft. F.Q. (1987) : Evaluation of a minimal contact smoking cessation intervention in an outpatient setting. AJPH. 77(7) : 805.
Janz. N.K. and Becker. M.H. (1984) : 'The Health Belief Model : A Decade Later.' Health Education Quarterly 11 : 1-47.
Jepson. R.G.. Fowkes. F.G.. Donnan. P.T.. Housley. E. (1995) Alcohol intake as a risk factor for peripheral arterial disease in the general population in the Edinburgh Artery Study. European Journal of Epidemiology. 11(1) : 9-14.
Jinks. J.L.. Fulker. D.W. (1970) Comparison of the biometrical. genetical. MAVA and classical approaches to the analysis of human behavior. Psychological Bulletin. 73 : 311-349.
Johnson. Vernon (1990) : Everything You Need to Know about Chemical Dependence. Fohnson Institute.
Johnston. L.D.. O'malley. PM.. Bachman. J.G.. Schulenberg. J.E. (2004) Monitoring the Future. National Survey Results on Drug Use. 1975-2003. Volume I : Secondary School Students. NIH Pub. No.04-5507. Bethesda. MD : National Institute on Drug Abuse.
Jonas. J.M.. Gold. M.S. (1987) The use of opiate antagonists in treating bulimia : A study of low does vs. high does naltrexone. Psychiatric Research. 24 : 195-199.
Jones. B.E. (2000) Principles and Practice of Sleep Medicine. Philadelphia : W.B Saunders.
Jones. D.A.. Cheshire. N.. Moorhouse. H. (1985) Anorexia nervosa. bulimia and alco-holism : Association of eating disorder and alcohol. Journal of Psychiatric Research. 19(2/3) : 377-380.
Josephs. R.A.. Steele. C.M. (1990) The two faces of alcohol myopia : Attentional meditation of psychological stress. Jurnal of Abnormal Psychology. 99 ; 115-126.
Kadden. R.. Carroll. K.. Donovan. D.. et al.. eds. (1992) Cognitive-Behavioral Coping Skills Therapy Manual : A Clinical Research Guide for Therapists Treating Individuals with Alcohol Abuse and Dependence. Project MATCH Monograph Series. Vol. 3. DHS Publication No. (ADM) 92-1895. Rockville. MD : National Institute on Alcohol Abuse and Alcoholism.
Kaji. L. (1960) Alcoholism in Twins. Studis in the Etiology and Sequelae of Abuse of

Alcohol. Stockholm : Alonquist and Winklell Publisher. 24.
Kannel, W.B., Mcgee, D.L. (1985) Update on some epidemiologic features of intermittent claudication : The Framingham Study. Journal of the American Geriatrics Society. 33(1) : 13–18.
Kanzler, H.R. (1996) Evaluation and treatment of anxiety symptoms and disorders in alcoholics. Journal of Clinical Psychiatry. 57 : 15–24.
Kawakami, N., Araki, S., Haratani, T., Hemimi, T. (1993) Relations of work stress to alcohol use and drinking problems in male and female employees of a computer factory. Environmental Research. 62 : 314–324.
Kaye, W.H., Greeno, C.G., Moss, H. et al. (1998) Alterations in serotonin activity and psychiatric symptomatology after recovery from bulimia nervosa. Archives of General Psychiatry. 55 : 927–935.
Kaye, W.H., Lilenfeld L.R., Plotnicov, K. et al. (1996) Bulimia nervosa and substance dependence : Association and family transmission. Alcoholism : Clinical and Experimental Research. 20(5) : 878–881.
Kaye, W.H., Nagata, T., Weltzin, T.E. et al. (2001) Double–blind placebo–controlled administration of fluoxetine in restricting –and restricting–purging–type anorexia nervosa. Biological Psychiatry. 49 : 644–652.
Keating, D. P. (1980) : 'Thinking Processes in Adolescence,' in J. Adelson (Ed.), Handbook of Adolescent Psychology New York : John Wiley.
Keil, U., Chambless, L.E., Doring, A., Filipiak, B., Stieber, J. (1997) The relation of alcohol intake to coronary heart disease and all–cause mortality in a beer–drinking population. Epidemiology. 8(2) : 150–156.
Kendall, P.C., Clarkin, J.F. (1992) Introduction to special section : Comorbidity and treatment implications. Journal of Consulting and Clinical Psychology. 60 : 833–834.
Kendler, K.S., Bulik, C.M., Silberg, J. et al. (2000) Childhood sexual abuse and adult psychiatric and substance use disorders in women : An epidemiological and cotwin control analysis. Archives of General Psychiatry. 57 : 953–959.
Kendler, K.S., Maclean, C., Neale, M. et al. (1991) The genetic epidemiology of bulimia nervosa. American Journal of Psychiatry. 148(12) : 1627–37.
Kendler, K.S., Walters, E.E., Neale, M.C. et al. (1995) The structure of the genetic and envionmentalrisk factors for six major psychiatric disorders in women : Phobia, generalized anxiety disorder, panic disorder, bulimia, major depression and alcoholism. Archives of General Psychiatry. 5 : 374–383.
Kenneth, B. et al. (1990) Allelic Association of Human Dopamine D2 Receptor Gene in Alcoholism. Journal of American Medical Association. 263(15) : 2055–2060.
Kessler, R.C., Crum, R.M., Warner, L.A., Nelson, C.B., Schulenberg, J., Anthony, J.C. (1997) Lifetime co–occurrence of DSM–III–R alcohol abuse and dependence with other psychiatric disorders in the National Comorbidity Survey. Archives of General Psychiatry. 4 : 313–321.
Kessler, R.C., Davis, C.G., Kendler, K.S. (1997) Childhood adversity and adult psychiatric disorder in the U.S. National Comorbidity Survey. Psychological Medicine. 27 : 1101–1119.
Kessler, R.C., Nelson, C.B., Mcgonagle, K.A., Edlund, M.J., Frank, R.G., Leaf, P.J.

(1996) The epidemiology of co-occurring addictive and mental disorders : Implications for prevention and service utilization. American Journal of Orthopsychiatry. 66(1) : 17-31.

Khantzian. J. et al. (1990) Psycolopathology. Psycodynamics. And Alcoholism. Encyclopedia Handbook of Psychiatry. New York : Gardner Press.

Khoury. M.J.. Beaty. T.H.. Cohen. B.H. (1993) Fundamentals of Genetic Epidemiology. New York : Oxford University Press.

King. D.P.. and Takahashi. J.S. (2000) Molecular genetics of circadian rhythms in mammals. Annual Review of Neuroscience. 23 : 713-742.

Kirsht. J.P. (1974) : 'The Health Belief Model and Illness Behavior.' Health Education Monographs. 2 : 387-408.

Kitamura. A.. Iso. H.. Sankai. T.. Naito. Y.. Sato. S.. Kiyama. M.. Okamura. T.. Nakgawa. Y.. IidaI. M.. Shimamoto. T.. Komachi. Y. (1998) Alcohol intake and premature coronary heart disease in urban Japanese men. American Journal of Epidemiology. 147(1) : 59-65.

Klatsky. A. L. (1999) Moderate drinking and reduced risk of heart disease. Alcohol research & health.

Klatsky. A.L. (1995a) Cardiovascular effects of alcohol. Scientific American Science and Medivine. 2(2) : 28-37.

Klatsky. A.L. Epidemiology of coronary heart disease-Influence of alcohol. Alcoholism : Clinical and Experimental Research. 18(1) : 88-96.

Kleitman. N. (1939) Sleep and Wakefulness. Chicago : University of Chicago Press.

Knodel. J (1990) : Focus Group Discussions for Social Science Research : A Practical Guide Emphasis on the Topic of Ageing. Comparative Study of Elderly in Asia. Population Studies Center. University of Michigan.

Koob. G. F.. Bloom. F. E. (1988) Cellular and molecular mechanisms of drug dependence. Science. 242 : 715-723.

Koob. G.F. (2000) Neurobiology of addiction. Toward the development of new therapies. Annals of the New York Academy of Sciences. 909 : 170-185.

Koob. G.F. (1996) Pharmacological Effects of Ethanol on the Nervous System. New York : CRC Press.

Koob. G.F.. Markou. A.. Weiss. F.A.D.. Schultheis. G. (1993) Opponent process and drug dependence : Neurobiological mechanisms. Seminars in the Neuroscience. 5 : 351-358.

Koopmans. J.R.. Boomsma. D.I. (1996) Familial resemblance in alcohol use : Genetic or cultural transmission? Journal of Studies on Alcohol. 57(1) ; 19-28.

Koopmans. J.R.. Van Doornen. L.J.. Boomsma. D.I. (1997) Association between alcohol use and smoking in adolescent and young adult twins : A bivariate genetic analysis. Alcoholism : Clinical and Experimental Research. 21(3) : 537-546.

Kringlen. E.. Torgersen. S.. Cramer. V. (2001) A Norwegian psychiatric epidemiological study. American Journal of Psychiatry. 158 : 1091-1098.

Krystal. H.. Raskin. H.A. (1970) Drug Dependence : Aspect of Ego Functions. Detroit : Wayne State University Press.

Kurose. I.. Higuchi. H.. Kato. S.. Miura. S. and Ishii. H. (1996) Ethanol-induced oxidative stress in the liver. Alcoholism : Clinical and Experimental Research. 20(1) : 77A-85A.

Lander, E.S., Linton, L.M., Birren, B. et al. (2001) Initial sequencing and analysis of the human genome. Nature. 409 : 860–921.

Lazarus, R.S., Folkman, S. (1984) Stress, Appraisal, and Coping. New York : Springer.

Leigh, B.C., Stacy, A.W. (1991) On the scope of alcohol expectancy research : Remaining issues of measurement and meaning. Psychological Bulletin. 110(1) : 147–154.

Levenson, R.W., Oyama, O.N., Meek, P.S. (1987) Greater reinforcement from alcohol for those at risk : Parantal risk and sex. Journal of Abnormal Psychology. 96 : 242–253.

Levenson, R.W., Sher, K. J., Grossman, L. M., Newman, Newlin, D.B. (1980) Alcohol and stress response dampening : Pharmacological effects, expectancy, and tension reduction. Journal of abnormal Psychology. 89 : 528–538.

Levy, D.T., Miller, T.R., Cox, K.C. (1999) Costs of Underage Drinking. Washington, DC : U.S. Dept of Justice, Office of Justice Programs. Office of Juvenile Justice and Delinquency Prevention.

Lewin, K., Dembo, T., Festinger, L. and Sears, P.S. (1944) : 'Level of Aspiration.' In J. Hunt (ed.) Personality and the Behavior Disorders. Somerset, N.J : Ronald Press.

Lieber, C.S. (1988) : Hepatic and other medical disorders of alcoholism : From pathogenesis to treatment. Journal of Studies on Alcohol. 59(1) : 9–25.

Lilenfeld, L., Kaye, W., Greeno, C. et al. (1997) Psychiatric disorders in women with bulimia nervosa and their first–degree relatives : Effects of comorbid substance dependence. International Journal of Eating Disorders. 22 : 253–264.

Lin N, Dean A., Ensel WM. (1981) : Social support scale a methodological note. Schizophrenia Bulletin. 7 : 73–89.

Littlemmont, J. (1998) Neurochemical mechanisms underlying alcohol withdrawal. Alcohol Health & Research World. 22(1) : 13–24.

Long, J.C., Knowler, W.C., Hanson, R.L., Robin, R.W., Urbanek, M., Moore, E., Bennett, P.H., Goldman, G. (1998) Evidence for genetic linkage to alcohol dependence on chromosomes 4 and 11 from an autosome–wide scan in an American Indian population. American Journal of Medicine and Genetics. 81(31) : 216–221.

Longnecker, MP., Berlin, J.A., Orza, M.J. and Chalmers, T.C. (1988) A meta–analysis of alcohol consumption in relation to risk of breast cancer. JAMA. 260 : 652–656.

Lowrey, P.L., and Takahashi, J.S. (2000) Genetics of the mammalian circadian system : Photic entrainment circadian pacemaker mechanisms, and posttranslational control. Annual Review of Genetics. 34 : 533–562.

Machover, S. et al. (1959) Clinical and Objective Studies of Personality Variables in Alcoholism : An Objective Studies of Homosexuality in Alcoholics. Quarterly Journal of Studies in Alcohol. 20 : 528–542.

Maier, S. E. & West, J. R. (2001) Drinking patterns and alcohol–related birth defects. Alcohol research & health. p.169

Makela, K., Mustonen, H. (1988) Positive and negative experiences related to drinking as a function of annual alcohol intake. British Journal of Addiction. 83(4) : 403–408.

Makela, K., Simpura, J. (1985) Experiences related to drinking as a function of annual alcohol intake and by sex and age. Drug and Alcohol Dependence. 15(4) : 389–404.

Marcia, J. (1980) : Identity in Adolescence. in J. Adelson(Ed.), Handbook of Adolescent Psychology. John Wiley(New York).

Marion H. et al (1996) : Alcohol and workplace. WHO Regional Publications, European Series NO. 67.

Marlatt, G.A. and Gordon, J.R.(eds.) (1985) Relapse Prevention. New York : Guilford Press.

Martin B.R. and Compton, D.R. (1997) Contemporary drug abuse In Modern pharmacology edited by C.R. Craig and R.E. Stitzel. New York.

Martin, J.K. (1990) Alcohol Problem Intervention in the Workplace. New York : Quorum Books.

Martin, J.K., Krafrt, J.M., Roman, P.M. (1994) Research Advances in Alcohol and Drug Problems. Volume II : Drug Testing in the Workplace. New York : Plenum Press.

Martin, J.K., Roman, P.M., Blum, T.C. (1996) Job stress, drinking networks, and social support at work : A comprehensive model of employees' problem drinking. Sociological Quarterly. 37 : 579-599.

Martin, N.G., Eaves, L.J., Fulker, D.W. (1979) The genetical relationship of impulsiveness and sensation seeking to Eysenck's personality dimensions. Acta Geneticae Medicate et Gemellologicae(Roma). 283 : 197-210.

Martin, S.E. (1992) Epidemiology of alcohol-related interpersonal violence. Alcohol Health & Research World. 16(3) : 230-237.

Martin, S.E., Bachman, R. (1997) Recent Developments in Alcoholism. Vol. 13. Alcoholism and Violence : Epidemiology, Neurobiology, Psychology, and Family Issues. New York : Plenum Press.

Mason, B.J., Salvato, F.R., Williams, L.D. et al. (1999) Double-blind, placebo-controlled study of oral nalmefene for alcohol dependence. Archives of General Psychiatry. 56(8) : 719-724.

Masserman, J.H., Yum, K.S. (1946) An analysis of the influence of alcohol on experimental neuroses in cats. Psychosomatic Medicine. 8 : 36-52.

Master, S.B. and Lee, N.M. (1998) : The Alcohols In Basic & Clinical Pharmacology edited by B.G. Katzung. London.

Mccann, U.D., Agras, W.S. (1990) Successful treatment of nonpurging bulimia nervosa with desipramine : A double-blind, placebo-controlled study. American Journal of Psychiatry. 147 : 1509-1513.

McClain, C.J., Shedlofsky, S., Barve, S. and Hill, D.B. (1997) : Cytokines and alcoholic liver disease. Alcohol Health research. 21(4) : 317-320.

McCrady B.N. Noel, D., Abrams, R., Stout, H., Nelson, and W. Hay (1986) : 'Comparative Effectiveness of Three Types of Spouse Involvement in Out-patient Behavioral Alcoholism Treatment'. Journal of Studies on Alcohol.

McCuster, J., Stoddard, A.M., Zapka, J.G., Morrison, C.S., Zorn, M. and Lewis, B.F. (1992) : AIDS education for drug abusers : Evaluation of short-term effectiveness. American Journal of Public Health. 82(4) : 533-540.

McKenna T., Pickens R (1983) : Personality characteristics of alcoholic children of alcoholics. J Stud Alc.

Meade, T., Rawle, F., Doyle, A., Greenway, P. (2002) Behavioral Genetics in the Postgenomic Era. Washington, DC : American Psychological Association.

Mercer, M.E., Holder, M.D. (1997) Food cravings, endogenous opioid peptides, and food intake : A review. Appetite. 29(3) : 325-352.

Mihic, S.J., Harris, R.A. (1996) Pharmacological effects of ethanol on the nervous system. New York : CRC Press.

Mistlberger, R.E., Bergman B.M., Rechtschafeen, A. (1987) Relationships among wake episode lengths, and electroencephalographic delta waves in rats with suprachiasmatic nuclei lesions. Sleep. 10(1) : 12-24.

Mitchell, J., Specker, S., De Zwann, M. (1991) Comorbidity and medical complications of substance abuse : Review of the literature. International Journal of Eating Disorders. 16 : 1-34.

Mitchell, J.E., Specker, S.,E Dmonson, K. (1997) Handbook of Treatment for Eating Disorders. New York : Guilford Press.

Modell, J.G., and Mountz, J.M. (1995) : Focal cerebral blood flow change during craving for alcohol measured by SPECT. J Neuropsychiatry. 7(1) : 15-22.

Modesto-Lowe, V., Andkranzler, H.R (1999) Diagnosis and treatment of alcohol-dependent patients with co morbid psychiatric disorders. Alcohol Research & Health. 23 : 144-149.

Moeller, F.G., Dougherty, D.M., Lane, S.D. et. al. (1998) Antisocial personality disorder and alcohol-induced aggression. Alcoholism : Clinical and Experimental Research. 22 : 1898-1902.

Monti, P.M., Abrams, D.B., Kadden, R.M., Cooney, N.L. (1989) Treating Alcohol Dependence : A Coping Skills Training Guide. New York : Guilford Press.

Monti, P.M., Rohsenow, D.J., Swift, R. et al. (2001) Naltrexone and cue exposure with coping and communication skills training for alcoholics : Treatment process and 1-year outcomes. Alcoholism : Clinical and Experimental Research. 25 : 1634-1647.

Moore, R., and Pearson, T. (1986) : Moderate alcohol consumption and coronary artery disease. Medicine. 65(4) : 242-267.

Morgan, D. L. (1988) : Focus Groups as Qualitative Research, Beverly Hills : Sage Publications.

Mumenthaler M.S., Taylor, J.L., O' Hara, R. & Yesavae, J.A., (1999) Gender differences in moderate drinking effects. Alcohol research & health.

Munro, G. & Adams, G.R. (1977) : Ego Identity Formulation in College Students and Working Youths. Developmental Psychology. 13 : 523-524.

Murray, C.J., Lopez, A.D. (1997) Global mortality, disability, and the contribution of risk factors : Global Burden of Disease Study. Lancet. 349(9063) : 1436-1442.

Murray, C.J., Lopez, A.D. (1997) Mortality by cause for eight regions of the world : Global Burden of Disease Study. Lancet. 349(9061) : 1269-1276.

Murray, C.J.L., Lopez, A.D. (1996) The Global Burden of Disease : A Comprehensive Assessment of Mortality and Disability From Diseases, Injuries, and Risk Factors in 1990 and Projected to 2020. Cambridge, MA : Harvard School of Public Health.

National Highway Traffic Safety Administration (NHTSA). (1999) Traffic Safety Facts

1998 : Alcohol. National Center for Statistics and Analysis. Washington, D.C. : Department of Transportation.
National Highway Traffic Safety Administration (NHTSA). (2003) Traffic Safety Facts 2002 : Alcohol. DOT Pub. No. HS_809_606. Washington, DC : NHTSA, National Center for Statistics & Analysis.
National Institute on Alcohol Abuse and Alcoholism (NIAAA). (1998) Drinking in the United States : Main Findings from the 1992 National Longitudinal Alcohol Epidemiologic Survey (NLAES). NIH Pub. No. 99_3519. U.S. Alcohol Epidemiologic Data Reference Manual Vol. 6. Rockville, MD : NIAAA.
National Institute on Alcohol Abuse and Alcoholism (NIAAA). (2002) High-risk Drinking in College : What We Know and What We Need To Learn. Final Report of the Panel on Contexts and Consequences. Task Force of the National Advisory Council on Alcohol Abuse and Alcoholism. Bethesda, MD : Dept. of Health and Human Services.
National Institute on Alcohol Abuse and Alcoholism. Alcohol Research & Health. (2004/2005). The Scope of the Problem. The Journal of the National Institute on Alcohol Abuse and Alcoholism. 28(3) : 111-121.
Nealson, C.B., Little, R.J., Heath, A.C., Kessler, R.C. (1996) Patterns of DSM-III-R alcohol dependence symptom progression in a general population survey. Psychological Medicine. 26 : 449-460.
Neimark, E.D. (1981) : 'Adolescent Thought Transition to Formal Operations,' in B. B. Wolman(Ed.). Handbook of Developmental Psychology Englewood Cliffs, NJ : Prentice-Hall.
Nelson, E.C., Heath, A.C., Madden, P.A. et al. (2002) Association between self-reported childhood sexual abuse and adverse psychosocial outcomes : Results from a twin study. Archives of General Psychiatry. 59 : 139-145.
Newman, B.M & Newman, P.R. (1987) : Development through Life : A Psychosocial Approach, 4th ed. Dorsey Press (Chicago).
Newman, B.M & Newman, P.R. (1991) : Development through Life : A Psychosocial Approach, 5th ed. Brooks/Cole Publishing Co. (California).
NIAAA. Bethesda, M.D, (1998) National Institute on Alcohol Abuse and Alcoholism. Alcohol Alert No. 42 : Alcohol and the Liver : Research Update. : The Institute.
Nigg, J.T., Hinshaw, S.P., Carte, E.T., Treuting, J.J. (1998) Neuropsychological correlates of childhood attention-deficit/hyperactivity disorder : Explainable by comorbid disruptive behavior or reading problems? Journal of Abnormal Psychology. 107 : 468.
Nina, R. (2001) Alcohol in the European region-consumption, harm and polices. WHO.
Noble, Ep(ed) (1978) : National Institute on Alcohol Abuse and Alcoholism.
Noll, R.B., Zucker, R.A., FitzgeraldI, H.E., Curtis, W.J. (1992) Cognitive and motoric functioning of sons of alcoholic fathers and controls : The early childhood years. Developmental Psychology. 28 : 665-675.
Normand, J., Lempert, R.O., O'brien, C.P. (1994) Under the influence? Drug and the American Workforce. Washington, DC : National Academy Press.
Norström, T. (2002) Alcohol in Postwar Europe ; Consumption, drinking patterns, consequences and policy responses in 15 European countries. National Institute of Public Health.

Norton, R.N., Morgan, M.Y. (1989) The role of alcohol in mortality and morbidity from inter-personal violence. Alcohol. 24(6) : 565-576.

Nurnberg, J.R., Foroud, T., Flury, L. et al. (2001) Evidence for a locus on chromosome 1 that influences vulnerability to alcoholism and affective disorder. American Journal of Psychiatry. 158 : 718-724.

O'Farrell, T.F., Cutter and F. Floyd 'Evaluating Behavioral Marital Therapy for Male Alcoholics : Effects on Marital Adjustment and Communication from before to after Treatment'. Behaviour Therapy.

O'malley, P.M., Johnston, L.D., Bachman, J.G. (1998) Alcohol use among adolescents. Alcohol Health & Research World. 22(2) : 85-93.

O'malley, S.S., Jaffe, A.J., Chang, G. et al. (1992) Naltrexone and coping skills therapy for alcohol dependence : A controlled study. Archives of General Psychiatry. 49(11) : 881-887.

Olson, D.H., Portner, F., Lavee, Y. (1985) : Family adaptability and cohesion evaluation scales Ⅲ. in Olson, D.H., McCubbin, H.I., Barnes, H., Larsen, A., Muzen, M. & Wilso,. M. Family Inventories. University of Minnesota Press.

Olson, H.C., Sampson, P.D., Barr, H.M., Sterissguth, A.P., Bookstein, F.L. (1992) Prenatal exposure to alcohol and school problems in late childhood : A longitudinal prospective study. Developmental Psychopathology. 4 : 341-359.

Ottman, R. (1990) An epidemiologic approach to gene-environment interaction. Genetic Epidemiology. 7 : 177-185.

Palmer, C.D., Harrison, G.A., Hiorns, R.W. (1980) Association between smoking and drinking and sleep duration. Annals of Human Biology. 7 : 103-107.

Papineau, K., Roehrs, T., Petrucelli, N., Rosenthal, L., Roth, T. (1988) Electro-physiological assessment (Multiple Sleep Latency Test) of the biphasic effects of ethanol in humans. Alcoholism : Clinical and Experimental Research. 22 : 231-235.

Parker, D.A., Farmer, G.C. (1990) Alcohol Problem Intervention in the Workplace. New York : Quorum Books.

Parker, D.A., Harford, T.C. (1992) Gender-role attitudes, job competition and alcohol consumption among women and men. Alcoholism : Clinical and Experimental Research. 16 : 159-165.

Pender, N.J., Walker, S.N., Sechrist, K.R. & Stromborg, M.F. (1990) : Predicting Health Promoting Lifestyles in the Workplace. Nursing Research. 39(6) : 326-331

Peter A. (1995) : Evaluation and Monitoring of Action on Alcohol. WHO Regional Publi-cations, European Series NO. 59. Piaget, J. (1973) : The Child and Reality : Problems of Genetic Psychology. New York : Grossman Publishers.

Peterson, C.B., Mitchell, J. E., Engbloom, S. et al. (1998) Group cognitive-behavioral treatment of binge eating disorder : A comparison of therapis-led versus self-help formats. International Journal of Eating Disorders. 24 : 125-136.

Peterson, J.B., Finn, P.R., Pihl, R.O. (1992) Cognitive dysfunction and the inherited predisposition to alcoholism. Journal of Studies on Alcohol. 53 : 154-160.

Petrie, A. (1960) Some Psycological Aspect of Pain and Relief of Supporting. Annals of the New York Academy of Science. 86 : 13-27.

Pettinati, H.M., Volpicelli, J.R., Kranzler, H.R. et al, (2000) Sertraline treatment for

alcohol dependence : Interactive effects of medication and alcoholic subtype. Alcoholism : Clinical and Experimental Research 24(7) : 1041–1049.
Peveler, R., Fairburn, C. (1990) Eating disorders in women who abuse alcohol. British Journal of Addiction. 85(12) : 1633–1638.
Phillips, T.J., Lessov, C.N., Harland, R.D., Mitchell, S.R. (1996) Evaluation of potential genetic associations between ethanol tolerance and sensitization in BXC/Ty recombinant inbred mice. Journal of Pharmacology and Experimental Therapy. 277(2) : 613–623.
Pittendrigh, C.S. (1960) Circadian rhythms and the circadian organization of living system. Cold Spring Harbor Symposia on Quantitative Biology : Volume XXY. Biological clocks. New York : Cold Spring Harbor Press.
Pohorecky, L.A. (1977) Biphasic action of ethanol. Biobehavior Reviews. 1 : 231–240.
Poikolainen, K. (1995) Alcohol and mortality : A review. J Clin Epidemiol. 48 : 455–465.
Polygenis, D. et al. (1998) : Moderate alcohol consumption during pregnancy and the incidence of fetal malformations : a meta–analysis. Neurotoxicol Teralol. 20 : 61–67.
Poon, E., Ellis, D.A., Fitzgerald, H.E., Zucker, R.A. (2000) Intellectual, cognitive, and academic performance among sons of alcoholics, during the early school years : Differences related to subtypes of familial alcoholism. Alcoholism : Clinical and Experimental Research. 24 : 1020–1027.
Porjesz, B., Almasy, L., Edenberg, H.J. et al. (2002) Linkage disequilibruim between the beta frequency of the human EEG and a GABAA receptor gene locus. Proceedings of the National Academy of Sciences of the USA. 99 : 3279–3733.
Porjesz, B., Begleiter, H., Reich, T. et al. (1998) Amplitude of visual P3 eventrelated potential as a phenotypic marker for a predisposition to alcoholism : Preliminary results from the COGA project. Alcoholism : Clinical and Experimental Research. (22) : 1317–1323.
Prime Minister's Strategy Unit. (2004) Alcohol harm reduction strategy for England.
Prinz, P., Roehrs, T., Vitaliano, P., Linnoila, M., Weitzman, E. (1980) Effect of alcohol on sleep and nighttime plasma growth hormone and cortisol concentrations. Journal of Clinical Endocrinology and Metabolism. 51 : 759–764.
Pritchard, J.K., Rosenberg, N.A. (1999) Use of unlinked genetic markers to detect population stratification in association studies. American Journal of Human Genetics. 65 : 220–228.
Ragland, D.R., Greiner, B.A., Krause, N., Holman, B.L., Fisher, J.M. (1995) Occupational and nonoccupational correlates of alcohol consumption in urban transit drivers. Preventive Medicine. 24 : 634–645.
Ramesh, S., Rjeffrey, G., Robert, M., Anthenelli, M.D. (2002) Alcoholism and Psychiatric Disorders. Alcohol Research & Health. The Journal of the National Institute on Alcohol Abuse and Alcoholism. 26(2) : 90–98.
Ramstedt, M., (2001) Comparative studies on alcohol–related problems on postwar Western Europe. Centre for social research on alcohol and drugs series. Vol. 1.
Ramstedt, M. (2002) Alcohol in Postwar Europe : Alcohol–related mortality in 15 European countries in the postwar period.
Randall, C.L., Thomas, S., Thevos, A.K. (2001a) Concurrent alcoholism and social anxiety disorder : A first step toward developing effective treatments. Alcoholism : Clinical

and Experimental Research. 25 : 210-220.
Rassink, S., Pulvirenti. L., Koob, G.F. (1992) Oral ethanol self-administration in rats is reduced by the administration dopamine and glutamate receptor antagonists into the nucleus accumbens Psychopharmacology. 109(1-2) : 92-98.
Ravenholt, R.T. (1984) : Addiction Mortality in the United States, 1980 : Tobacco, Alcohol, and Other Substances. Population and Development Review 10, NO 5.
Regier, D.A., Farmer, M.E., Rae, D.S. et. al., (1990) Comorbidity of mental disorders with alcohol and other drug abuse. Results from the Epidemiologic Catchments Area (ECA) study. JAMA : Journal of the American Medical Association. 264 : 2511-2518.
Rehm, J. et al. (2003c) The relationship of average volume of alcohol consumption and patterns o drinking to burden of disease : an overview. Addiction. 98 : 1209-1228.
Rehm, J., Bondy, S. (1998) Alcohol and Cardiovascular Diseases : Novartis Foundation Symposium 216. New York : John Wiley & Sons.
Rehm, J., Sempos, C.T. (1995) Alcohol consumption and all-cause mortality. Addiction. 90(4) : 471-480.
Rehm, J.T., Bondy, S.J., Sempos, C.T., Vuong, C.V. (1997) Alcohol consumption and coronary heart disease morbidity and mortality. American Journal of Epidemiology. 146(6) : 495-501.
Reich, T., Edenberg, H. J., Goate, A., Williams, J.T., Rice, J. P., Van Eerdewegh, P., Foroud, T., Hesselbrock, V., Schuchick, M.A., Busholz, K., Projesz, B., LI, T.K., Conneally, P.M., Nurnberger, J. I.JR., Tischfieid, J.A., Croew, R.A., Cloninger, C.R., WU, W., Shears, S., Carr, K., Crose, C., Willig, C. and Begleiter, H. (1998) Genome-wide search for genes affecting the risk for alcohol dependence. American Journal of Medicine and Genetics. 81(3) : 207-215.
Reich, T., Edenberg, H.J., Goate, A. et al. (1998) A genome-wide search for genes affecting the risk for alcohol dependence. American Journal of Medical Genetics (Neuropsychiatric Genetics). 81 : 207-215.
Reid, L.D. (1985) Endogenous opioid peptides and regulation of drinking and feeding. American Journal of Clinical Nutrition. 42 : 1099-1132.
Reid, L.D., Delconte, J.D., Nichols, M.L. et al. (1991) Tests of opioid deficiency hypotheses of alcoholism. Alcohol : An International Biomedical Journal. 89(4) : 247-258.
Rice, J.P., Reich, T., Bucholz, K.K. et al. (1995) Comparison of direct interview and family history diagnoses of alcohol dependence. Alcoholism : Clinical & Experimental Research. 19 : 1018-1023.
Richard, E.F. and Richard, D.H. (1998) 'Medical Consequences of Heavy Drinking by the Elderly', In : Research Monograph 33. Alcohol Problems and Aging. Washington DC. The U.S. Government Printing Office. p.194-195.
Ridolfo, B., Stevenson, C.E. (2001) The Quantification of Drug-Caused Mortality and Morbidity in Australia 1998. Canberra, Australian Institute of Health and Welfare.
Rimm, E. et al. (1991) Prospective study of alcohol consumption and risk of coronary disease in men. The Lancet. 338 : 464-468.
Risch, N.J. (2000) Searching for genetic determinants in the new millennium. Nature. 405 : 847-856.
Robert, L.H. and Don, C.D. (1991) : Alcohol and drug abuse, Oxford Textbook of Public

Health. Second Edition. Volume 3.
Roberts, A.J., Mcdonald J.S., Heyer, C.J., Kieffer, B.L., Mathes, H.W., Koob, G.F. (2000) Do not self-administer alcohol. Journal of Pharmacology and Experimental Therapeutics. 293(3) : 1002-1008.
Robins, L.N., Przyvbec, T.R. (1985) Age of onset of drug use as factor in drug and other disorders. In : Jones, C.L. and Battles, R.J. eds. Etiology of Drug Abuse : Implications for Prevention NIDA Research Monograph No. 56. Rockville, MD : National Institute on Drug Abuse. 178-192.
Robinson, T.E., Berridge, K.C. (1992) The neuralbasis of drug craving : An incentive-sensitization theory of addiction : Brain Research Reviews. 18(3) : 247-291.
Roche, A.F. & Davila, G.H. (1972) : 'Late Adolescent Growth in Stature,' Pediatrics. 50 : 874-880.
Roehrs, T., Carskadon, M.A., Dement, W.C., Roth, T. (2000) Principles and Practice of Sleep Medicine. Philadelphia : W.B. Saunders.
Roehrs, T., Papineau, K., Rosenthal, L., Roth, T., (1999) Ethanol as a hypnotic in insomniacs : Self administration and effects of sleep and mood. Neuropsychopharmacology. 20 : 279-286.
Roehrs, T., Roth, T. (1998) Handbook of Behavioral State Control-Cellular and Molecular Mechanisms. New York : CRC Press.
Roehrs, T., Roth T. (2001) Sleep, Sleepiness, and Alcohol Use. Alcohol Research & Health. The Journal of the National Institute on Alcohol Abuse and Alcoholism. 25(2) : 101-109.
Roehrs, T., Roth, T. (2001) Sleep, Sleepiness, and Alcohol Use. Alcohol Research and Health. 25(2) : 101-109.
Roehrs, T., Yoon, J., Roth, T. (1991) Nocturnal and next-day effects of ethanol and basal level of sleepiness. Human Psychopharmacology. 6 : 307-311.
Roehrs, T., Zorick, F., Roth, T. (2000) Principles and Practice of Sleep Medicine. Philadelphia : W.B. Saunders.
Roman, P.M., Andblum, T.C. (1995) Handbook on Drug Abuse Prevention : A Comprehensive Strategy to Prevent the Abuse of Alcohol and Other Drugs. Boston, MA : Allumand Bacon.
Romelsjo, A., Hasin, D., Hilton, M., Bostrom, G., Diderichsen, F., Haglumd, B., Hallqvist, J., Karlsson, G., Svanstrom, L. (1992) The relationship between stressful working conditions and high alcohol consumption and severe alcohol problems in an urban general population. British Journal of Addiction. 87 : 1173-1183.
Ronis, D. (1992) : 'Conditional Health Threats : Health Beliefs, Decisions, and Behaviors Among Adults.' Health Psychology. 11(2) : 127-134.
Room, R. (1975) : Normative perspectives on alcohol use and problems. Journal of Drug Issues. (Fall) : 383-367.
Room, R(ed). (2002) The Effects of Nordic Alcohol Policies : What happens to drinking and harm when alcohol controls change? Helsinki, Finland : Nordic Council for Alcohol and Drug Research.
Rosenbloom, M.J., Pfefferbaum, A. and Sullivan, E.V. (1995) Structural brain alterations associated with alcoholism. Alcohol Health Res World. 19(4) : 266-272.

Rosenstock I.M. (1966) : 'Why People Use Public Health Services.' Milbank Memorial Fund Quarterly. 44 : 94–124.
Rosenstock, I.M. (1974) : 'Historical Origins of the Health Belief Model.' Health Education Monographs. 2 : 328–335.,
Rosenstock, I.M. (1990) : 'What Research in Motivation Suggests for Public Health.' American Journal of Public Health 80(8) : 978–983.
Rosenwasser, A.M. (2001) Alcohol, Antidepressants, and Circadian Rhythms : Human and Animal models. Alcohol Research & Health. The Journal of the National Institute on Alcohol Abuse and Alcoholism. 25(2) : 126–135.
Roxburgh, S. (1998) Gender differences in the effect of job stressors on alcohol consumption. Addictive Behaviors. 23 : 101–107.
Saccone, N.L., Kwon, J.M., Corbett, J. et al (2000) A genome screen of maximum number of drinks as an alcoholism phenotype. American Journal of Medical Genetics (Neuropsychiatric Genetics). 96 : 632–637.
Sanchez–Craig, M., Wilkinson, D.A., Davila, R. (1995) Empirically based guidelines for moderate drinking : 1–year results from three studies with problem drinkers. Am J Public Health. 85(6) : 823–828.
Sayette M.A., Wilson, G.T. (1991) Intoxication and exposure to stress : Effects of temporal patterning. Journal of Abnormal Psychology. 100 : 56–62.
Sayette, M.A. (1993) An appraisal–disruption model of alcohol's effects on stress responses in social drinkers. Psychological Bulletin. 114 : 459–476.
Sayette, M.A. (1995) Does drinking reduce stress? Alcohol research & health. p.251
Sayette, M.A. (1999) Does drinking reduce stress? Alcohol Research & Helth. 23(4) : 250–255.
Sayette, M.A. (1999) Does drinking reduce stress? Alcohol research &health. p.251.
Sayette, M.A., Breslin, F.C., Wilson, G.T., Rosenblum, G.D. (1994) Parental history of alcohol abuse and the effects of alcohol and expectations of intoxication on social stress. Journal of Studies on Alcohol, 5 : 214–223.
Schuckit, M.A., Andmoneiro, M.G. (1988) Alcoholism, anxiety and depression. British Journal of Addiction. 83 : 1373–1380.
Schuckit, M.A., Anthenelli, R.M., Bucholz, K.K. (1995) The time course of development of alcohol–related problems in men and women. Journal of Studies on Alcohol. 56 : 218–225.
Schuckit, M.A., Bernstein, L.I. (1981) Sleep time and drinking history : A hypothesis. American Journal of Psychiatry. 138 : 528–530.
Schuckit, M.A., Hesselbrock, V. (1994) Alcohol dependence and anxiety disorders : What is the relationship? American Journal of Psychiatry. 151 : 1723–1734.
Schuckit, M.A., Klein, J.L. (1991) Correlations between drinking intensity and reaction of ethanol and diazepam in healthy young men. Neuropsychopharmacology. 4(3) : 157–163.
Schuckit, M.A., Smith, T.L., Eng, M.Y., Kunovac, J. (2002) Women who marry men with alcohol–use disorders. Alcoholism : Clinical and Experimental Research. 26 : 1336–1343.
Schuckit, M.A., Tipp ,J.E., Bucholz ,K.K. et al. (1997) The life time rates of three

major mood disorder sand four major anxiety disorders in alcoholic sand controls. Addiction. 92 : 1289–1304.

Schuckit, M.A., Tipp, J.E., Anthenelli, R.M. et al. (1996) Anorexia nervosa and bulimia nervosa in alcohol-dependent men and women and their relatives. American Journal of Psychiatry. 153(1) : 74–82.

Schuckit, M.A., Tipp, J.E., Bergman, M. (1997a) Comparison of induced and independent major depressive disorders in 2,945 alcoholics. American Journal of Psychiatry. 154 : 948–957.

Schuckit, M.A., Tipp, J.E., Bucholz, K.K. (1997b) The life-time rates of three major mood disorders and four major anxiety disorders in alcoholics and controls. Addiction. 92 : 1289–1304.

Schylenberg, J.W., Wadsworth, K.N., O'malley, P.M., BachmanA, J.G. (1996) Adolescent risk factors for binge drinking during the transition to young adulthood : Variable- and pattern-centered approaches to change. Develop- mental Psychology. 32 : 659–674.

Seitz, H., Poschl, G. (1997) Alcohol and gastrointestinal cancer : Pathogenic mechanisms. Addiction Biology. 2(1) : 19–33.

Selye, H. (1975) Stress without Distress. New York : J.b. Lippincott p.183–91.

Sher, K.J. (1987) Psycological Theories of Drinking and Alcoholism. New York : Guilford Press.

Sher, K.J. (1991) Children of Alcoholics : A Critical Appraisal of Theory and Research. Chicago : University of Chicago Press.

Sher, K.J., Levenson, R.W. (1982) Risk for alcoholism and individual differences in the stress-response-dampening effect of alcohol. Journal of Abnormal Psychology. 91 : 350–367.

Shiffman, S. (1995) : 'Associations between Alcohol and Tobacco', In : Research Monograph Alcohol and Tobbaco : From Basic Science to Clinical Practice, Washington DC, The U.S. Government Printing Office. p.18–24.

Shore, E.R. (1992) Drinking patterns and problems among women in paid employment. Alcohol Health & Research World. 16 : 160–164.

Skinner, B. F. (1938) : The Behavior of Organisms. Englewood Cliffs. N.J.: Appleton-Century-Crofts.

Skog, O. (1990) : 'Social interaction and the distribution of alcohol consumption.' Journal of Drug Issues (Winter). p.71–92.

Skog, O. (1991) : 'Implications of the distribution theory for drinking and alcoholism' in society, Culture, and Drinking Patterns Reexamined, edited by Pitterman, D.J. and White, H.R. New Brunswick, NJ : Rutgrs Center of Alcohol Studies. p.576–597.

Smith, C. G. : 'Alcoholics-Their Treatment and Their Wives,' British Journal of Psychiatry.

Smith, G.S., Branas, C.C., Miller, T.R. (1999) Fatal nontraffic injuries involving alcohol : A meta-analysis. Annals of Emergency Medicine. 33 : 659–668.

Smith, G.T., Goldman, M.S., Greenbaum, P.E., Christiansen, B.A. (1995) Expectancy for social facilitation from drinking : The divergent paths of high-expectancy and low-expectancy adolescents. Journal of Abnormal Psychology. 104(1) : 32–40.

Smith, R (1981) : Overture to the alcohol debate. Brit Med J. 283 : 835–838.

Smolak, L., Murnen, S.K. (2002) A meta analytic examination of the relationship between child sexual abuse and eating disorder. Alcoholism : Clinical and Experimental Research 20(7) : 1184–1191.

Southwick, L., Steele, C., Marlatt, A., Lindell, M. (1981) : Alcohol–related expectancies : Defined by phase of intoxication and drinking experience. J Consult Clin Psychol. 49 : 713–721.

Spanier, G.B. (1977) : Sexual Socialization : A Conceptual Review. International Journal of Sociology of the Family. 6 : 121–146.

Specht, R. & Craig, G.J. (1987) Human Development : A Social Work Perspective, 2nd ed. (Englewood Cliffs, NJ : Prentice–Hall,).

Spencer, R.L., Hutchison, K.E. (1999) Alcohol, aging, and the stress response. Alcohol Research & Health. 23(4) : 272–283.

Spielman, R.S., Ewens, W.J. (1998) A sibship test for linkage in the presence of association : The sib transmission/disequilibrium test. American Journal of Human Genetics. 62 : 450–458.

Spielman, R.S., Mcginnis, R.E., Ewens, W.J. (1993) Transmission test forlinkage disequilibrium : The insulin gene region and insulin–dependent diabetes mellitus (IDDM). American Journal of Human Genetics. 52 : 506–516.

Spitzer, R. L., Yanovsky, S., Wadden, T. et al. (1993) Binge eating disorder : Its further validation in a multisite study. International journal of Eating Disorder. 31 : 136–153.

Steele, C.M., Josephs, R.A. (1988) Drinking your troubles away II : An attention–allocation model of alcohol's effect on psychological stress. Journal of Abnormal Psychology. 97 : 196–205.

Steinglass, P. (1976) : 'Experimenting with Family Treatment Approaches to Alcoholism 1950–1974,'. Family Process.

Steinglass, P. (1980) : A life history model of the alcoholic family. Family Process.

Steinman, K.J., Schulenberg, J. (2003) A pattern–centered approach to evaluating substance use prevention programs. In : Damon, W., Peck, S.C., and Roeser, R.W., eds. New Directions for Child and Adolescent Development. Vol. 101 : Person–Centered Approaches to Studying Development in Context. San Francisco : Jossey–Bass. 87–98.

Sterissguth, A.P., Barr, H.M., Sampson, P.D., Bookstein, F.L., and Darby, P.L. (1989) Neurobehavioral effects of prenatal alcohol : Part 1. Research strategy. Neurotoxicology and Teratology. 11 : 41–476.

Stice, E., Agras, W.S. (1999) Subtyping bulimic woman along dietary restraint and negative affect dimensions. Journal of Counseling and Clinical Psychology. 67 : 460–569.

Stone, B.M. (1980) Sleep and low doses of alcohol. Electroencephalography and Clinical Neurophysiology. 48 : 706–709.

Strakowski, S.M., Delbello, M.P., Fleck D.E. and Arndt, S. (2000) The impact of substance abuse on the course of bipolar disorder. Biological Psychiatry. 48 : 477–485.

Stratton, K., Howe, C. and Battagla, F. (1996) Fetal alcohol syndrome diagnosis, Epidemiology, prevention and treatment. Washington DC : Institute of Medicine, National Academy Press.

Straus, R (1983) : 'Types of alcohol dependence.' in The Biology of Alcoholism, Vol. 6, Pp. 1-16 .The Pathogenesis of Alcoholism : Psychosocial Factors, edited by Kissin, B. and Begleiter, B. New York : Pleum.

Straus, R (1984) : 'The need to drink too much.' Journal of Drug Issues (Winter), p.125-136

Strecher V.J. and Rosenstock I.M. (1997) 'The health behavior model.' in Glanz, K., Lewis, F.M., Rimer, B.K. (2nd eds.). Health Behavior and Health Education. Jossey-Bass Inc.

Strecher, V.J., Devillis, .M., Becker, M.H. & Bosenstock, I.M. (1986) : The Role of Self Efficacy in Achieving Health Behavior Change. Health Education Quartery. 13(1) : 73-79.

Striegel-Moore, R.H., Dohm, F.A., Solomon, F.E., et al. (2000). Subthreshold binge eating disorder. International Journal of Eating Disorders, 27, 270-278.

Sttokan, K.A., Yamazaki, S., Tel, H., Sakaki, Y., Menaker, M. (2001) Entrainment of the circadian clock in the liver by feeling. Science. 291 : 490-493.

Sullivan, E.V., Rosenbloom, M.J, Deshmukh, A. et al. (1995) : Alcohol and the cerebellum : Effects on balance, motor coordination, and cognition. Alcohol Health Res World. 19(2) : 138-141

Sullivan, P.F., Neale, M.C., Kendler, K.S. (2000) Genetic epidemiology of major depression : Review and meta-analysis. American Journal of Psychiatry. 157 : 1552-1562.

Suzuki, K., Higuchi, S., Yamada, K. et al. (1993) Young female alcoholics with and without eating disorders : A comparative study in Japan. American Journal of Psychiatry. 150(7) : 1053-1058.

Tabakoff, B., Hoffman, P.L. (1996) Pharmacological Effects of Ethanol on the Nervous System. New York : CRC Press.

Takahashi, Y., Kipnis, D.M., Daughaday, W.H. (1969) Growth hormone secretion during sleep. Journal of Clinical Investigation. 47 : 2079-2090.

Taylor, A.V., Peveler, R.C., Hibbert, G.A., Fairburn, C.G. (1993) Eating disorders among women receiving treatment for an alcohol problem. International Journal of Eating Disorders. 14(2) : 147-151.

Taylor, J.L., Dolhert, N.m Friedman, L., Mumenthaler, M.S., and Yesavage, J.A. (1996) Alcohol elimination and simulator performance of male and female aviators : A preliminary report. Aviation space and environmental medicine. 67(5) : 407-413.

Taylor, S. (1996) Meta-analysis of cognitive-behavioral treatment for social phobia. Journal of Behavior Therapy and Experimental Psychiatry. 27(1) : 1-9.

Telch, C.F., Stice, E. (1998) Psychiatric comorbidity in women with binge eating disorder : Prevalence rates from a non-treatment-seeking sample. Journal of Consulting and Clinical Psychology. 66 : 768-776.

Thevos, A.K., Roberts, J.S., Thomas, S.E., Randall, C.L. (2000) Cognitive behavioral therapy delays relapse in female socially phobic alcoholics. Addictive Behaviors. 25 (3) : 333-345.

Thomas, F., AUDIT the alcohol use disorders identification test : guidelines for use in primary health care (1). WHO.

Thomas, F., AUDIT the alcohol use disorders identification test : guidelines for use in

primary health care (2). WHO.
Toomey, L.T. & Wagenaar, A.C. (2002) : environmental policies to reduce college drinking : option and research findings. Journal of studies on alcohol 14 : 193–205.
Tran, G.Q., Haaga, D.A.F., Chambless, D.L. (1997) Expecting that alcohol use will reduce social anxiety moderates the relation between social anxiety and alcohol consumption. Cognitive Therapy and Research. 21(5) : 535–553.
Treasure, J. L., Katzman, M., Schmidt, U. et al. (1999) Engagement and outcome in the treatment of bulimia nervosa : First phase of a sequential design comparing motivation enhancement therapy and cognitive behavioral therapy. Behaviour Research and Therapy. 37 : 405–418.
Treasure, J., Schmidt, U., Troop, N. et al. (1996) Sequential treatment for bulimia nervosa incorporating a self-care manual. British Journal of Psychiatry. 168 : 94–98.
Trice, H.M., Sonnenstuhl, W.K. (1990) On the construction of drinking norms in work organizations. Journal of Studies on Alcohol. 51 : 201–220.
Turner, J.S. & Helms, D.B. (1983) : Lifespan Development, 2nd ed., Holt, Rinehart, & Winston (New York).
Turner, l., Roehrs, T., Rosenthal, L., Roth, T. (2000) Ethanol and caffeine effects on the sleep of insomniacs. Sleep. 23 : S48.
Tyas, S.L. (1996) Are tobacco and alcohol use related to Alzheimer's disease? A critical assessment of the evidence and its implications. Addiction Biology. 1(3) : 237–254.
U.S. Department of Agriculture and U.S. Department of Health and Human Services. (1995) Home and Garden Bulletin No. 232, 4th ed. Washington, DC : U.S. Department of Agriculture.
U.S. Department of Health and Human Service and U.S. Department of Agriculture (USDA). (1995) Nutrition and Your Health : Dietary Guidelines for Americans. 4th ed. Home and Garden Bulletin No.232. Washington, DC : USDA.
UK Inter-Departmental Working Group. (1995) Report on Sensible Drinking London, UK : Department of Health.
Urabano-Marquez, A., Estruch, R., Navarro-Lopez, F., Grua, J.M. and Rubin, E. (1989) The effects of alcoholism on skeletal and cardiac muscle. New England Journal of Medicine. 320(7) : 409–415.
Valenzuela, C.F. (1997) Alcohol and neurotransmitter interactions. Alcohol Health & Research World. 21 : (1).
Van Cauter, E., Turek, F.W.,(1994) Endocrinology. Phiadelphia : W.B. Saunders.
Vannicelli, M.S., Gingerich, & R. Ryback (1983) : 'Family Problems Related to the Treatment and Outcome of Alcoholic Patients,' British Journal of Addiction.
Vasse, R.M., Nijhuis, F.J.N., Kok, G. (1998) Associations between work stress, alcohol consumption, and sickness absence. Addiction. 93 : 231–241.
Vinson, D.C., Mabe, N., Leonard, L.L., Alexander, J., Becker, J., Boyer, J., and Moll, J. (1995) Alcohol and injury. A case-crossover study. Archives of Family Medicine. 4(6) : 505–511.
Vitaterna, H., Takahashi, S., Turek, W. (2001) Overview of Circadian Rhythms. Alcohol Research & Health. The Journal of the National Institute on Alcohol Abuse and Alcoholism. 25(2) : 85–93.

Vitiello, M.V. (1997) : Sleep alcohol and alcohol abuse. Addict Biol. (2) : 151–158.

Vitousek, K., Watson, S., Wilson, G.T. (1998) Enhancing motivation for change in treatment-resistant eating disorders. Clinical Psychology Review. 18 : 391–420.

Volkow, N.D. (1993) : Wang, G.-J., Hitzemann, R. et al. : Decreased cerebral response to inhibitory neurotransmission in alcoholics. Am J Psychiatry. 150(3) : 417–422.

Volkow, N.D., Wang, G.-J., Overall, J.E. et al. (1997) : Regional brain metabolic response to lorazepam in alcoholics during early and late alcohol detoxification. Alcohol Clin Exp Res. 21(7) : 1278–1284.

Volpicelli, J.R., Alterman, A.I., Hayashida., O'brien, C.P. (1992) Naltrexone in the treatment of alcohol dependence. Archives of General Psychiatry. 49(11) : 876–880.

Volpicelli, J.R., Rhines, K.C., Rhines, J.S. et al. (1997) Naltrexone and alcohol dependence : Role of subject compliance. Archives of General Psychiatry. 54(8) : 737–742.

Wagenaar, A.C., LaFond, C., Shomshak, A., Jones-Webb, R., Harwood, E.M., Toomey, T. L. et al., (2000) Alcohol Policies in the United States : Highlights from the 50 States. Minneapolis : University of Minnesota.

Wang, X., Zuckerman, B., Pearson, C. et al. (2002) Maternal cigarette smoking, metabolic gene polymorphism, and infant birth weight. JAMA : Journal of the American Medical Association. 287 : 195–202.

Warner, L.A., Etal. (1997) Life time co-occurrence of DSM-III-R alcohol abuse and dependence with other psychiatric disorders in the National Comorbidity Survey. Archives of General Psychiatry. 54 : 313–321.

Wasielewaski J.A., Holloway A. (2001) Alcohol's Interaction With Circadian Rhythms : A Focus On Body Treatment. Alcohol Research & Health. The Journal of the National Institute on Alcohol Abuse and Alcoholism. 25(2) : 94–100.

Webster's Third New International Dictionary. (1996) Springfield, MA : G.C. Merriam Company Publishers.

Wechsler, H., Lee, J.E. et al. (2003) Drinking and driving among college students : the influence of alcohol-control policies. american journal of Prevention Medicine. Am J prev Med. 25(3) : 212–218.

Wechsler, H., Lee, J.E., Kuo, M., Seibring, M., Nelson, T.F. & Lee, H. (2002) Trends in college binge drinking during a period of increased prevention efforts : findings from 4 Harvard School of Public Health College Alcohol Study surveys : 1993–2001. Journal of American College Health. 2002(50) : 203–217.

Wegscheider-Cruse S. (1989) : 'Another Chance : Hope and Health for Alcoholic Family', Palo Alto, 2nd. ed. Science and Behaviour Book.

Weiner, J.L., Valenzuela, C.F., Watson, P.L., Franzier, D.J, Dunwiddie, T.V. (1997) Elevation of basal protein kinase C increases ethanol sensitivity of GABA receptors in rat hippocampus CA1 pyramidal neurons. Journal of Neurochemistry. 68(5) : 1949–1959.

Weitzel, M.H. (1989) : A Test of the Health Promotion Model with Blue Collar Workers. Nursing Research. 38(2) : 99–104.

Welsh et al. (2000) Medical Consequences of Alcohol Abuse. Journal of the National Institute on Alcohol Abuse and Alcoholism. 24(1) : 27–31.

West, M.O., Prinz, R.J. (1987) Parental alcoholism and childhood psychopathology.

Psychological Bulletin. 102 : 204–218.
White, A.M., Jamieson–drake, D.W., Swartzwelder, H.S. (2002) Prevalence and correlates of alcohol–induced blackouts among college students : Results of an e–mail survey. Journal of American College Health. 51 : 122–131.
White, A.M., Kraus, C.L., Mccracken, L.A., Swartzwelder, H.S. (2003) Do college students drink more than they think? Use of a free–pour paradigm to determine how college students define standard drinks. Alcoholism : Clinical and Experimental Research. 27 : 1750–1756.
White, H.R (1982) : Sociological theories of etiology of alcoholism. pp.205–232 in Alcohol, Science and Society revisited, edited by E.L. Gomberg, H.R. White, and J. Carpenter. Ann Arbor, MI : University of Michigan Press.
Whitlock, F.A. et al. (1967) Drug Dependence in Psychiatric. Medical Journal of Australia. 1 : 11–57.
WHO (1990) : Management of Drinking Problems. WHO Regional Publications, European Series. No.32.
WHO (1993) : Health Promotion in the Workplace : Alcohol and Drug Abuse. WHO Technical Report Series. Vol. 833.
WHO (2000) International guide for monitoring alcohol consumption and related harm.
WHO (2004) Global status report on alcohol.
WHO (2004) Lexicon of alcohol drug terms published by the World Health Organization.
Wilfley, D.E., Agras, W.S., Telch, C.F. et al. (1993) Group cognitive–behavioral therapy and group interpersonal psychotherapy for the nonpurging bulimic individual : A controlled comparison. Journal of Consulting and Clinical Psychology. 61(2) : 296–305.
Wilfley, D.E., Friedman, M.A., Dounchis, J.Z. et al. (2000) Comorbid psychopathology in binge eating disorder : Relation to eating disorder severity at baseline and following treatment. Journal of Consulting and Clinical Psychology. 68 : 641–649.
Wilkie, S. (1997) Global overview of drinking recommendations and guidelines. AIM Digest (Supplement). 2–4. p.4.
Williams, D.L., Maclean, A.W., Cairns, J. (1983) Dose–response effects of ethanol of the sleep of young woman. Journal of Studies on Alcohol. 44(3) : 515–523.
Williams, H., Salam, A, (1972) The Biology of Alcoholism. New York : Plenum Press.
Williams, J.T., Begleiter, H., Porjesz, B. et al. (1999) Joint multipoint linkage analysis of multivariate qualitative and quantitative traits. II. Alcoholism and event–related potentials. American Journal of Human Genetics. 65 : 1148–1160.
Wilsnack, R.W., Wilsnack, S.C. (1992) Women, work, and alcohol : Failures of simple theories. Alcoholism : Clinical and Experimental Research. 16 : 172–179.
Wilson, G.T. (1988) Alcohol and anxiety. Behaviour Research and Therapy. 26 ; 369–381.
Wilson, G.T. (1993). Binge Eating : Nature, Assessment, and Treatment. New York : Guilford Press.
Wilson, G.T., Fairburn, C.G. (1998) A Guide to Treatments That Work. New York : Oxford University Press.
Winokur C., Reich, T., Rimmer, J., Pitts, J.R. (1970) : Alcoholism Ⅲ. Diagnosis and

familial psychiatric illness in 259 alcoholic probands. Arch Gen Psychiatry.

Wiseman, C.V., Sunday, S.R., Halligan, P. et al. (1999) Substance dependence and v eating disorders : Impact of sequence on comorbidity. Comprehensive Psychiatry. 40 : 332–336.

Witte, K. (1994) 'Fear Control and Danger Control : A Test of the Extended Parallel Process Model (EPPM).' Communication Monographs. 61 : 113–134.

World Cancer Research Fund and American Institute for Cancer Research. (1997) Food, Nutrition and the Prevention of Cancer : A Global Perspective. Washington, DC : American Institute for Cancer Research.

World Health Organization (1997) : Manual of the International Statistical Classification of Disease, Injuries, and Cases of Death. vol.1.

World Health Organization (1999) Global status report on alcohol. Geneva, Switzerland : World Health Organization.

World Health Organization (WHO). (1992–1994) International Classification of Disease and Related Health Problems. Tenth Revision. Vols. 1–3. Geneva : WHO.

Wursmer, L. (1974) Phycoloanalystic Considerations of the Etiology of Compulsive Drug Use. Journal of American Phyconalistic Association. 22 : 820–43.

Wursmer, L. (1987) Fligh from Conscience : Experience with the Psychoanalytic Treatment of Compulsive Drug Abuser. Journal of Substance Abuse Treatment. 4 : 169–79.

Yagi, T. (1999) Molecular mechanism of Fyn–tyrosine kinase for regulating mammalian behaviors and ethanol sensitivity. Biochemical Pharmacology, 57(8) : 845–850.

Yamazaki, S., Numano, R., Abe, M. et al. (2000) Resetting central and peripheral circadian oscillator in transgenetic rats. Science. 288 : 682–685

Yanovski, S. Z. (1993) Binge eating disorder : Current knowledge and future directions. Obesity Research. 1 : 306–324.

Yesavage, J.A., Leirer, V.O. (1986) Hangover effects on aircraft pilots 14 hours after alcohol ingestion : A preliminary report. American Journal of Psychiatry. 143 : 1546–1550.

Yirmiya, R., Taylor, A.N. eds. (1993) Alcohol, Immunity and Cancer. Boca Raton, FL : CRC Press.

You, R.X., Mcneil, J.J., O'malley, H.M., Davis, S.M., Thrift, A.G., Donnan, G.A. (1997) Risk factors for stroke due to cerebral infarction in young adults. Stroke. 28(10) : 1913–1918.

Zakhari, S. (1997) Alcohol and the cardiovascular system : Molecular mechanisms for beneficial and harmful action. Alcohol Health & Research World. 21(1) : 21–29.

Zane, N., Sasao, I. (1992) Research on drug abuse among Asian Pacific Americans. Drugs and Society. 6 : 181–209.

Zucker, R.A. (1998) 'Developmental Aspects of Aging, Alcohol Involvement, and Their Interrelationship', In : Research Monograph 33 Alcohol Problems and Aging, Washington DC, The U.S. Government Printing Office. p.6

Zucker, R.A., Wong, M.M. (2005). Prevention for children of alcoholics and other high–risk groups. In : Galanter, M., ed. Recent Developments in Alcoholism, Vol. 17 : Alcohol Problems in Adolescents and Young Adults : Epidemiology, Neurobiology, Prevention, Treatment. New York : Springer p.299–320.

Zucker, R.A., Wong, M.M., Puttler, L.I., Frizgerald, H.E. (2003) Resilience and vulnerability among sons of alcoholics : Relationship to developmental outcomes between early childhood and adolescence. In : Luthar, S.S., ed. Resilience and Vulnerability : Adaptation in the Context of Childhood Adversities. Adaptation in the Context of childhood Adversities. New York : Cambridge University Press. p.76-103.

Zweben, A. & Shelly, P. (1983) : Evaluating the Effectiveness of Conjoint Treatment of Alcohol-Complicated Mariages : Clinical and Methodological Issues. Journal of Marital and Family Therap.

ÖsteHberg, E. & Karlsson, T. (2002) Alcohol policies in EU member States and Norway in the second half of the twentieth century. Alcohol policies in EU member States and Norway.

List of Abbreviation

- ADHD : Attention Deficit Hyperactivity Disorder 주의력 결핍 과다 행동장애
- ADH : alcohol dehydrogenase 알코올 가수분해효소
- ALD : Adrenoleukodystrophy 부신백질이영양증
- ALDH : aldehyde dehydrogenase 알데히드 가수분해효소
- AN : anorexia nervosa 신경성 거식증
- AOD : alcohol and other drug 알코올과 다른 약물
- ARDN : alcohol-related neurodevelopmental disorder 알코올과 관련된 신경발달장애
- ASPD : Antisocial Personality Disorder 반사회적 인격장애
- AUD : Alcohol using disorder 알코올 사용장애
- AUDIT : Alcohol Use Disorders of Identification Test 알코올 사용장애 조사척도
- BAC : Blood Alcohol Concentration 혈중 알코올 농도
- BBB : brain-blood barrier 뇌혈액 장벽
- BED : binge eating disorder 탐식 장애
- BN : bulimia nervosa 신경성 과식증
- BPB : blood-placental barrier 태반 혈액 장벽
- CAGE : Questionnaire, A Screening Test for Alcohol Dependence 알코올의존 검색 시험 질문지
- CBT : Cognitive Behavioral Therapy 인지 행동 치료
- CHD : coronary heart disease 관상동맥 심장질환
- CNS : central nervous system 중추신경계
- COAs : Children of Alcoholism 알코올 중독자의 아이들
- CVD : Cardiovascular disease 심혈관 질환
- CYP2E1 : cytochrome P450IIE1 싸이토크롬 P450IIE1
- DBT : Dialectical Behavioral Therapy 변증법적 행동치료
- DOD : Department of Defence 미국 국방부
- DSM-IV : Diagnostic and statistical Manual of Mental Disorder4 정신장애의 진단과 통계자료4
- DSM-IV-TR : DSM-IV의 text revision(개정판)

- DUI : driving under the influence of alcohol 알코올 영향하의 운전
- DVA : Department of Veterans Affairs 미국보훈처
- DWI : driving while intoxicated 과음운전
- DZ : dizygotic 이란성 쌍둥이
- EAAPA : Eastern Asia Alcohol Policy Alliance 동아시아 알코올정책 연대
- EDs : eating disorder 식이 장애
- EDEQ : Eating Disorder Examination-Questionnaire Version 섭식 장애 조사-질문 형식
- EDNOS : eating disorder not otherwise specified 분류되지 않은 섭식장애
- EEG : Electro Encephologram 뇌파도
- EMG : Electro Myogram 근전도
- EOG : Electro Oculogram 안전도
- EOP : endogenous opioid peptides 내인성 오피오이드 펩티드
- FAS : fatal alcohol syndrome 태아알코올증후군
- FAST : Fast Alcohol Screening Test 신속한 알코올 검색 조사
- FSH : follicle-stimulating hormone 난포자극호르몬
- GABA : γ-aminobutyric acid 감마 아미노뷰트릭산
- GAPA : Global Alcohol Policy Alliance 알코올정책 공유 범지구적 단체
- GH : growth hormone 성장 호르몬
- GQF : Graduated Quantity Frequency 점진적 수량 빈도
- GRF : growth hormone releasing factor 성장호르몬 방출인자
- GSTT1 : glutathione-S-transferase 글루타치온-s-전환효소
- HBV : Chronic Hepatitis B 만성 B형 간염
- HDL cholesterol : High-density lipoprotein cholesterol 고밀도 지질 단백질 콜레스테롤
- HGP : Human Genome Project 인간 유전자 사업
- HIV : human immuno deficiency virus 인체 면역 결핍 바이러스
- ICD : The International Statistical Classification of Diseases and Related Health Problems 국제 질병과 연관 건강 문제 통계 분류
- IGF-1 : Insulin-like growth factor 1 인슐린 유사 성장호르몬
- LAST : Lübeck Alcohol Dependence and Abuse Screening Test 뤼백 알코올 의존과 남용 검색 조사
- LCI : lower confidence interval 저신뢰 구간
- LDL cholesterol : Low-density lipoprotein cholesterol 저밀도 지질 단백질 콜레스

테롤

- LH : luteinizing hormone 황체형성호르몬
- MADD : Mothers Against Drunken Driving 미국의 연방 음주운전규제법
- MAOIs : Monoamine oxidase inhibitors 모노아민산화억제제
- MAST : Michigan Alcoholism Screening Test 미시간 병원 알코올중독 선별검사
- MEOS : Microsomal ethanol oxidizing system 마이크로좀 에탄올 산화계
- MSLT ; multiple sleep latency test 수면다원검사
- MTF : Monitoring of the Future 미국 청소년 대상 전국규모 실시되는 패널연구
- MZ : monozygotic 일란성 쌍둥이
- NAST : National Hospital Alcoholism Screening Test 국립서울정신병원 알코올 중독 선별검사
- NGO : Non-Government Organization 비정부 조직
- NHSDA : National Household Survey on Drug Abuse 국가 주부 약물남용 조사 연구
- NMDA : N-Methyl-D-aspartic acid or N-Methyl-D-aspartate
- NIAAA : National Institute on Alcohol Abuse and Alcoholism 미국국립보건원 알코올연구소
- NLAES : National Longitudinal Alcohol Epidemiologic Survey 국제경도알코올 역학조사
- NREM : Non-Rapid Eye Movement 느린 안구 운동
- PATS : Prevention and Training Services 예방과 훈련 서비스단체
- PPC : polyenyphosphatidylcholin
- PTSD : Posttraumatic stress disorder 외상후 스트레스장애
- QEWP-R : Questionary on Eating and Weight Pattern-Revised 수정된 섭식과 체중에 관한 질의
- QTL : Quantitative Trait Loci 양적형질 유전자좌
- REM : Rapid Eye Movement 빠른 안구 운동
- ROS : reactive oxygen species 활성산소
- r-GT, GGT : Gamma Glutamyl Transferase 감마 글루타밀 전이효소
- SAM : S-adenosyl-l-methionine
- SCN : suprachiasmatic nucleus 시상하부의 지역, 생체시계의 clock gene
- SSRIs : Selective serotonin reuptake inhibitors 선택적 세로토닌 재흡수억제제
- standard tanner stage : 표준 태너 단계, 아동, 청소년과 성년의 신체발달단계
- SWS : slow-wave sleep 서파 수면

- SRD : Stress response dampening 스트레스 완충 반응
- FHP : family-history positive individuals 알코올 중독의 가족 병력이 있는 참가자들
- FHN : family-history negative individuals 알코올 중독 가족 병력이 없는 참가자들
- SUDs : Substance use disorder 알코올 및 대체 약물 관련 장애
- TB : Tuberculosis, MTB, or TB (short for tubercle bacillus) 결핵
- TNF : tumor necrosis factor 종양괴사 인자
- UCI : upper confidence interval 고신뢰 구간
- USDA : United States Department of Agriculture 미국농무부
- USDHHS : U.S. Department of Health and Human Services 미국건강관리공단
- WHO : The World Health Organization 세계보건기구
- WPRO : WHO Western Pacific Region 세계보건기구 서태평양지역 사무국

술의 오만과 그대의 편견 값 18,000원

2013년 6월 15일 초판 인쇄
2013년 6월 20일 초판 발행

공 저 자 : 천 성 수 · 이 금 선
한국알코올문제연구소
발 행 인 : 주 영 일
발 행 처 : **계 축 문 화 사**

서울특별시 종로구 행촌동 209-41
우편번호 110-091
TEL : 735-2257 · 738-9746
FAX : 723-9025
E-mail : gyechuk@hanmail.net
홈페이지 : http://gyechuk.co.kr
1973. 10. 31 등록번호 제300-1973-8호
ISBN 978-89-5629-299-1 03510

※ 이 책의 판매대금의 일부는 한국알코올문제연구소의 연구기금으로 사용됩니다.

『술의 오만과 그대의 편견』 정오표

페이지	오	정
7p 그림 1-3 왼쪽 윗박스	(Alcohol	(Alcohol dehydrogenase)
7p 그림 1-3 오른쪽 아래박스	Aledhyde	Aldehyde
127p 上 4행	binging	binge
200p 上 4행	inducition	induction
275p 上 7행	Monitering	Monitoring
292p 下 1행	health and human	Health and Human
361p 上 3행	Drunken	Drunk
	미국의 연방 음주운전규제법	미국의 비영리조직, 음주운전방지어머니회